家庭保健医——

常见病防治指南

策　划　刘启廷

主　编　刘　荔　王晓屏　魏茂桂　杜中惠
徐　磊　苏　玲

副主编　刘　炎　卞维仕　蒋丽华　李　文
沈宏秀　高　阳　李　琪　孙　芳

中医古籍出版社

图书在版编目（CIP）数据

家庭保健医：常见病防治指南/刘荔主编.—北京：
中医古籍出版社，2007.9
ISBN 978-7-80174-537-8

Ⅰ.家… Ⅱ.刘… Ⅲ.常见病-防治-指南 Ⅳ.R4-62

中国版本图书馆CIP数据核字（2007）第095258号

家庭保健医：常见病防治指南
策划 刘启廷
主编 刘 荔 王晓屏 魏茂桂
杜中惠 徐 磊 苏 玲

责任编辑 伊广谦
封面设计 于天水
出版发行 中医古籍出版社
社 址 北京东直门内南小街16号（100700）
印 刷 北京义飞福利印刷厂
开 本 32开
印 张 14.375
字 数 360千字
版 次 2007年9月第1版 2007年9月第1次印刷
印 数 0001~3000册
书 号 978-7-80174-537-8
定 价 23.00元

前　言

常见病家庭防治，是我国劳动人民在缺医少药的情况下，为了及时解除疾苦，帮助身体恢复健康逐渐形成的自我保健方式。改革开放以后，国家经济发达了，人民生活水平提高了，加之医药市场的开放，以及非处方药品的扩大使用，这一形式更加盛行，不仅小伤小病不去医院求治，就连一些大病也图方便，随便到药店买点药自用。但是，毕竟大多数人缺乏医药知识的培训，大都是凭经验随症购药，对疾病的诊断及药物的特性、毒性及耐药性、服药方法、剂量等认识明显不足，在用药时又习惯任意加大剂量，随便更换药品，这些行为和认识都直接影响用药的安全性和有效性。为了让广大群众更全面地掌握常见病家庭防治知识，我们系统总结了全国著名老中医刘启廷主任医师在这方面的经验，并加以整理，编著这本适合老百姓家庭使用的保健书——《常见病防治指南》，帮助广大读者正确掌握疾病的预防、诊断及用药知识，提高常见病的自我防治能力及合理安全用药方法。编写力求通俗易懂，具有科学性和实用性，让其真正成为老百姓的家庭保健医。

本书分四篇

一、防病篇。由于生活水平的提高、保健防病知识缺乏引发的富贵病严重危害着人们的身体健康。本篇从心理、饮食、生活环境、睡眠、排便等方面讲解保健防病知识，以提高人群的防病能力。

二、识病篇。以识体查病和看单识病为主题。新世纪的健康格言是：最好的医生是自己。病是长在自己身上的，应该自己首先知道，可以不依靠医生及医疗器械，通过自己望、听、嗅、摸等方法，观察全身皮肤、器官、肌肉、关节、行为、步态及痰、尿、粪、涕、汗等异常表现，寻找疾病的早期信号，再结合看各种化验单的改变，这样对病症的诊断更明确，以达到早发现、早治疗的目的。

三、治疗篇。根据人们以往凭症购药的习惯，本篇分常见症状、常见病的治疗及家庭急救常识，每一症（病）都以概述、症状、体征、用药举要、调养护理等项，既扼要叙述疾病证的病因病机、主要症状，又根据中医辨证分型的原则，列举治疗用药。为方便广大群众用药简便，又能获得治疗效果，用药主要兼顾西药、中成药以及单验方应用，结合食疗、神疗、生活调理等。家庭急救常识对每个人和每个家庭都非常重要，疗效就是时间和方法，时间延误了、方法用错了，就会造成终身遗憾。

四、用药篇。本篇不具体介绍药物，主要讲述如何安全合理用药。药物有治疗疾病、使病人恢复健康的作用，但是如果用之不当，又可损害人体健康。因此，用药必须讲究种类、方法、剂量、禁忌，趋利避害，以达到治疗疾病、保证健康的目的。

本书编写还为纠正以往群众重视治病、轻视防病、以症购药、有病就用药的不良习惯，注重防病知识，掌握识体查病知识及明确的病症诊断，引导群众以病选药，达到药病相符，使疗效更加确切。再者不能有病就吃药，病有功能性及器质性之分，对功能性疾病不一定非用药不行，古人有“药疗不如食疗，食疗不如神疗”之说，调整心理，改变饮食习惯，能治疗一些疾病。有些病初起只要稍加调养就能好，对心理及饮食调养，能更加贴近群众的心理，贴近每个家庭。本书编者均有丰富的临床经验，从普及医学科学知识出发，引导群众学医、用医，以提高群众的自我防病治病能力，每篇深入浅出，让读者容易读懂理解，使治病用药更加得当，调养方法简便易行，疗效显著，符合常见疾病家庭防治的特点。

“健康就是金子”，青春、健康、生活质量，比长寿更为重要。我们衷心祝愿广大读者，通过本书能学会识别常见病并用药恰当、调养合理，从而成为称职的家庭保健医。

在编写过程中，参阅了各类专著、书报、杂志等相关内容，除采用资料较多的书籍附录于书末，其他资料恕不一一列出，在此一并致谢。

由于水平有限，书中不尽如人意之处在所难免，我们真切希望得到同行、读者的指正。

编者

2006年10月

目　录

防　病　篇

健康依靠自己保健，生命依靠自己把握。人类最好的医生是自己。疾病是健康的大敌，只有不生病，才能身体健康。要想不生病，必须掌握防病的知识，切记千万不要让无知糟蹋自己的身体，夺去自己的幸福。

一、人身健康知多少

健康，是个人人关注的话题。然而，对健康的重要概念人们似乎知道的太少。世界卫生组织（WHO）以立体的生物—心理—社会医学观念修整了传统的概念，指出：健康不仅是没有生理疾患，还包括心理健康和良好的社会适应能力。而营养、社会、心理因素对健康的影响甚大，任何不足和太过都是有害的。下面介绍有关知识。

1. 蛋白质　蛋白质是人体营养的重大要素之一，来源于鱼、肉、禽、蛋及其它一些动植物食品中。它是组织细胞不可缺少的一种成分，也是构成肌肉、内脏、血液、骨骼等各种组织器官的重要物质。在各种营养物质中，蛋白质对于人体最为重要，人体对蛋白质的需要量与年龄、身体状况和劳动强度有关。如一个普通劳动强度的成年人，每天需要 90 克左右的蛋白质就能够满足机体需要，劳动强度大的可适当增加。若摄入过多可增加肾脏负担，摄入不足则造成营养不良。

2. 鸡、鱼、肉、蛋 鸡鱼肉蛋是蛋白质主要供应资源，根据每人每天90克左右的蛋白质的需求，肉类每天不能少于100克，蛋类每天不能超过1个，最好多吃鱼类，或者吃多种杂粮的混合面，也可保证优质蛋白的供应。

3. 脂肪 脂肪是人体能量的一个主要来源，多从动、植物油类摄取。人体对脂肪的需求在一般情况下，儿童占总热量的35%，工农劳动者占25%～30%，成年人一般不低于17%，即每天50克左右就可以满足。少了可能造成人的热量不足出现消瘦、疲乏等症，多了可使血液中的脂肪含量升高，产生高脂血症，促进动脉硬化，引起冠心病、高血压。

4. 动、植物油哪种比较好 因动、植物油各含不同的饱和酸，单纯食用哪一种都不好，都会引起营养的不平衡。经科学研究，以克为单位，400克植物油和100克动物油相混合食用为最好。胆固醇虽然是一种有害物质，但人体内缺了还不行，所以，人每天必须摄入少量的含胆固醇的物质。一种科学的方法，用植物油炒动物的瘦肉食用即可得到一定量的胆固醇，这样就不必单纯食用动物油了。

5. 糖 糖是人体不可缺少的营养物质，也是能量的源泉，来源于五谷杂粮。一般成人每天摄取100～400克含糖类食物（主要是淀粉）就可以满足机体的需要。少了可造成人的热量不足，出现低血糖反应及氮质血症；多了可使机体肥胖，出现高脂血症、动脉硬化和由它们引起的冠心病、脑血管病，还会增加胰岛的负担，久之引起胰岛素分泌不足发生糖尿病。总之，糖吃多了对人体有害无益，所以在主食食用充足的情况下，就不需要单独食用糖。

6. 水 水也是一种营养素，而且是一种最重要的营养素。人体体重的2/3由水组成，若缺乏2%的水即会发生生理改变，缺乏20%的水如果得不到及时的供应就会死去。正常成人每天需要1500～2000毫升水，但应根据运动量的增加、气温的变化作适当的调整。水饮多了或少了都是有害的，饮水应定时定量，不要等口渴了再饮水，应小口小口的喝，不断满足身体所需，特别是清晨空腹及晚上临睡前喝一杯水对健康更为有益。

7. 盐 自古以来，盐在人类生活中占有重要的地位，是人体不可缺少的一种无机元素，也是一种很好的调味剂。摄入过多的盐对人类健康会造成严重的后果，如高血压、心脏病、肾病和中风等；摄入过少会引起全身无力。在正常情况下，每日摄入盐量最好在3～5克，合酱油20～30毫升，即可满足机体需要。因此，提醒人们要从婴儿时期就养成淡食低盐习惯，这对成年后预防心脑血管病是有帮助的。凡长寿者大都有淡饮食的习惯，这也是“少盐者长寿”的一个显著证明。

8. 睡眠 睡眠也是一种非常重要的养生法，通过睡眠可使人的精、气、神三宝得以保藏和补充，使五脏得以休息，阴阳相互协调，从而恢复机体的平衡。一般成年人每天睡眠时间不宜少于6小时，过少则伤神耗精，但也不能太长，否则“久卧伤气”。老人及儿童睡眠时间要适当延长，60～70岁平均每天睡8小时，70～90岁需要9小时，90岁以上需睡10～12小时。中老年人切不可过多的贪恋夜生活，并且要睡好午睡，午睡时间不宜过长，一般以30～60分钟为宜。

9. 运动 俗话说“生命在于运动”，这是至理名言，但是不能片面理解，绝对不能理解为运动量越大越多，对身体越有益，这种认识是有害的。运动量过急过大往往容易破坏人体内外运动的平衡，抑制免疫系统功能，加速体内某些器官的严重“磨损”和一些生理功能的失调。经常不活动，终日四肢不勤，出门坐车，进屋坐沙发，这样可使人发胖、缺氧，引起代谢功能紊乱，出现高血压、糖尿病等危害生命的疾病。合理的运动是动静结合，每天要坚持30～60分钟室外运动。要根据自己的身体状况选择合理的运动项目，老年人最好是散步、打太极拳、练气功等，每日活动达到稍有心慌的感觉即可使心血管系统得到锻炼。

10. 饭 饭吃多少合适？吃饭问题看起来是个最简单的问题，每日三餐吃饱就是，似乎没有研究的必要。其实不然，细研其理与身体健康长寿密切相关，古今医学家也都十分关注这一问题。美国生理学家卡尔迈在《人类生存的秘诀》一文中写到“人类要想长寿，必须具备五个基本要素，其中一个要素即‘必须牢记，切勿饮食过量’”。中医也有“饮食自倍，肠胃乃伤”的论述。实践证明：人长期吃的过饱会使热量过剩，脂肪堆积，形体发胖，容易造成消化液分泌供不应求，形成代谢功能紊乱，引起心脑血管病及糖尿病等危害生命的疾病。节食并非吃得越少越好，必须在保证蛋白质、脂肪、碳水化合物、纤维素等营养的基础上，每次吃七八成饱为最好。青壮年及老年人食欲旺盛者，可在餐前喝杯水或多喝菜汤增加饱腹感，抑制食欲中枢的兴奋，也可养成细嚼慢咽良好的进食习惯，这样能有效地抑制食欲中枢兴奋冲动而减少进食量，并且要一日三餐按时进食，本着早上吃好、中午吃饱（以八成饱为好）、晚上吃少的原则。

节食可有效地调整与衰老有关的细胞膜的退化，保护细胞膜的结构，同时能很好地保存许多能消除自由基的细胞酶和一些还原剂，同时能提高机体的免疫功能，所以它能使人年轻，健康长寿。

二、进入小康怎么吃

中国过去那种“半年糠菜半年粮，吃了中午无晚上”的生活状况永去不复返了。现在粮食年年有余，饭菜充足，鸡鱼肉蛋应有皆有，副食产品样样具全，人们的饮食结构逐渐向西方发展，而传统的以五谷杂粮、蔬菜为主的东方饮食似乎忘入脑后，那些因体胖发福等多种生活方式所造成的富贵病，严重威胁着人民的健康。根据初步调查，每 10 人就有 1 位是“胖子”，如北京 10.47%，上海 12.03%，沈阳对老人调查发现竟达 28.24%。孩子受害最大，“肥仔”随处可见。文明病、富贵病逐渐增加，究其要害，无疑是无节制地增加肉糖类食品所致。

1. 中国人传统的饮食习惯　中国人传统的饮食习惯是我们祖先在实践的基础上，以“谷、果、畜、菜”的结构和“主、副、零”的原则确定下来。谷、果、菜均为植物，占的比重一般在 70% 以上，荤食比例值比较低。几千年形成的东方的烹饪文化，似乎并未发生什么大问题，家常的粗茶淡饭、青菜豆腐保平安的思想，早已深入人心，是中华民族勤俭美德之一。现在富了，有些人就在吃的方面犯起了糊涂，追求精米细面、肥甘厚味，完全违背了传统的饮食结构。

2. 合理的饮食结构　吃的正确与否，关系到每个人的终身健康和生存。中国有句老话“穷不失志，富不颠狂”，不要一步入小康就像暴发户似的胡吃乱喝，损伤身体，应该讲究点饮食养生。按中国传统的膳食结构，主食以粗杂粮食混合或交替食用。科学研究证明，多种杂粮混合能提高它的营养价值，副食要以新鲜蔬菜为主，最好是多种蔬菜交替食用，荤、素同炒能提高菜的营养价值，零食主要是水果，每天能吃上 1～2 个水果对身体健康有利。

总之，生活进入小康，在吃饭方面不能只讲营养摄取而不讲营养平衡，因为营养过剩和不足都能使人生病，只有使膳食结构达到较为精确的平衡才能防病保健。所以生活进入小康后不要只贪口福而忘了健康，粮食还是吃粗点好，最好吃带皮的全粮，品种杂点好，一周内五谷杂粮都能吃上点为好。副食以多素少荤混合的原则，油类以素油为主，与荤食相混，即可保持较高的营养价值。要采取低盐、低糖、多醋、多水的饮食调配原则，切忌暴饮暴食、终日精米细面、肥甘厚味、以酒为浆的生活方式。

三、警惕现代生活中的富贵病

人常说，“贫病交加”，这不难理解，而当今却有人指出“富”也会有病，出现种种“富贵病”。对此，乍一听有点让人难以理解，但在现实生活中确又真有那么回事。

当人处在贫困中时，整日为生计奔波，自然吃穿用都不能讲究，能填饱肚子、护着身子就行。什么卫生、无菌就很难讲究了，以致肝炎、痢疾、肠胃炎、贫血、营养不良及各种传染性疾病无时不在侵扰着贫穷的人们。按理说，当人们生活富裕了，吃穿不愁，各方面条件都有改善，为什么还得“富贵病”呢？这主要是因为患“富贵病”的人大多缺乏科学的生活知识，往往因饮食无度而患营养过剩或营养不良，因少运动而患肥胖症，因不懂科学使用电器而患“家电病”，因过度涂唇染发引起化学过敏反应等。有人将这些统称为“富贵病”。从医学角度讲“富贵病”的危害最大，它主要损害心脑血管系统，可导致冠心病、高血压、中风及糖尿病、肿瘤等。这些疾病具有易发生、难根治、病死率高等特点，不仅令人惶恐不安，也使医生束手无策。由此看来，人穷时要注意防病，当人富裕后更要注意防病。“富贵病”从现实生活看有以下几种。

1. 不适四时气候调养的空调病 《黄帝内经》一书指出，人体五脏与自然界四时阴阳之气相应。因不同的时令有不同的特点，如春生、夏长、秋收、冬藏，人的养生必须适应这一规律，否则，冬之不冷身则不藏而夏必病暑，夏之不热人之不长则冬必病温，这是古人的经验。而现在冬有暖气，夏有空调，人们终日生活在温室之中，岂有不生病之理。如1996年夏天上海发现一些老年人患胸闷憋喘、疲乏无力、头晕昏沉等症，经多项科学仪器检查均没有阳性发现，最后确诊为空调病。日本发生的“冷气病”亦说明了这个问题。

2. 昼夜不分的“疲劳综合征” 现代越来越多的夜生活，像24小时的昼夜电视，夜间的酒宴、舞会，通宵的玩乐等，颠倒了人们的睡眠时间，或缩短了睡眠时间，扰乱了人的内分泌系统，引起心脑血管神经疲劳，没有不生病之理。

3. 染发涂唇的化学过敏反应症 红唇虽美，但有损健康。据初步统计有10%的妇女因涂口红而导致过敏，如口唇干裂、剥脱、发痒、溃疡等，主要是因口红的主要成分是羊毛脂、蜡质和染料，容易引起皮肤过敏，同时它还有较强的吸附性，可将空气中的尘埃、细菌、病毒及一些重金属离子吸附在嘴唇黏膜上，人在喝水吃饭时，将其带入体内引起疾病。因此，口红不宜经常使用，儿童更不宜用。染发也是有损健康的，因染发剂含有对苯二胺，此物可导致过敏性皮炎。还有的染发剂含有2－4氨基苯甲醚，这是一种致癌物质，长期使用可致体内细胞突变。今发现常用染发剂的人易患乳腺癌、子宫颈癌、皮肤癌、肾及膀胱癌等，孕妇使用染发剂还会使胎儿产生畸形，使胎儿大脑发育不全等。

4. 现代饮食带来的“美味综合征” 当人们过量的食用鸡、鱼、肉、蛋及过于精细的主食，会使人体发胖，出现头昏、疲乏无力、心慌气短等症。这种以动物食品为主的高蛋白、高热量、高脂肪的三高饮食给西方国家人民带来一系列影响健康的恶果，应引起我们的注意。中国几千年形成的以五谷杂粮为主，肉食为辅的饮食结构，长期以来未使人染上“文明病”，但近年来许多人生活富裕了，不再食用五谷杂粮，而是吃精米细面，吃大量的鸡鱼肉蛋，各种“文明病”、“富贵病”也逐年上升，严重危害人的健康，这不得不引起人们的警惕。

以上仅是说了几个主要方面，还有以车代步，以酒为浆，以罐头饮料当茶饮等，对人体的危害也是很大的。希望人们能够自觉的回归自然，为自己的健康和下一代的健康幸福作出有益的贡献。

四、谨防现代生活带来的血液病

现代生活的优越在于物质的极大丰富和生活方式的多样性，绝大多数人不再为温饱而担忧，人们住上了新房，甚至开上了新车。那么，现代生活究竟是使血液病的发生减少了还是增加了？

不可否认，生活的改善确实从总体上减少了某些营养性贫血的发生，比如缺乏铁剂、叶酸、维生素 B_{12}、蛋白质引起的缺铁性贫血、巨幼红细胞性贫血、低蛋白血症贫血等，因为我们完全可以从食物中充分摄取这些营养成分。但是，现实生活的现代化却使某些血液病的发生增加了。

1. 某些人群缺铁性贫血增加 既然现代生活使人不愁温饱，完全可以获得充分的营养，那为什么部分人群中的缺铁性贫血反而会增加呢？一是现代生活使很多家庭用上了铝锅、不锈钢锅，不再用铁锅炒菜了。如果一个家庭长期不用铁锅炒菜，他们就只能从食物中获得铁。一旦铁的需要量增加（如儿童生长期或妇女怀孕期）或丢失过多（如妇女月经等）就会发生缺铁性贫血。二是现代生活使某些人感到沉重的压力或工作太忙需要熬夜，使他们养成了喝浓茶的习惯。他们不知道茶叶中的鞣酸会与铁离子形成难以吸收的化合物，长此以往，便会发生贫血。三是现代生活使高血压、高血脂、糖尿病等富贵病高发，以及一些人酷爱减肥，这些人吃饭时战战兢兢，久而久之，不合理的饮食种类限制导致了营养性贫血的发生。

2. 装修引起的血液病 现代大多数有了新房的人都要装修。他们不知道装修涂料中多含有甲苯或二甲苯，如果装修涂料质量欠佳，会含有相当多的分子苯，这些分子苯被皮肤或呼吸道吸收后，在体内代谢成为酚类物质，酚须经骨髓进行再解毒，解毒过程一方面可直接造成骨髓细胞损伤，另一方面可以造成血细胞核酸结构变化引起再生障碍性贫血、急性造血功能停滞或一些恶性血液病，如骨髓增生异常综合征（MDS）、白血病等。当然不是每一个接触苯的人都会发生这些疾病，发生不发生、病情轻与重，与个人对苯的敏感程度有关，就象上呼吸道的链球菌感染者并不是人人都发生风湿热一样。但是接触苯的人群增多，血液病的发病率也就增多了。预防此类疾病的最好办法是：采取绿色环保不含苯的涂料，选择质量好的含苯少的涂料，以及装修完成后让房间充分通风1～2个月后再入住。

3. 染发引起的血液病 染发用的染料中含有苯，因为苯是染料的主要化学成分，通过头皮吸收，苯进入血液必然存在上面所说的引起血液病的可能。在临床上经常发现，患白血病或骨髓增生异常综合征的病人可能追溯出数年的历史。有人会认为这有点耸人听闻，殊不知，白血病的年发病率本来只有2～3/10万，有资料显示，在10万个染发者中，白血病的发病率就不只是2～3个，而是20～30个了。最好的预防办法是不染发，如果实在需要染发应该尽量延长两次染发的间隔时间，并经常化验血常规，一旦有异常应立即停止染发。

4. 开车引起的白血病 白血病在驾驶员中的发生率相对较高，那是因为他们与汽油长期接触，而汽油中又含苯之故。当然，这与个体差异有关，不是每个接触汽油的人都会发生白血病。减少这种可能性的办法是：尽量减少汽油外泄，如果你开车时经常闻到强烈的汽油味，那是很危险的。长期开车的人不妨经常到医院化验一下血常规，如果以往血常规正常，开车后出现明显的白细胞下降，又不是病毒感染或其他原因所致，那就说明你对苯敏感，应该十分小心。

五、防止饮食不当引发的疾病

俗话说："民以食为天。"饮食营养对人体的健康至关重要，人体摄入营养不足，不仅体力不支，而且抵抗力下降，容易患各种疾病，但营养过剩，也会对体内的组织器官造成过多的负担，如果在体内堆积则会导致身体肥胖，成为孕育多种疾病的温床。正如宋代爱国词人辛弃疾的一句名言：“物无美恶，过则为灾。”在此提醒人们，不论吃什么，都要有个度，防止不及和太过。

1. 吃的太饱损健康 有些人一日三餐狂吃海饮，这种饮食毫无节制的习惯会使人的胃肠消化系统经常处于紧张状态，内脏器官也会超负荷工作而无法保养，直接后果便是罹患胃病。饮食过量导致营养过剩，还会增加体内各脏器的负担并导致畸形发展，如被称为现代“文明病”的心脑血管病、糖尿病、脂肪肝、肥胖病等“富贵病”，都是贪吃惹的祸。此外，人体内甲状旁腺激素的多少与平时饮食量成正比，如果长期食量过多，会使人体内甲状旁腺激素分泌增多，导致骨骼过量脱钙，引起骨质疏松。所以，营养学家提倡饮食七八分饱为宜。

2. 吃洋快餐易肥胖 洋快餐的特点是三高，即高蛋白、高热量、高脂肪。因此类食品色香诱人，容易导致进食量难以控制，并有可能成瘾，故营养学家为洋快餐取了个绰号——“能量炸弹”。洋快餐中的汉堡包、炸薯条、炸鸡块，不仅脂肪含量很高，钠的含量也超标，这些超标物质都是引发肥胖的重要原因，而肥胖又是心脑血管病、糖尿病、高血压等疾病的病理基础。由于快餐食品营养严重失衡，所以国际营养学界都众口一词地称洋快餐为“垃圾食品”。

3. 吃高蛋白高脂饮食易得肠癌 由于长期大量进食高蛋白、高脂肪、低膳食纤维饮食，加之缺乏运动，饮食物在肠道中运行缓慢，分解代谢多种有毒物质，直接刺激肠壁，使得近年来肠癌的发病率明显提高，因此，营养学家提醒人们，少吃高蛋白高脂肪饮食，多吃富含纤维质的食物，可预防及减少罹患大肠癌和某些慢性病的几率。

4. 吃盐太多易患高血压 食用盐的主要成分是氯化钠，流行病学调查表明，钠的摄入量与高血压发病呈正相关性。因为钠盐可以刺激血管壁导致机体动脉粥样硬化，而高血压的病理基础就是动脉粥样硬化。另据最新研究表明，吃盐太多对胃黏膜也有一定的损伤，易罹患胃溃疡、胃癌等病。世界卫生组织建议，每人每天食盐用量以不超过6克为宜。

5. 吃甜食易损抵抗力 过多地进食甜食如糕点、糖果等，会削弱人体的免疫机制，进而削弱免疫机制对侵犯身体的病毒和细菌的反应。糖可促进皮质醇的分泌，而皮质醇则是抑制免疫机制的激素，故多食甜食易损伤人的抵抗力。此外，过多食用甜食还可导致糖尿病的发生，尤其是有糖尿病家族史的人，更应减少甜食的摄入量。

6. 吃油炸食品易得痴呆症 油炸食品在加工、烹调中，经受高温而焦化，不仅可使蛋白质变性，失去生物活性，而且还可转化成突变物质。油炸食品在制作时还要加入一定量的明矾，明矾中过多的铝进入人体后，能直接破坏神经细胞内的遗传物质脱氧核酸的功能，使脑细胞发生退化性病变，致人过早痴呆。

7. 吃海鲜易患痛风病 海鲜产品属于高嘌呤食品，而痛风病则是一种嘌呤代谢紊乱所致的内分泌性疾病，当人大量摄入含嘌呤的食品后，嘌呤在体内分解为尿酸，如果尿酸产生过多，或肾脏排泄尿酸减少，导致高尿酸血症，在一定的诱因下，即可引起痛风发作。对于中老年肥胖者，特别是男性，在饮食上更要注意避免高嘌呤食品的过多摄入。

8. 吃生食易得囊虫病 为了减少蔬菜中维生素和微量元素的丢失，同时也为了品尝生菜的原味，很多人习惯吃生菜、凉拌菜、沾酱菜。蔬菜在种植过程中，很容易被囊虫卵污染，如果在进食前不清洗干净，囊虫卵很容易随食物一同进入人体，进而发生囊虫病感染，因囊虫侵入人体部位不同，可造成脑囊虫病、眼囊虫病、皮下和肌肉囊虫病。

9. 吃素食易使人衰老 长期吃素的人，因碳水化合物、脂肪、蛋白质摄入比例失调，可造成消化不良、记忆力下降、免疫力降低、内分泌和代谢发生障碍，容易患贫血症和肿瘤，此外，长期吃素还会引起胃酸及消化酶减少、味觉降低，导致食欲不振。植物油中不饱和脂肪酸所产生的过氧化物，与人体蛋白质结合，形成脂褐素在器官中沉积，会加速人的衰老。

10. 吃得过晚易得胆结石 尤其是晚餐摄入高脂饮食，导致胃内食物消化和排空缓慢，胃及十二指肠积食，反射性引起肝脏分泌大量胆汁，郁积胆囊内，是引起胆结石形成的主要原因。

六、慎防喝出来的疾病

喝出来的疾病虽然不如吃出来的疾病多，但在日常生活中如果无节制地乱喝，照样会损害身体健康，甚至引发多种疾病。

1. 喝酒 饮酒对人体的危害众所周知，人们也都知道喝多了酒会伤害身体，但有的人是因为工作需要不得不喝，有的人则是难以自控嗜酒如命，岂不知这样做于己于社会都是不利的。从健康角度讲，酒精属于亲神经物质，饮酒过量对大脑的危害最为严重。医学研究表明，慢性酒精中毒导致的痴呆与小脑变性有关，是造成脑萎缩的罪魁祸首。无节制地饮酒，会使人们内脏受损，导致食欲下降，食物摄入量减少，以致发生多种营养素缺乏；大量饮酒，酒精腐蚀胃黏膜，易发生胃溃疡、胃癌及胃穿孔大出血，严重影响生命安全。酒精损伤肝脏，则导致肝脏脂肪变性，严重时造成酒精性肝硬化。长期饮酒，还会使酒精在人体内积累，形成慢性中毒，麻痹神经，使机体代谢功能紊乱，加速衰老，增加患高血压、中风等疾病的危险，并可导致家庭矛盾和暴力事件的增加，对个人的健康、家庭的和睦和社会安定都是有害的。

2. 喝浓茶 众所周知，喝茶有振奋精神、补充某些维生素和微量元素、洁齿防龋和利尿消肿等功能，对身体有一定的益处，但是如果不根据自己的身体状况乱喝，或嗜饮浓茶，则有损健康。首先，长期喝浓茶，会使胃黏膜收缩，蛋白质凝固，并冲淡胃液，不但影响铁的吸收，造成机体缺铁性贫血，而且还不利于食物的消化吸收。如果饱餐后饮浓茶，茶叶中的鞣酸与蛋白质结合，从而使胃肠蠕动减慢引起便秘。茶叶中含有大量的咖啡因，能兴奋神经，影响睡眠，导致失眠。茶叶中含有微量的氟，会使牙齿变色，关节变性，中期妊娠的孕妇喝浓茶，茶叶中的咖啡因对胎儿有兴奋作用，可影响胎儿的生长发育。还有些人喜欢喝新茶，新茶虽然叶色鲜活，味醇香爽，但因其刚采摘而含有未经氧化的多酚类醛类和醇类物质较多，易引起腹胀腹痛等症状。

3. 喝豆浆 豆浆不仅是清香可口、物美价廉的日常饮品，而且还有清肺化痰、降血压、降血脂的作用。但是，如果饮用豆浆的方法不当，就会由益变害，影响健康。首先，豆浆要彻底煮开后再饮，未煮熟的豆浆含有皂素、胰蛋白酶抑制物等有害物质，使人产生中毒症状。饮豆浆也并非人人皆宜，从中医角度讲，豆浆性偏寒而清利，故平素有胃寒者，饮后有闷胀、反胃、嗳气、吞酸者，脾虚易腹泻、腹胀者，夜尿次数多、遗精肾亏者，均不宜饮用豆浆，否则会加重病情或影响治疗。此外，如果一次饮用大量豆浆，易引起蛋白质消化不良，出现腹胀、腹泻等不适。

4. 喝牛奶 新鲜牛奶被誉为“完美廉价食品”，每天饮用250毫升牛奶有助健康。然而，牛奶虽好，饮用也要讲究科学，否则不但不能增加营养，反而有损健康。首先，不要喝现挤现售的牛奶，因为这种最原始的售奶方式，其挤奶的环境是否卫生、容器是否洁净、挤奶人的健康状况及双手的清洗消毒是无法保证的，况且现挤现售牛奶的奶牛万一感染了致病微生物极易造成饮用者感染，损害健康。其次，牛奶不宜一次大量饮用，因牛奶中含有一种名为酪蛋白的蛋白质，能生成一种对血管有破坏性的高半胱氨酸，这种有害物质能损伤血管的弹性组织，从而使脂类沉积在血管壁上，日积月累使血管壁硬化，管腔狭窄以及阻塞，最终导致心脑血管疾病的发生。因此，牛奶不可过量饮用，最适宜的饮奶量为200～400毫升，那种以奶代茶、以奶代饭的做法是不可取的。

七、饮水防病

随着生活水平的提高，人们对营养物质越来越讲究，但对饮水却不在意。其实，水也是一种重要的营养素，占人体的65%，遍布全身细胞内外，机体的代谢变化都是在水的环境中进行的，水对维持人体健康是非常重要的营养物质。今就如何科学饮水作一介绍：

1. 水对人体的生理功能 ①对营养物质和氧的供应。因为水是一种最好的溶剂，吃进去的一切食物，都必须先溶解在水中才能被吸收，只有充足的水才能促进血液循环，通过血液循环进行吸氧排碳。②废物和毒素的排泄。身体代谢产生的废料及毒素需溶解在水中，才能随汗、尿、粪排出。③调节体温。水的“比热”最大，能容纳大量的热，这样才能使人体维持固定的体温，不受外界气温骤变的影响，由于水分均匀分布在全身不断循环，人体才能保持等温。④关节的润滑。水是一种润滑剂，所有关节的活动，缺少水都是不能进行的。⑤皮肤的溶润。特别是凉开水，易被机体吸收，易渗透到皮肤及皮下组织，使皮下脂肪呈“半液态”，使皮肤富有弹性溶润。⑥稀释血黏度，防止血栓形成。⑦水还是一种治疗的良药，是一种内冲洗疗法。

2. 喝什么水好 水有甜水、苦水、河水、井水。最好是喝深水井的或处理好的自来水烧开后自然凉的开水，这种水在

20℃～25℃时，溶于其中的氯气能减少一半，对人体有益的微量元素不减少，其张力、密度等理化特性与生物细胞内水的化学特征相类似，易透过细胞膜，能增加血红蛋白量，改善免疫功能。常饮凉开水的人，体内脱氧酶活性高，肌肉中乳酸积存减少，使人不易感到疲劳。喝茶水，要以清淡为好，茶含有很多对人体健康有益的营养物质，同时还能预防和治疗高血压，但切勿过量过浓，因为它含有咖啡因，过多饮用会导致失眠、耳鸣、眼花、心律不齐等不适。

3. 什么时候喝好 要改变非渴不喝水的习惯。实际上口渴已表明人体水分已失去平衡，人体细胞脱水到一定程度，中枢神经才发出要求补充水分的信号，所以口渴再喝水，就会影响健康。要养成定期主动喝水的习惯，一般每天喝六杯子水，不仅能保证身体健康，还能减少疾病。①早上一杯水。清晨起床后要先喝一杯温凉开水，可以很快渗透整个消化道及全身细胞，使之得以濡润，不仅有利于周身血液循环，还有润肠排便及冲洗消化道的作用。②饭前一杯水。吃饭前喝一杯水，可刺激腺体分泌足够多的消化液，从而促进食欲，帮助消化，三顿饭三杯水。③午后2时喝一杯水。一般中午午睡起床后，喝一杯水，能满足一个下午的水的供应。④睡前一杯水。能保持一夜水的供应，降低血液黏度，防止血栓危害。无论是夏天、冬天，一年四季都要喝好这六杯子水，另外还要根据自己的身体情况随时喝，如发热、腹泻一定要及时多喝水。

4. 喝水的方法 ①定时喝水。要有规律的定时喝水，不要想起来就喝，想不起来就不喝，更不要凭感觉渴了才喝水。②喝水时不要喝的过急。最好一口一口的喝，也不要一次喝的过多，过急过多，易产生水中毒，引起头晕、心慌。一般每次饮水250～300毫升为好。③不能过热、过凉。过热过凉都易损伤胃肠。

5. 哪些水不能喝 喝水要讲究水的质量，并不是什么水都能喝。哪些水不能喝呢？装在热水瓶里过了好几天的开水；经过多次反复沸腾的残留开水；蒸饭蒸肉后的“下脚水”……这些开水经过反复沸腾后，所含的钙、镁、氯、重金属等微量元素成分增高，对人的肾脏会产生不良影响。同时，亚硝酸盐增多，并与人体内的血红蛋白结合，会变成高铁血红蛋白，造成血液输氧困难。另外，亚硝酸盐在人体肠道内，与食物里和体内的仲胺互相作用，会生成一种强致癌物——亚硝胺，危害性更大。未经煮沸的生水、过夜的开水最好不喝。

6. 哪些水不能多喝 饮料、浓茶、纯净水、太空水、冰水，这些水只可暂时喝点，不能作常规饮水，因为它都含有不利于身体健康的物质。

水对人身健康太重要了，一定要注意科学饮水。人三天不吃饭能活，若三天不喝水就不行了。要当作人体内的重要营养成分主动喝水。

八、防止不良生活习惯引发的疾病

有些人虽然注意保养，但收效甚微。究其原因，主要是认识观念过于陈旧，仍在沿用过去的不良习惯，在自我保健过程中存在许多误解。归纳起来，有以下二十七个方面。

1. 累了才歇 许多人误以为累了是应该休息的信号，其实是身体相当疲劳的“自我感觉”，这时才休息已为时过晚。过度疲劳容易积劳成疾，降低人体免疫力，使疾病乘虚而入。不论是脑力还是体力劳动者，都要适当的休息或调整。

2. 困了才睡 困倦是大脑相当疲劳的表现，不应该等到这时才去睡觉。按时就寝不仅可以保护大脑，还能提高睡眠质量，减少失眠。人的一生约有 1/3 时间是在睡眠中度过的，睡眠是新陈代谢活动中重要的生理过程。只有养成定时睡觉的习惯，保证每天睡眠时间不少于 7 小时，才能维持睡眠中枢生物钟的正常运转。

3. 饿了才吃　生活中许多人不是按时就餐，且有相当一部分人不吃早餐，其理由之一就是“不饿”。其实，食物在胃内仅停留4～5小时，感到饥饿时胃早已排空，胃黏膜这时会被胃液“自我消化”，引起胃炎或消化性溃疡。饮食规律、营养均衡是养生保健必不可少的物质基础。

4. 渴了才喝　平时不喝水，口渴时才饮水的人相当多，尤其是青少年和“大忙人”。他们不了解渴了是体内缺水的反应，这时再补充水分为时已晚。水对人体代谢比食物还重要，生理学家告诉我们，每个成年人每天需饮水1500毫升左右，晨间或餐前一小时喝一杯水大有裨益，既可洗涤胃肠，又有助于消化，促进食欲。据调查研究，有经常饮水习惯的人，便秘、尿路结石的患病率明显低于不常饮水的人。

5. 急了才排　很多人只在便意明显时才去厕所，甚至有便不解，宁愿憋着，这样对健康极为不利。大小便在体内停留过久，容易引起便秘或膀胱过度充盈，粪便和尿液内的有毒物质被人体重吸收，可导致“自身中毒”。因此，应养成按时排便的习惯，尤以晨间为好，以减少痔疮、便秘、大肠癌的发病机会。

6. 胖了才减　随着生活水平的提高，肥胖患者日见增加。导致肥胖的原因主要是进食过量，营养过剩，缺乏运动。而这几种诱因完全可以在体重超标之前加以预防，如控制饮食，防止暴饮暴食，调整饮食结构，加强体育锻炼。目前市场上还没有理想的减肥药，因此，减肥不如预防肥胖的发生。

7. 睡眠过多　睡眠过多会加重脑睡眠中枢的负担，使各种生理代谢活动降到最低水平，且使人的各种感受功能减退和骨骼肌紧张力下降，人体免疫功能降低，易引起一系列疾病，特别是血液循环缓慢会造成心脏病突然发作或脑中风的发生。

8. 洗脸过频　洗脸过多会使脸部保护皮肤的皮脂膜受到经

常性破坏，导致皮肤受更多的刺激而容易衰老。

9. 刷牙过久 刷牙可清洁口腔和牙齿，防止牙病和口腔炎症及由其诱发的风湿病、肾病等，但刷牙时间过久会使牙龈损伤，不利于牙齿生长，还会导致牙周发炎。

10. 步行过久 步行时足弓要保持一定的高度和张力，如步行太久，足弓就会下陷，使趾骨负重增加，容易发生骨折。

11. 擦肤过猛 人身上的皮肤脱落层仅厚0.1毫米，是阻挡病菌和有害射线的天然防线，洗澡狠搓会使这层皮质受损，病菌和有害射线就会趁虚而入，使人易患毛囊炎甚至疖肿及败血症。

12. 喝茶过浓 浓茶会使胃黏膜收缩，蛋白质凝固，并冲淡胃液影响食物消化和对铁质的吸收，还会影响睡眠，茶中含有微量的氟，会使牙齿变色，关节变形。

13. 光浴过久 长时间曝晒会使皮肤出现红斑、烧灼感、起泡，使色素沉着，还会产生皮肤过敏甚至导致皮肤癌。

14. 喝酒过量 酒喝多了会伤肝脾胃，长期饮酒还会使酒精在人体内积累形成慢性中毒，麻痹神经，使人体代谢功能紊乱，加速衰老。

15. 生熟混放 有些人清晨买菜，将糕点、油条、包子等放在篮子里，同蔬菜、生肉、水产品一起带回家，这很不卫生。因为菜篮子内带有细菌、微生物，它们与蔬菜、熟食均会发生交叉感染，许多肠道传染病如肝炎、菌痢等正是由此而来。

16. 物品合用 有些家庭一家老小共用一条毛巾、一只口杯、一把牙刷、一个盆子，这种多人合用洗漱用品的做法极不卫生，常会闹一人“红眼”，全家“眼红”，一人肝炎，全家患病。

17. 不吃早餐 医学专家告诫说，不吃早餐有百害无一利，夜间分泌的胃酸得不到食物的中和，造成胃不舒服。早餐有助于促进机体的新陈代谢，而不吃早餐使人易感到疲倦和头痛，易诱发低血糖而虚脱。长此下去，势必引起胃溃疡、贫血等慢性疾病，造成营养不良，导致早衰。

18. 饱食饮茶 饭后饮茶将冲淡胃液，不但影响消化吸收，对消灭食物中的病菌也是不利的。研究发现，人们吃高蛋白高脂肪食物后立即饮茶的做法是不科学的，由于茶叶含有大量的鞣酸，鞣酸与蛋白质结合，使得肠蠕动减慢，从而延长粪便在肠道内的时间。

19. 吃饭过饱 吃饭过饱会使胃胀过度，蠕动缓慢，消化液分泌不足，食物得不到充分消化，导致消化功能障碍，加快人身衰老。

20. 饭后松裤带 饭后放松裤带，尤其是饱餐后放松，易引发肠扭转、肠梗阻，天长日久，还可能导致胃下垂等消化系统疾病。

21. 饭后吸烟 这时吸烟，烟雾中的有害物质更易透过肺泡毛细血管侵入血液，以致危害健康。烟雾还可直接刺激胃黏膜，使胃壁血管收缩，导致胃肠功能紊乱及消化不良。

22. 饭后吃水果 饭后马上吃水果，会出现腹胀。吃水果，应在饭前或饭后 1 小时为宜。

23. 饭后立即大便 此时大便，易形成食道炎及食道溃疡和糜烂性胃炎。

24. 饭后即睡觉 入睡后心率减慢，脑部血液供应减少，而饭后大量血液进入胃肠用于消化吸收，会进一步加重脑部缺血及心肌缺血，容易诱发心脑血管疾病。

25. 强忍憋尿 有些人被电视、小说、麻将、象棋、扑克迷上了，往往强忍憋尿。倘若经常如此，憋尿时间过长，会发生膀胱梗阻症状，造成排尿困难、不畅，或漏尿、尿失禁等毛病，还易引起感染和结石，严重者还影响到肾功能。

26. 开灯睡觉 有些人爱开灯睡觉，这样做，会扰乱身体的自然平衡，使人体产生一种“光压力”，长此以往，在“光压力”的作用下，生物及化学系统会发生改变，使体温、心跳、脉搏及血压变得不正常，各种疾病便趁虚而入。

27. 空腹吃糖 有些人嘴巴不停，闲着总爱吃糖。这种空腹吃糖的嗜好，会影响人体的各种蛋白质的吸收，使人体变得衰弱。

九、管住嘴防止癌从口入

“合理饮食，预防癌症”，是2006年全国肿瘤防治宣传周的主题。据肿瘤专家提供的一项涉及10多个国家的调查显示，1/3的癌症起因与饮食不当有关，而合理饮食，可以使人们患癌症的危险性降低。

1. 选择植物性食物为主的膳食 在每天的饮食中，应以植物性食物作为主体（占饭菜的2/3以上），例如谷类、豆类（包括小扁豆、蚕豆、豌豆），主食如面条、米饭、面包。这类食品中富含高纤维素，能够明显降低肠癌的发病几率。

2. 多吃新鲜蔬菜和水果 蔬菜和水果中含有大量的维生素、微量元素、矿物质和丰富的粗纤维，不仅可以增加机体各种抵抗力，还可以预防多种癌症的发生。

3. 限量饮酒 酒精对人体破坏最大的是肝脏，过量饮酒会增加患肝癌的危险。因此，建议成年男性每天饮酒量不超过2杯，成年女性每天饮酒量不超过1杯（1杯酒相当于250毫升啤酒，100毫升果酒或25毫升白酒）。

4. 少吃盐 高盐饮食会增加患胃癌的危险。腌制的食品，如咸肉和火腿等应限量食用，这也适应于那些含盐的零食，如咸花生、咸土豆片和风味饼干等。

5. 减少熏、烤、炸肉的食用量 肉类食品在烧烤和煎炸过程中容易产生致癌物质，所以应尽量避免食物直接接触明火烧烤。如果喜欢吃烤肉，可以尝试将肉用调料调好后，用铝箔包好后再烤。

6. 饮食要有节制 饮食不节制、体重超标，会增加患乳腺癌的几率。这是因为体内过多的脂肪能转化为类雌激素，刺激乳腺组织增生，严重者发生恶性变。

十、避免气出来的病

随着现代生活节奏的加快，不少人因为压力过大而常生气。科学研究表明，经常生气能影响机体的正常生理代谢，进而导致疾病的产生。美国《洛杉矶时报》即总结因为生气对人体造成的八大危害，提醒人们尽量避免气出来的病。

1. 生气令皮肤长出色斑 美国医学人员对5000名脸上长色斑的女性研究显示，当她们处在情绪的低谷时，任何药物对色斑的治疗都显得不尽如人意，而当其中一些女性的人际关系得到改善时，她们的色斑可以不治自愈。医学研究人员分析，“当人生气时血液大量涌向面部，这时血液中的氧气减少、毒素增加。而毒素会刺激毛囊，引起毛囊周围程度不等的深部炎症，产生色斑等皮肤问题。”

2. 生气引起胃溃疡 生气时脑细胞的生理活动受到干扰，功能紊乱，引起交感神经兴奋，并直接作用于心脏和血管上，使胃肠中的血流量减少，蠕动减慢，食欲变差，严重时会引起胃溃疡。同时还会导致人的食欲下降，不思饮食。

3. 生气加快脑细胞衰老 生气会加快脑细胞衰老，减弱大脑的功能，而且大量血液涌向大脑，会使脑血管的压力增加。这时血液中含有的毒素最多，氧气最少，对脑细胞不亚于毒药，愤怒时的思维混乱就是大脑缺氧的证明。

4. 生气令人心肌缺氧 每一次的生气都会引发心跳加快，心脏收缩力增强，血压升高，血液变得黏稠。大量的血液冲向大脑和面部，会使供应心脏本身的血液减少而造成心肌缺氧。心脏为了足够的氧气供应只好加倍工作，一通乱蹦，于是心脏更加不规律，也就更致命。

5. 生气伤肝 生气时机体会分泌一种叫儿茶酚胺的物质，从而作用于中枢神经系统，使血糖升高，脂肪分解加强，血液和肝细胞内的毒素增加。

6. 生气引发甲亢 生气令内分泌系统紊乱，使甲状腺分泌的激素过多。甲状腺是身体中参与新陈代谢的重要器官，当人感到热血沸腾的时候，就是甲状腺受到刺激的结果，久而久之引发甲亢。

7. 生气伤肺 情绪冲动时，每分钟流经心脏的血液猛增，对氧气的需求也就增加，肺的工作量骤增。同时由于激素作用于神经系统，使得呼吸急促，甚至出现过度换气的现象，肺泡不停地扩张，没时间收缩，也就得不到应有的放松和休息，从而危害肺的健康。

8. 生气损伤免疫系统 一旦生气时，大脑会命令身体制造一种由胆固醇转化而来的“皮质固醇”。“皮质固醇”是一种压力蛋白，如果在身体内积累过多，就会阻挠免疫细胞的运作，让身体的抵抗力下降，甚至会让免疫系统昏了头去攻击身体的正常细胞。

生气生百病，要想不生气或少生气，应学会宽容大度。有首以“不气歌”为题的打油诗说的好：“人生就像一场戏，因为有缘才相聚。相扶到老不容易，是否更该去珍惜。为了小事发脾气，回头想想又何必。别人生气我不气，气出病来无人替。我若气死谁如意，况且伤神又费力。邻里亲朋不攀比，儿孙琐事由他去。吃苦享受乐一起，神仙羡慕好伴侣。”

一个人若受了闲气而能不动怒，没有博大胸怀是办不到的。豁达大度，不气不恼，可以使人心情舒畅，益寿延年。反之，则气结于胸，有损于身心健康。遗憾的是有些人揪住鸡毛蒜皮的小事不放，斤斤计较蝇头小利，既伤了和气，又害了自己身体。

由此想到在一家报上看到的一首“宽心谣”，录出来与读者共勉：“日出东海落西山，愁也一天，喜也一天；遇事不钻牛角尖，人也舒坦，心也舒坦；每月领取退休金，多也喜欢，少也喜欢；少荤多素日三餐，粗也香甜，细也香甜；新旧衣服不挑拣，美也御寒，丑也御寒；常与知己聊聊天，古也谈谈，今也谈谈；全家老少互慰勉，贫也相安，富也相安；内孙外孙同样看，儿也心欢，女也心欢；早晚操劳勤锻炼，忙也乐观，闲也乐观；心宽体健养天年，不是神仙，胜似神仙。”

这首“宽心谣”告诫人们要知足常乐，不钻牛角尖，不过分看重金钱，看淡功名利禄，不嫌贫爱富，自己多宽慰自己，保持恬静的心境。

十一、睡眠防病

人的一生有三分之一到四分之一的时间是处于睡眠状态。睡眠不足会感到不适，长期失眠，会觉得头昏脑胀、茶饭不香，有生病之感，可见睡眠是人类不可缺少的重要生理过程。一般可能认为，睡眠的生理意义就是休息，这不错，人劳累了一天，只有休息好第二天才能有充沛的精力去工作。但是，睡眠决不是单纯的休息，还有重要的生理功能，一是能维持人体正常的代谢功能，经科学测定，人的代谢功能最旺盛的时间是在晚 10 时到凌晨 2 时，如果这个时辰不入睡，就会干扰整个代谢功能，使人疲乏无力；二是在睡眠时胃液分泌增多，促进食物的消化吸收；三是睡眠时发汗功能增强，有利于毒素的排泄，对体力的恢复有积极的作用。

睡眠也是一个复杂的过程，有醒、浅、深的睡眠状态，一夜之间就有许多的变化，若从脑电波观察，电波频率由慢变快，1～2 小时后又由快变慢的发生变化，一夜之间可发生数次，这种电波由快变慢的睡眠叫作慢波睡眠，睡的深，不易叫醒，这时脑垂体分泌的生长激素增多，顾名思义，生长激素能促进人体的生长发育；脑电波由慢变快的睡眠则称为异相睡眠，也叫浅睡眠状态，易叫醒，叫醒后有 80% 的人说正在做梦，而慢波睡眠叫醒后，则很少有人说做梦。由此可见，做梦与异相睡眠有关。异相睡眠时，脑内蛋白质合成加快，有利于建立神经细胞之间的新的突触联系。神经细胞之间建立新的突触联系意味着智力的发展，像孩子睡醒后伸懒腰及熟睡时忽然眼动及表情的变化都是长身子和长智力的表现，证明睡眠对身体发育和智力发展都是有积极作用的。睡眠的积极生理意义已为先进的科学方法证实，你要想身体健康，就不要轻易的去占用睡眠时间看小说、看电视或玩乐无度，要好好睡觉，牺牲睡眠的过度用脑玩乐是得不偿失的。

睡眠对婴幼儿能促进生长发育、开发智力，对青中年能提高工作效率、提高身体抵抗力，不生病或少生病，对老年则能防止早衰、使人健康长寿。

既然睡眠如此重要，那么怎样才能睡的好呢？下面介绍有关睡的好的几点常识。

1. 人一天睡多长时间好　刚生下的婴儿除吃奶时间外，一天都处在睡眠状态中，昼夜需睡 20 多个小时，六个月以后每昼夜睡 16 ~ 18 小时，一周岁以后的要睡 14 ~ 15 小时，一周岁至二岁的要睡 12 ~ 13 小时，四岁要睡 12 小时，学龄儿童一天要睡 10 小时。要培养孩子午睡的习惯，一般成人每天睡眠不得少于 6 小时，60 ~ 70 岁老人每天 8 小时，70 ~ 90 岁每天睡 9 小时，过少则伤神耗精，过多则久卧伤气。婴幼儿在睡眠时分泌的生长激素是平时的 4 倍。

2. 什么时间睡眠好　人体内有昼夜节奏作用的生物钟，它依赖于每晨起床时间来调节标准，因此每天必须准时睡眠、准时起床，不能想什么时候睡就什么时候睡，爱什么时候起床就什么时候起床，这样就打乱了睡眠规律，人就要生病。按规律的时间，应该是晚上9～10时睡眠，早5～6时起床。

3. 睡眠环境的选择 卧室应当安静舒适、清洁宽敞、空气流通，不要过热、过冷，也不要过潮，温度应在18℃左右。冬天生火炉取暖，要防煤气中毒。

4. 床铺的选择 要睡平板加软垫的床，不要睡钢丝床和席梦思，被褥要柔软、干燥，不要太厚、太热，枕头要选软的，不要太高、太低。

5. 睡眠姿势的选择 按人体脏腑的解剖位置，应向右屈膝侧卧，此时全身肌肉松弛、呼吸舒畅，使心脏不受压，有利于胃肠的排气，少平卧或向左卧。

6. 睡眠前的准备 睡前要做30～40分钟的户外活动，温水泡脚30分钟，用手按摩脚心涌泉穴200～300次，喝一杯牛奶，上床后静坐片刻，入睡。

7. 睡前禁忌 睡前不要吃的过饱，不要生气，不看惊险和刺激性强的电视或小说，避免大脑兴奋难以入睡；不要饮用容易使人兴奋的饮料如咖啡，不酗酒，少吸烟及喝浓茶，因酗酒和咖啡不仅不能帮助睡眠，还会打乱睡眠的连续性，吸烟因尼古丁的刺激而影响睡眠。避免睡前半小时内跳舞、唱歌、打麻将、打扑克等过于兴奋刺激的活动。

8. 睡眠禁忌 睡眠时不要蒙头睡，以免吸入不洁之气；睡眠时不要张口睡，以免病邪从口而入，也避免口舌干燥；睡眠时不宜开灯，以免扰乱心神；睡眠时不可当风，以免风邪入侵形成痹证；睡眠时不可以双脚高悬，睡眠不要憋尿以免损伤肾气；夏季不可贪凉露宿，睡卧不要直对风扇。

9. 早上起床不要过急 因睡眠时心跳减慢，全身供血量减少，心脑血管相对收缩，如果马上起床，心脑血管迅速扩张，头脑发热，兴奋加大，易得脑出血病，所以早上醒后要先平卧床上，伸伸懒腰，双手搓热揉面，再用五指干梳头 100 ~ 200 次，稍活动后坐起，做深呼吸、扩胸揉腹、拍打胸部上下 100 次，然后下床坐在床边，双脚着地，两手按摩拍打腰部及髋关节上下 100 ~ 200 次，双脚登地活动 2 ~ 3 分钟后穿衣行走。

10. 睡好午睡 午睡是个充电站，睡好午睡对于消除疲劳、恢复精力、提高工作和学习的效果、防止和避免事故的发生是有很大好处的，午睡一定要在午饭后休息 30 分钟后躺在床上睡，睡的时间不要太长，一般以 30 ~ 50 分钟为好，不宜过长，如果不能睡，躺一会闭目养神 20 ~ 30 分钟也很好，千万不要吃完午饭就睡或坐在沙发上睡。

11. 不要早上赖床不起 无论睡的早晚，一般都应按时起床，这一规律不能打乱。因为人的生活规律与体内激素分泌是密切相关的，一旦赖床就打乱了生物钟的时序，使激素水平出现异常波动，导致机体抵抗力下降，容易感染病原体，引发多种疾病，还会引起头晕、无力及肥胖。

12. 有了失眠怎么办 一般性格开朗、心胸宽阔、遇事能拿得起放得下的人是不会失眠的，失眠者多性格内向、遇事想不开、心情抑郁。凡失眠者，除了进行自我调节外，还应及时到医院找心理医生调治，如果是一时性的，不要怕，也不要轻易服安眠药，只要找出原因，静心调治即可。

十二、排便防病

“牙不松，耳不聋，小便利，大便通”。这是形容老年人身体健康的四句话，看来大便通畅与健康长寿是密切相关。

大便，是人吃进食物经消化吸收后剩余的残渣，这些残渣如不及时排出，在肠内经过细菌的发酵腐败，就会产生对人体有害的物质，经大肠吸收，进入血液，损害人体的身体健康。所以，排便防病非常重要。

1. 怎样才是正常排便 按一般正常规律是每天吃进去的食物经过消化吸收剩余的残渣第二天就应该排出，呈黄褐色软便，一天1~2次为正常，如果2~3天不排或一天3~4次就是不正常，应该及时到医院检查治疗。

2. 为什么会引起大便秘结 ①重进不重出。现在有些人，在吃食上很讲究，在排便方面却无所谓，有时7~8天不排便，他也不在意，全凭感觉行事。②没有主动排便的意识。应该养成每天早上排便的意识，无论有没有排便的感觉，都要入厕，养成习惯了，就不会便秘。③缺水。有些人没有主动饮水的习惯，非得等到口干渴了才喝水，这是不对的。一定要养成主动喝水的习惯，不要等渴了再喝水，觉得口渴，证明体内已经缺水了，这时喝水就有点晚了。④吃的过细过精，缺乏食物纤维。⑤蔬菜水果吃的少。有些人只知道鸡鱼肉蛋好，不喜欢吃蔬菜，有的人没有吃水果的习惯，造成大肠内食物纤维少，引起便秘。⑥运动量过小。特别是现在交通工具增加，出门就坐车，运动量过小，使大便在肠内停留时间过长，增加水分的吸收，形成便秘。

3. 大便在肠内停留时间过长会产生哪些对人体有害的毒素 ①产生有害气体。食物残渣在肠内停留时间过长，经过细菌的发酵腐败，产生对人体有害的毒素，有吲哚、硫化氢、氮、二氧化碳、甲烷、酚、氨等有害气体。②促进胆固醇的吸收。胆固醇的吸收是在小肠的后段，如果让食物残渣在小肠后段停留过久，无形中给胆固醇的吸收创造了条件。胆固醇通过低密度脂蛋白的携带，可沉积到血管内壁而形成动脉粥样硬化，所以要减少胆固醇的吸收，比较有效的办法就是让食物残渣迅速通过小肠下段，即迅速排出大便。

4. 大便秘结对人体有哪些危害 便秘可给人带来极大的痛苦和烦恼，会影响消化功能和睡眠质量，还会对人体健康带来极大的损害，如：①由于毒素的吸收造成自身的中毒，引起血管神经的损害。②内毒素的吸收可加速人的衰老。③胆固醇过多沉积引发各器官动脉血管的粥样硬化。④婴幼儿便秘者可造成终身的损害，中老年可出现记忆力明显减退及性格粗鲁、智力下降。⑤长期排便困难可引发痔疮、肛裂、结肠癌。⑥经常用力努便还可引发心脑血管疾病的急性发作。

5. 怎样解决大便秘结 ①每天定时主动排便，不要等有便意再去排，最好是每天早晨起床后喝杯水，活动一下身体就去排便，不要太用力努便，要随其自然，习惯了，大便就自然排出。②每天吃一定数量的粗杂粮，特别是豆制品、花生米或南瓜、地瓜之类。③多吃蔬菜水果。蔬菜水果不仅含有对身体健康具有重要作用的营养物质，还含有膳食纤维，也有利于排便。④每天主动定时喝足水。⑤多运动。尤其是机关工作人员及大老板，整天坐在办公室里办公或做自己的生意，出门坐汽车，回家坐沙发，活动量很小，这部分人，一定要每天早晚各活动 30 分钟 ~1 小时。⑥如果 2 ~3 天不排便，就要及时就医，或自己采取点排便措施。

十三、夏天谨防电风扇病

炎热的夏天，人们常借助于电风扇之风降温，以满足生理的需要。但也有一些怕热的人，喜欢把电风扇直对自己，连续送风，殊不知这样做容易引起头晕头痛、疲倦乏力等一系列不适反应，甚至危害身体健康。

1. 对体温和心脏的影响 当电风扇对着人体不断送风时，由于流动的空气传导和对流作用产生了降温效果，人体皮肤也由于蒸发的作用而使皮温下降，皮肤的毛细血管随之收缩，这时血管的外围阻力增加，造成血压升高，心脏射血时受到的阻力也增大，在某种程度上加重了心脏的负担。

2. 对血管的的刺激 若连续降温，毛细血管收缩，血液发生重新分布，受凉部位供血减少，其他器官血流量增加，特别是头部的皮肤血管丰富而对冷刺激较敏感，在这种情况下，头部皮肤血管发生收缩，而后又因代谢产物的堆积刺激扩张，便引起了头晕或头痛的症状。

3. 体液的丢失 由于皮肤的蒸发加快，体液的丧失也较高，人体便容易感到疲劳乏力，此时也容易受凉。

因此，夏天吹电风扇时，千万别贪图一时的凉快，谨防电风扇病的发生，尤其是中老年人和有心血管疾病患者更应注意。

十四、当心空调引发的疾病

随着生活水平的提高，患空调病的人也越来越多。空调虽然能给人们提供舒适的环境，然而这毕竟不同于自然状态。空调器能使空气频繁流动和振动，其结果就像噪声一样，会损害人们的神经功能。另外，室内空气循环使用，反复过滤后，空气中的负离子量显著减少而阳离子过多，不仅影响空气的清洁度，同时也会影响人体正常的生理活动。如夏季长期使用空调，会使人感到头痛、头晕、失眠、胃肠不适、胸闷憋气、关节僵硬、乏力身倦，还会经常有类似感冒的症状，甚至会降低人体的抗感染能力，这就是“空调病”。在空调环境下工作的时间越长，越容易得上空调病，尤其是女性朋友，因低温最易引起妇女的自律神经紊乱，故妇女特别容易得空调病。有慢性疾病患者也极易发生空调病，并使原发疾病复发或加重。

自空调问世以来，确实给人们带来了舒适，过着四季如春的生活。殊不知这种环境违背了人与自然的规律。四季变化，即春暖、夏热、秋凉、冬寒，与四时养生的春生、夏长、秋收、冬藏意义是一致的，也是万物生长不可违背的规律。人若长期在春暖的环境中生活，就如温室的花草一样，经不起风霜的侵袭。空调可以用，但要有个度，往往人们容易忽略这一点。如何正确使用空调，应注意以下几点。

1. 开放空调一定要根据室内外的温度　如冬季室外温度在零下5℃，室内温度在8～10℃时再开空调；夏季室外温度在30℃以上，室内温度应在28℃左右，不能稍觉冷热就开空调。

2. 开放空调时室内温度不能过高，也不能过低　一般夏季保持室内温度在25℃左右，冬季保持室内温度在15～20℃。

3. 空调开启的时间不宜过长　一般在2～3小时为宜，室内温度有一定改善即可，不可贪冷或贪暖，更不可通宵达旦地开着空调。

4. 人不宜在空调的吹风下久呆，更不可在此处落座或入睡　老年人、儿童，尤其是婴幼儿，温差感觉不灵敏，体温调节功能欠佳，是空调病的易感人群，最好不要直接使用空调。

5. 人不能长期在有空调的室内工作　如在此环境下工作，应每间隔1～2小时到室外活动一下，呼吸呼吸新鲜空气。

6. 开放空调莫忘开窗通风　因为在使用空调时为了保持室内的温度，习惯紧关门窗，室内与外界隔绝，这样室内空气就容易被污染，特别是在有人吸烟的时候。如在家庭中使用空调，厨房的煤气、油烟污染空气，使氧气稀薄，有些老年人就会感到胸闷、心慌、憋气、四肢酸软、困倦等。有慢性支气管炎、哮喘、冠心病的老年人感觉可能更明显，这与室内空气污染有关。所以，在开放空调的房间，一定要在2～3小时后开窗30分钟，以通风换气。

7. 保持室内的清洁卫生　经常打扫。用湿布将地面、桌椅、家具表面的灰尘加以清洁，必要时家中可置负离子发生器，以改善室内空气质量，严禁在室内吸烟。

8. “冬练三九，夏练三伏”　锻炼可以提高人体的免疫力、增强抗寒耐热的能力，对预防疾病非常有益。高科技的现代人，仍应当记住这句古谚。使用空调，但不能对它产生依赖。

十五、当心常吃的食品危害健康

日常生活中有一些普通食品人们经常吃，殊不知这些食品长期食用，对人体有一定的危害，不可不防。

1. 油条、馓子　这类食品在制作过程中须加入一定量的明矾，明矾是一种含铝的无机物，长期食用可使铝在体内造成蓄积，对大脑极为不利。这些食品需经过高温油炸，其营养成分不但遭到部分破坏，而且在反复的油炸过程中极易生成多种形式的有毒聚合物，对人体造成危害。

2. 腌咸菜　许多人对新鲜咸菜情有独钟，殊不知未腌透的新鲜咸菜食用后易发生食物中毒。因为新鲜蔬菜含有一定量的硝酸盐，若未腌透，硝酸盐可在肠道细菌的作用下还原为有毒的亚硝酸盐，会使血液中的红细胞失去携氧能力而使人体缺氧。腌咸菜含盐量也较高，常吃过咸的食品在体内可引起体液增高，特别是血容量增加，从而导致血压升高。

3. 特别白的馍　很多人爱选购特别白的馍吃，殊不知有些是在面粉中添加了吊白块，使面粉以次充好。一般面粉中的含量虽不会引起急性中毒，但长期、潜在的危害是不容忽视的。

4. 多味瓜子　在加工制作时，加有香料、食盐、香精等调味品，而天然香料中含有致癌物质黄樟素，摄入过多，会引起肝脏病变。人工香精则是从石油或煤焦油中提炼的，有一定毒性，故多味瓜子不宜多吃常吃。

5. 爆米花　爆米花香脆甜爽，但爆米花机爆出来的含铅量较高，铅被人体吸收后会危及神经系统、造血及消化系统，所以不宜多吃。

6. 粉丝　粉丝在加工的过程中，粉浆中须加入0.5%左右的白矾。白矾的成分以铝盐为主，据测定每食用100克粉丝，即给人体造成约200毫克的铝蓄积，是每日允许摄入量的数十倍。铝元素对神经系统有损害，是老年痴呆症的主要致病因素。

7. 臭豆腐 俗话说臭豆腐是闻着臭，吃着香。臭豆腐在发酵过程中，极易被微生物污染，还含有大量挥发性盐基氨及硫化氢，对人体有害，不宜多吃。

十六、怎样预防早衰

衰老是一切生物发展的必然规律，如果超越衰老的自然进程而出现的老化现象称为“早衰”。研究证明，只要及早预防，早衰是可以避免的。为此，提出以下几种预防措施，供中老年朋友参考。

1. 心情开朗 调查资料表明，精神愉快，性格开朗的人到60岁仍能照常工作，患老年病的仅占3%；精神受到严重创伤、性格忧郁的人到50岁便自觉工作精力已减退一半，患老年病的高达40%。专家们指出，不良情绪不仅能减少脑血流量，影响人脑皮质功能，使大脑过早老化萎缩，出现中年期脑动脉硬化和智能衰退，而且易患多种老年性疾病。因此，在日常生活中要力求心情开朗，尽量避免或缩小情绪波动，使心绪保持平静。

2. 学会忘却 人生活在复杂的人际关系与社会环境中，难免遇到一些不顺心的事，将这些不顺心的事统统记在心上，频频激发“应激反应”，既加快衰老，又是疾病的祸根，故应及时忘掉该忘掉的事，轻轻松松地生活，以减少对大脑保卫系统的恶性刺激，维护身心健康。

3. 饮食有节 不合理的饮食习惯和嗜好，如偏食、长期饮酒、吸烟、贪食或暴饮，或摄入过多的高胆固醇食物等，都会损害身体的多种器官，从而破坏体内正常的新陈代谢，致使机体生理指标下降，慢性病增多，体力不支，面容苍老无华，一般到40岁左右就提前出现老年期体征。

4. 劳逸结合 生活有规律能使各系统的生理活动更加协调，

增强人体的免疫力。长期过度疲劳会使损耗的体力得不到恢复，能量储备减少，致使重要器官提前老化。终日悠闲懒怠，无所事事，或缺少体育活动，血脉不畅，肺活量减少，大脑则发生废用性萎缩，加速衰老。

5. 注意仪表　医学家们曾调查过3000余名老年人，发现注重衣着、喜欢“老来俏”的老年人患高血压、溃疡病、癌症等精神因素有关的疾病，比不注意仪表的老年人少30%以上。学者们指出，仪表反映人的精神面貌，老年人通过对仪表美的物质体验，能感到自己还“年轻”，心理即可产生积极的情绪和情感，有助于消除忧伤感，调动机体潜能，以增强防病、抗病和抗衰老的能力。

6. 听音乐　一曲节奏明快、悦耳动听的乐曲，会把你带入音乐之中，拂去你心中的不快，使你乐而忘忧。此时，体内的神经体液系统处于最佳状态，从而达到调和内外、协调气血通行的效果。一曲威武雄壮、高昂激越的乐曲，可使人热血沸腾，激情满怀，产生积极向上的力量。老年人应选择那些健康、高雅、曲调优美、节奏轻快舒缓的音乐，达到消除疲乏、怡情养性的目的。

7. 练书画　有人把练书法、绘画比做“不练气功的气功锻炼”。首先，书法讲究意念，练习时必须平心静气，全神贯注，排除杂念，这与气功的呼吸锻炼和意守有异曲同工之妙；其次，书法、绘画都很讲究姿势，要求头端正，肩平齐、胸张背直，提肘悬腕，将全身的力量集中在上肢，这与气功修炼的姿势极为接近。

8. 适时垂钓　适合垂钓的地方多在郊外，经常到郊外去走走，本身是一种锻炼；其次，水边河畔，空气异常清新，负离子含量高，让人感到悠然自得，心旷神怡，有利于人体的新陈代谢，能起到镇静、催眠、降压、减轻疲劳的作用；另外，垂钓时静坐，而且鱼儿上钩，则欢快轻松之情溢于言表，从而达到内无思虑之患、外无体疲之忧的最佳养生境界。

9. 对弈 善弈者长寿。一则对弈时全神贯注，意守棋局，杂念尽消；二则对弈得多动脑，脑细胞利用率高，有防止大脑动脉硬化、预防老年痴呆症的作用。

10. 养花 养花不仅可以供人欣赏，美化环境，令人赏心悦目，而且花的香味还能起到灭菌、净化空气的作用。同时，鲜花释放的芳香，通过人的嗅觉神经传入大脑后，令人气顺意畅，血脉调和，怡然自得，产生沁人心脾的快感。

11. 放风筝 古人认为，放风筝时迎天顺气，拉线凝神，随风送病，百病皆除。尤其是与孙子、外孙一道，放眼高处随风飘游的风筝，聆听孩子的笑声，会让年老的你顿感童心焕发，杂念尽除。

12. 跳舞 实验研究表明，即使交谊舞中的慢步舞，其能量消耗也为处于安静状态下的3~4倍。其次，跳舞时，舞蹈者要与音乐协调，必须全神贯注，集中于音乐、舞步中，加之轻松愉快的音乐伴奏和迷人灯光的衬托，既是一种美的享受，更能让人陶醉其中。

13. 旅游 旅游可以使人饱览大自然的奇异风光和历史、文化习俗等人文景象，让人获得精神上的享受；同时，置身在异域的风景中，呼吸着清新的空气，让身心来一次短暂的流浪，更能让人获得放松。

十七、预防早衰的食品

有些中年人经常出现耳鸣、眼花、体力下降易疲劳、思维迟钝、记忆力衰退、头昏脑胀、胸闷气短等症状，这些症状被医学家称之为早衰现象。预防早衰，除了要养成有规律的生活习惯、坚持体育锻炼外，注重饮食调理也非常重要。下列介绍多种预防早衰的食物，中老年人不妨酌情调配食用。

1. 花生 花生中含有脂肪48.7%，是大豆的2倍。脂肪中不饱和脂肪酸含量高，且不含胆固醇。根据现代药理研究和临床应用证明，花生有降低胆固醇等作用。花生含蛋白质25%，相当于小麦的2倍、大米的3倍，并且容易被人体吸收，消化系数达90%左右。其中所含的谷氨酸和天门冬氨酸可促进脑细胞发育和增强记忆力。花生含有维生素E与生育和长寿有密切关系，所含维生素K有凝血作用，所含的脑磷脂和卵磷脂是神经系统所必需的主要物质，可增强脑功能，延缓脑力衰退，有“长生果”之称。

2. 核桃 核桃中所含脂肪主要是亚油酸甘油酯，这种不饱和脂肪酸能减少肠道对胆固醇的吸收，促进内源性胆固醇在肝内降解，从而降低血胆固醇含量，防止高血压、动脉硬化及冠心病的发生。核桃中所含镁、铬、锌、锰等微量元素对心血管有益，有减轻动脉硬化的作用；锌和锰还是脑垂体的重要成分，对维持正常的内分泌功能具有一定的作用。核桃仁含有磷脂有健脑益智作用，可用于神经衰弱的辅助治疗。核桃中所含的B族维生素，可防止细胞老化以及记忆力和性功能减退；所含维生素E有延缓衰老的作用。

3. 大豆 大豆富含亚油酸，可减少胆固醇，防止动脉硬化，尤其是所含的皂角苷和卵磷脂，能有效地延缓人体老化。大豆中含有植物雌激素，一般常吃豆制品的妇女，可以减轻更年期综合征。

4. 芝麻 芝麻被誉为“返老还童”、“长生不老”的食品，富含蛋白质、钙、铁等物质，具有“益髓、生精、补血、护肝肾、坚筋骨、明耳目”等功能。尤其是所含的维生素E，可防止过氧化脂质对人体的危害，起到抗衰老、延年益寿的功效。

5. 胡萝卜 胡萝卜富含维生素A，可促进机体正常生长繁殖、维持上皮组织、防止呼吸道感染与保持视力正常功能。胡萝卜含有维生素 B_1、B_2和维生素 C 等营养成分，对润泽皮肤、消除皱纹和斑点有一定的作用。

6. 白萝卜 白萝卜含有木质素，能增强巨噬细胞吞噬癌细胞的能力，从而有助于人体抗病、防癌、抗衰老。

7. 黑木耳 黑木耳由于其营养丰富，在国内外市场享有很高的声誉，被誉为“素中之肉”，有镇静、补血、益气、强身之功效。尤其是含有一种可妨碍血液凝固的物质，经常食用可预防心脑血管疾病和延缓衰老。

8. 枸杞 枸杞为一种名贵的中药材，色红似血，富含维生素 B_1、维生素 B_2、维生素 C、烟酸、胡萝卜素与亚油酸等，具有补肝明目、滋肾润肺、安神抗衰等功效。尤其是枸杞有抑制脂肪在肝细胞内沉积、促进肝细胞新生的作用。

9. 花粉 花粉中含有维生素、氨基酸、天然醇素酶等，特别是所含的黄酮类物质和抗生素是产生药效、抗衰延寿的根本因子。

10. 甲鱼 甲鱼含有二十碳戊烯酸，它是抵抗血管衰老的重要物质。甲鱼肉属高蛋白、低脂肪，性平不燥，非常适合中老年人滋补之用。

11. 骨头汤 随着年龄的增长，骨髓制造红、白细胞的功能会自然减退。人的骨髓老化主要是人体内缺乏类粘朊和骨胶原所造成的。经常喝各种动物骨头熬成的汤，从中可摄取一定数量的类粘朊和骨胶原，促进骨髓增长，起到延缓衰老、延年益寿的作用。

12. 肉皮和猪蹄筋 医学研究表明，人体中胶原蛋白缺乏是人体衰老的一个重要因素。而猪蹄、肉皮中含有丰富的大分子胶原蛋白质，对人体的皮肤、筋、软骨及结缔组织都具有重要的作用，能防止皮肤干瘪起皱、增强皮肤弹性和韧性。为此人们称之为“美容蛋白”。

13. 蜂王浆 蜂王浆可促进生长发育，提高耐缺氧、耐疲劳的能力，可使血液中红细胞、血红蛋白和血小板的数量增加。蜂王浆有降血压、降血脂的作用，能刺激大脑、脑垂体和肾上腺，延缓性功能衰退。

14. 猪血 猪血中含有丰富的蛋白质和铁，是血红蛋白的重要成分，尤其是含有容易吸收的血红素型铁、锌、铜等微量元素，可使人精力充沛、延缓衰老。排毒胜于进补，而猪血又能排除体内毒素。

15. 蝮蛇 蝮蛇含有增强脑细胞的谷氨酸、消除疲劳的天门冬氨酸和抗动脉衰老的不饱和脂肪酸。

十八、要想人不老关键在健脑

脑为神明之府，神之本也，脑强必多寿。所以健脑养生，实为抗老回春之妙法。现代医学亦证实，神经系统的高级中枢——大脑，在导致机体过早老化方面起着制约作用。保护好大脑对人类健康非常重要，今介绍几种健脑养生法。

1. 养神健脑 中医认为“神安则寿延”。健脑首先要避免七情的过度刺激，保持最佳的精神状态。自己有了烦恼，不要生气，要化干戈为玉帛，终止一切有损健康的活动和心情，始终做到心胸豁达、精神愉快。其次，要保持心静神安，去掉一切杂念，这是健脑的重要措施。

2. 节欲健脑 脑为髓之海，肾主精生髓，故脑的活动依赖于肾精的充养。明代医学家张景岳云：“善养生者，必保其精，精盈则强，气盛则神全”。说明节欲才能养精，养精方能使髓海充实，达到健体养神、推迟大脑衰老之目的。相反，如果性生活过度，则损精耗神，脑力空虚，智力减退，精神萎靡，甚至产生神志障碍，如老年性痴呆等症。

3. 饮食养脑 《内经》云：“五谷为养，五果为助，五畜为益，五菜为充，气味合而服之，以补益精气”。脑的营养主要来自米、面、肉、蛋、鱼、豆、新鲜蔬菜、水果等，比较肯定的补脑食品有核桃、黑芝麻、花生、豆制品、玉米、小米、大枣、南瓜子、蜂蜜、海藻类、鱼类、乳类等。

4. 运动健脑 《养生延命录》指出：“静以养神，动以炼形，能动能静，可以长生。”说明动静结合，不仅可使身体健康，同时能增强神经系统功能，达到健脑益寿之目的。运动健脑的方法很多，如散步、跑步、跳舞、做操、打球、玩健身球等等，都是健脑的有效方法。尤其是经常活动手指和脚踝，可以有效地锻炼脑细胞，从而增强大脑的灵活性。

5. 睡眠养脑 睡眠是解除大脑疲劳，恢复其正常功能的必要保证。良好的睡眠，有利于脑的代谢与细胞功能的恢复，是保养大脑的重要手段。经常生活不规律的人，贪恋夜生活，破坏了睡眠的规律，容易引起内分泌系统的紊乱，出现全身酸软无力、头晕昏沉等症。按时而合理的睡眠，可以消除大脑的疲劳，保持机体的正常代谢功能，只有这样，才能保证大脑的健康。

6. 勤于用脑，锻炼脑力 常言道：“利器不用会变钝，机器不用会生锈。”大脑也同样是用进废退。勤用脑，可使外界的各种信息增加传入大脑的机会，促进大脑的血液循环，有利于保持脑神经细胞结构与功能的正常，就能使大脑有旺盛的活力。勤用脑则知识面广，思路宽而灵活，潜力发挥充分，人就变得年轻聪明。有些人总认为自己“脑瓜笨，不是学习的料”。其实人的大脑聪明与否，并不是天生的，遗传差异并不大，关键是看后天勤奋的程度如何。如果不努力学习，不肯勤用脑，脑子就会越来越空。反之，若能勤奋、刻苦地学习，经常用脑，随着知识和经验的不断增长，大脑也会越来越聪明。

7. 合理用脑 人脑和其他器官一样，只要运用适当，就能延缓衰老过程。首先要合理安排工作、学习、休息，这是保证大脑健康的主要方面。其次是勤于思考，人如果要有更快的反应能力，就要靠大脑进行思维，因此勤于思考是保持智力的有效方法。同时要科学用脑，根据大脑的不同区域有不同功能的原理，科学用脑的方法是避免长时间使用一个区域，也就是不要长时间的用一种学习方式。灵活变换学习方法，大脑不容易产生疲劳，可以提高学习效率。譬如，看书主要由大脑皮质的枕叶控制，听课主要由颞叶控制，形象的学习材料由大脑右半球支配，抽象的学习内容则由大脑的左半球支配等。所以变换学习方法和内容可以使大脑皮层的某个部位由兴奋状态转为抑制状态，从而解除神经细胞的疲劳，使大脑得到休息。再者是要富于想象，广阔而美好的想象，能够带来良好的思索习惯，增强自信心，克服焦虑、自疑以及嫉妒心理。

8. 戒除不良嗜好，减少脑损害 烟中的尼古丁及酒中的酒精都有害大脑，不要沾染烟、酒恶习，尤其是不要嗜烟如命和酗酒，已经学会的要及早戒除。

9. 勤于劳作，防止脑衰 劳作是人的本能，也是生活的需要，既能强身又能益智，防止早衰。研究证明，用进废退是自然界进化的规律。有的人到中年后常抱怨自己记忆力减退、行动迟缓。实际上，人的大脑约有 140 亿个脑细胞，勤于劳作也只动用脑细胞的 10%。人类脑神经之萎缩（脑衰老）的大致进程是：脑皮质视觉区始终英勇不减当年，运动区在 45 岁以后神经细胞才开始萎缩，到老年时约萎缩 30% ~50%；大脑前额部位主管人社会活动、人际交往，在 65 岁前没有变化。可见人的大脑潜力很大，中老年仍可通过学习很多知识来延缓脑力衰退。只要脑不衰就可人不老。许多百岁以上老寿星仍动作不衰，就是这个道理。

10. 饮茶健脑 脑是人体主要的器官，也是人体耗氧最多的器官。虽然脑的重量仅占体重的2%，但脑的氧耗量却占全身耗氧量的20%～25%。为了保证供氧，人体将心脏收缩时输出的血液量的20%用于脑部供血。如果脑血管出毛病，心脏也就受损害。据有关专家对喝茶与脑血管疾病关系的调查发现，凡有饮茶习惯在4年以上的人脑血管疾病明显少于不饮茶的人。他们认为茶有健脑和预防脑血管疾病的作用，因茶叶中含有的化学成分可与凝血酶形成复合物，从而阻止纤维蛋白原变成纤维蛋白。同时茶叶中的化学成分有降低血小板数量及降低血小板粘附率的作用，从而可防止动脉内壁损伤。茶叶中含有鞣酸及微量元素，能阻止胆固醇、中性脂肪在人体的吸收、蓄积，降低脑血管脆性，使脑血管保持健康状态，从而起到健脑防病的作用。

识 病 篇

要想有病早知道，把疾病消灭在萌芽之中，就得学会识体认病。在日常生活中要随时注意观察自己身体的微小变化，不要因小而不在乎，切记身体微小的变化，可能是大病的先兆。

识病查体

一、身体健康状态自测

实践表明，人们可不依靠医生及医疗器械，自己通过“看、听、嗅、摸”等方法，观察自己的健康状况，发现某些疾病的蛛丝马迹。

1. 面部 在日常生活中，要注意面部的色泽有无变化；眼睑及结膜有无发红、分泌物增多等现象；鼻子是否流涕、出血及嗅觉减退等；有无耳痛、耳鸣、耳痒听力减退等。嗅觉减退及面部浮肿等常为某些严重疾病先兆，一旦发现应查明原因。

2. 颈部 注意观察颈部有无肿块，亦可经常触摸颌下、颈部等处有无肿大的淋巴结，甲状腺部位有无结节。

3. 口咽部 注意观察口腔及咽部有无异常。如咽部发干、疼痛、异物感、声音嘶哑、咽部发红、扁桃体红肿，口腔黏膜及舌有无红肿、溃疡，口腔有无异味，口唇周围有无疱疹等。

4. 学会自测体温、脉搏、呼吸　随时注意有无胸痛、气短、咳嗽、咯痰、发烧等心血管及呼吸系统的症状，同时注意腋下、锁骨上窝有无淋巴结肿大。

5. 乳房及外生殖器官　女性应经常触摸乳房，注意有无结节、疼痛等异常，注意阴道有无脓性、血性分泌物，有无异常气味；男性应观察外生殖器官有无肿块、溃疡等异常。

6. 腹部　注意腹部的变化，有无腹痛、恶心、呕吐、腹泻、便秘、腹胀或腹部包块，并注意包块大小、质地，是否有压痛，腹股沟有无肿大的淋巴结等。

7. 关节　注意了解肩、肘、腕、膝、髋、脊椎和踝等关节处有无疼痛、肿胀、变形以及活动是否灵活。

8. 体表皮肤　注意体表皮肤有无肿块、经久不愈的溃疡或原有小结节、黑痣有无增大和出现溃疡等。

9. 是否经常出现头昏、头痛　尤其是持续时间较长者，是否伴有呕吐、视力障碍、肢体麻木等。

10. 注意观察分泌物、排泄物的变化　排尿的次数、尿量、尿的颜色的变化，有无特殊气味，有无尿频、尿急、尿痛，有无排尿不畅、尿线变细或过黄、血尿等。大便次数、形状（如变细）、硬度、气味，排便有无困难或坠胀感，大便表面是否有血或混有黏液等。注意痰的量、颜色，特别是痰中是否混有血丝等。

11. 在日常生活中，还应注意自己的食欲、食量、睡眠、性生活等方面的变化　如出现异常，是否能用目前所患疾病或正在服用的药物反应来解释，如无关系则应考虑有某种疾病存在，应及时查明原因。

12. 体重　注意体重变化，尤其是短期内无明显原因进行性体重减轻，应及时查明原因。老年人在自我监测中，如发现身体出现某种异常情况，应去医院检查，以便得到早期诊断和及时治疗。

二、24小时随时注意健康自检

日常生活中，随时观察自己身体上的细微变化，时刻注意健康自检，也许能发现疾病的蛛丝马迹。

1. 起床时 ①盗汗：盗汗是发烧的症兆，要查明原因。②口臭：常常口臭，可能是胃病。

2. 刷牙时 ①牙龈出血：如果牙齿健康，是不会出血的。②想吐：若每天早上都如此，可能是慢性胃炎。

3. 读报时 ①眼睛痛：看报时眼睛痛，可能是青光眼。②手发抖：看报时手会发抖，可能是甲亢，也可能是帕金森氏病。③无法阅读：该向心理医生请教了。

4. 上楼梯时 ①心跳加速而必须停下来休息：说明心脏功能减弱。②胸部憋闷：胸闷是危险的信号，应抽空去看医生。

5. 工作时 ①健忘：可能是动脉硬化。②常打瞌睡：不要以为是睡眠不足，应找出根本原因。③口渴：如总觉得口渴，有可能是糖尿病。④背痛：除了肌肉痛，也可能是脊椎或内脏有毛病。⑤伸懒腰时腰痛：多为坐姿不良。⑥单纯头晕：若不是因为工作单调，请检查一下甲状腺。

6. 淋浴后 ①头发容易脱落：头发养分不足或是荷尔蒙分泌异常。②黑痣变大：有时会转成皮肤癌，新长出的痣也要注意。③皮肤上出现红斑：若不是因为摩擦所致，可能是肝病的前兆。

7. 剪指甲时 ①指甲反翘：贫血，营养不好。②指甲变白：甲色一般是半透明，但肾脏病人为白色。③指甲呈半剥落状态：常与糖尿病有关。

8. 睡眠时 ①打鼾：若十分严重有可能是鼻子出问题。②噩梦不断：每晚都被噩梦缠住，大概是心脏功能不佳。③头部垫高才能睡着：心脏弱者不用高枕头睡不着觉。④脚抽筋：若经常因脚抽筋而惊醒，可能是动脉硬化。

三、注意清晨的异常感觉

许多疾病在清晨时分都会出现特有的症状，出现下列感觉时，应及时找医生诊治。

1. 清晨头昏或头痛 正常情况下，早晨醒来时，应该感到头脑清醒，有一种轻松的感觉。如果早晨醒来头脑不清醒，反而昏沉沉的，或者有头晕症状，提示可能患有颈椎骨质增生、血黏度增高等疾病。因为颈椎骨质增生可能压迫颈动脉，影响大脑血液的供应。而血黏度增高时血流减慢，血氧含量下降，大脑供血、供氧就会受到不良影响，加之血黏度的高峰值一般是在早晨出现，所以早晨头晕、头昏或头痛的人多数都有颈椎病或高粘质血症。

2. 早醒失眠 有些老年人在凌晨 2 至 5 点钟即从睡梦中醒来，醒之后感到疲乏无力，却再难以入睡，而且醒了之后心情郁闷不快，不轻松，这种过早从睡梦中醒来不能再入睡的状况在临床上称之为“早醒失眠”。主要见于各类抑郁症和精神心理障碍的病人，尤以抑郁患者多见。但也有一些人是神经衰弱症，其症状与上述基本一样，需要由医生做出诊断。

3. 清晨浮肿 一般健康人在早晨醒来时会出现轻微的浮肿，在 20 分钟内就会彻底消失。如果老年人在清晨醒来后，头面部有明显浮肿，特别是眼睑浮肿，提示患者有肾病或心脏病。贫血患者也可伴有浮肿，但程度相对轻一些。

4. 清晨僵硬 清晨醒来感觉全身关节、肌肉僵硬，活动受限制，在逐渐活动之后关节和肌肉才逐渐伸展开。一般老年人早晨醒来有轻度的晨僵现象是正常的，因为老年人神经、肌肉活动缓慢，加之睡眠时如果卧位不当，一些关节、肌肉受压，血液供应不良，故可出现暂时性晨僵现象。如果老年人清晨醒来后有明显的晨僵，而且全身的关节活动不灵，就可能有类风湿、风湿和骨质增生等疾病。一些过敏性病症，如多形性红斑、皮肌炎、红斑狼疮、硬皮病等，也会出现明显的晨僵现象。

5. 清晨心慌饥饿感 有些老年人清晨4～5点醒来后感到饥饿难忍、心慌不适，同时伴有疲乏无力，吃些食物后症状有所缓解，但仍有口干舌燥想喝水的念头，直到早晨过后才逐渐恢复正常，这种情况可能是患有糖尿病。在临床上将糖尿病患者凌晨发生的饥饿、心慌、口渴等症状称为糖尿病的“黎明现象”。

6. 黎明腹泻 有些老年人一到黎明时就有几次稀水腹泻现象，这可能是因为患有慢性肠炎或者肠结核，应当让医生做详细的检查，然后再做针对性的治疗。

四、口味异常识病

口味是人口腔内的自我感觉，正常情况下口腔内无异常感觉，若口腔出现异常口味，常是许多疾病的外在表现，应引起注意。

1. 口酸 多为肝胆之湿热犯脾胃所致，常伴有胸闷胁痛，多见于胃炎和消化性溃疡的患者，与胃酸分泌过多密切相关，倘若测定这些口酸病人的唾液，其中乳酸磷酸酶含量较正常人多。

2. 口甜 祖国医学认为“脾热口甘”。现代医学研究也证实，消化系统功能紊乱可以引起各种消化酶的分泌异常，尤其是唾液中的淀粉酶含量增加，刺激舌黏膜上的味蕾而感觉口甜。临床上糖尿病人由于血糖增高，所以觉得口中发甜。

3. 口苦 常为肝胆蓄热、胆气薰蒸所致，多见于急性炎症的患者，尤以肝胆病者为甚。中医认为，口苦多属于肝胆热病，医学家发现，癌症病人丧失了对甜味食物的味觉，但对食物的苦味感觉却与日俱增，这与患者舌部血液循环障碍和唾液内成分改变有关。

4. 口辣 辣味是咸味、热觉与痛觉的综合感觉。多为肺热壅盛或胃火上升所致，有时伴咳嗽、咯痰黄稠、舌苔薄黄。在高血压、神经官能症、更年期综合征、长期低热患者中常有口辣的感觉。自觉口辣的患者舌温可能偏高，舌黏膜对咸味与痛觉都特别敏感。

5. 口咸 口中感觉有咸味，多见慢性咽喉炎、口腔溃疡、慢性肾炎、肾功能损害的患者。中医认为“咸为肾味”。此症常见于肾阴不足者。研究表明，这些口咸者唾液里有时能见到钠、钾、钙、镁的含量增多，呈碱性。

6. 口淡 多见于脾胃虚寒或病后脾虚，见有食欲不振、四肢乏力、胸脘胀满、舌淡苔白。现代医学认为是消化系统和内分泌系统疾病，营养不良、维生素和微量元素锌的缺乏、蛋白质及热量摄入不足所造成的疾病。因为这些疾病使舌味蕾敏感度下降，多口淡无味，老年人因味蕾退化减少，也会产生口淡无味的感觉。

7. 口香 口中自觉有香味，多见于消渴病（即糖尿病）的重症病人，胰腺的胰岛素分泌功能受阻碍，药物又控制不佳，使血糖过高，造成机体酮体蓄积，导致酮症昏迷，致使唾液内糖量升高，似觉口中有清香的甜味。

五、看面色识病

正常人的面色红润而有光泽，是人体精充神旺、气血津液充足、脏腑功能正常的外在表现。若面部色泽异常，称之为病色，常有五种表现，即白、黄、赤、青、黑，为常见病面色。不同的病色，可反映不同性质的疾病。

1. 白色 表现为面色发白，多为气虚血少。若为淡白无华，多属失血；若为（黄）白，即色白无华，多属阳虚；若为苍白，色白带青灰，毫无光泽，多见于急性休克、虚脱的病人。

2. 黄色 有萎黄，症见面黄肌瘦，多为营养不良、气血虚损；有黄胖，面色黄而虚胖，多见于消化不良、营养吸收障碍；有黄白而晦暗如烟熏样面色，多为肝脾疾病；有黄疸、面目一身俱黄，色如鲜橘皮色，多为黄疸性肝炎；若黄而晦暗，为阻塞性黄疸。

3. 红色 面色赤红，多见于发热病人；满面通红，多见于感情冲动或高血压病人；午后面颧潮红，多见于肺结核病人；两颧经常紫红，多见于心脏病人；若久病重病病人本来面色苍白，却时泛面红如胭脂妆，游移不定，多为病危。

4. 青色 有淡青或青黑，多属寒症、痛症；面色与口唇青紫，多属于缺氧，多见于肺及心脏疾病；面色青黄相间，多见于肝病。

5. 黑色 面色黑暗，多为慢性肾功能衰竭或肾上腺疾病；面色黑而焦干，多见于肾虚伤津；两眼眶周围发暗黑，多为失眠，或寒湿带下病。

六、看面容识病

面容是一个人颜面的外现，是脏腑精气上荣的部位，观察面容的色泽变化，对临床疾病的诊断有一定的帮助。

1. 贫血面容 面容枯槁，皮肤及黏膜苍白无血色，是多种疾病所致贫血的面部表现。据报道，缺铁性贫血患者可出现蓝色巩膜，发生率高达97.6%，是缺铁性贫血的重要体征。

2. 甲亢面容 面容消瘦，眼裂增宽，眼球凸出，上眼睑挛缩，两眼看近物向内侧聚合不良，有目光惊恐、兴奋不安之表现。

3. 黏液性水肿面容 面色苍白或蜡黄，眼睑和颊部浮肿，表情淡漠、呆板，眉发稀疏，是患甲状腺机能减退症的体征。

4. 二尖瓣狭窄面容 颧部红润，口唇紫绀，是风湿性心脏病、二尖瓣狭窄患者的常见面容。

5. 肾病性浮肿面容 在肾病早期，仅表现为晨起后眼睑肿胀；随着肾功能的损害，可出现面色苍白、浮肿及皮肤紧张、干燥。

6. 面神经麻痹面容 中风引起的中枢性神经麻痹可出现该侧鼻唇沟变浅，口角向下垂，示动作时口角歪向健侧。中风是老年人的常见病，面容改变常常是较早期症状，因此应引起高度警惕。若是周围性面神经麻痹，还可出现该侧额纹消失、上眼睑下垂、不能皱眉等面部特征。

7. 满月面容 脸如满月，侧面不见鼻尖，颊部脂肪堆积，口裂变小，口角与颊部间出现深沟，皮肤发红，常伴有痤疮和粗黑的毛须等，是柯兴氏综合征的典型面容。还可见于长期大剂量应用肾上腺皮质激素的患者。

8. 痴呆面容 呆小病患者出生 9 周内即可表现出口唇厚、舌大且常外伸、口常张开多流涎、面色苍白或黄、鼻短且上翘、鼻梁塌陷、前额多皱纹的特殊面容。

9. 伤寒面容 表情淡漠，反应迟钝，少气懒言，称“无欲貌”。常见于肠伤寒、脑炎、脑脊髓膜炎等高热衰弱病人。

10. 苦笑面容 常见于破伤风患者。症状发作时，首先出现咀嚼肌紧张，然后发生疼痛性强直，出现张口困难、牙关紧闭、面部表情收缩、蹙眉、口角缩向外下方等，形成苦笑面容。

七、看眼睛识病

眼睛不仅是人类心灵的“窗户”，而且也是疾病的“窗户”，人体的许多疾病信号均可从眼睛透露出来。注意观察人的眼睛，可帮助洞察人的健康状况，对疾病的诊断有重要的参考价值。

1. 眼圈 ①眼圈红肿，是肾脏虚弱的表现，要注意检查小便。②眼圈发暗，是疲劳过度的表现，要注意休息。

2. 眼睑 ①眼睑白点，是胆固醇含量过高的表现，要注意检查胆固醇，并辅以药物治疗。②眼睑内翻，多见于沙眼，由于疤痕形成使睑缘向内翻转。③上睑下垂，双侧上睑下垂，多见于先天性上睑下垂、重症肌无力；单侧上睑下垂常见于蛛网膜下腔出血、白喉、脑脓肿、脑炎。④眼睑闭合障碍，双侧眼睑闭合障碍常见于甲状腺功能亢进症；单侧眼睑闭合障碍常见于面神经麻痹症。⑤眼睑水肿，常见于肾炎、慢性肝病、营养不良、贫血、血管神经性水肿等。

3. 结膜 ①结膜充血发红，常见于结膜炎、角膜炎。②结膜上布满颗粒与滤泡，常见于沙眼。③结膜苍白，常见于贫血。④结膜发黄，常见于急性或慢性肝病引起的黄疸。⑤结膜上若有多少不等散在的出血点，常见于亚急性感染性心内膜炎。⑥若有大片的结膜下出血，常见于高血压、动脉硬化。

4. 眼球 ①双侧眼球突出，常见于甲状腺机能亢进症。②单侧眼球突出，多见于局部炎症或眶内有占位性病变，偶见于颅内病变。③双侧眼球下陷，常见于严重脱水或者老年人因眶内脂肪萎缩所致双眼眼球后退。④单侧眼球下陷可见于 Honer 综合征和眶尖骨折等。

5. 巩膜 正常巩膜呈瓷白色，巩膜黄染多见于黄疸。

6. 角膜 ①角膜边缘及周围出现灰白色混浊环，多见于老年人的老年环，是类脂质沉着的结果，患者无自觉症状，不妨碍视力。②角膜边缘若出现黄色或棕褐色的色素环，环的外缘清晰，内缘较模糊，是铜代谢障碍的结果，见于肝豆状核变性。

7. 瞳孔 正常瞳孔为圆形，双侧等大。①瞳孔缩小见于虹膜炎症、中毒、药物反应等。②瞳孔扩大见于外伤、颈交感神经受到刺激、青光眼绝对期、视神经萎缩等。③瞳孔大小不等，常提示有颅内病变，如脑外伤、脑肿瘤、脑疝等；双侧瞳孔不等大，且变化不定，可能是中枢神经和虹膜的神经支配障碍。④如瞳孔不等大且伴有对光反射减弱或消失以及神志不清，往往是中脑功能损害的表现。

八、眼前出现异色识病

眼前出现异常的色彩，往往是某些眼病或全身性疾病的表现或服药后的反应。常见的有以下几种。

1. 虹视 夜间看灯光，眼前出现类似夏天雨过天晴后空中的彩虹。这种现象大部分是由于眼压增高，光线经过水肿的角膜时折光发生改变所致。如果眼前出现红在外、绿在内的彩色光环，则是青光眼的一种临床表现，也可由泪水或眼的分泌物（眼眵）造成。后者只要把眼泪或眼分泌物揩净，症状可立即消失。前者的症状则揩不掉，同时，还伴有眼痛、视力下降等症状。

2. 红视 视物犹如蒙上一层红色滤纸。出现这种情况一般多为眼内出血，如玻璃体内积血。玻璃体本身并无血管，这种情况多发生于视网膜血管破裂后或黄斑区出血。除眼外伤外，视网膜动脉硬化、视网膜静脉阻塞或高血压病、糖尿病、高度近视眼底改变等也可引起类似变化。另外，当眼睛受强光刺激、雪照或病人无晶状体、烟草中毒、瞳孔扩大时，也可发生此症。

3. 蓝视 这种症状常见于白内障手术后的最初几天里，患者看外界物体为碧蓝色，通常在1～2周内消失。由于晶状体能吸收短波光，当晶状体摘除后，短波光线直接射到视网膜上。患者对于这种术后的生理改变不必介意，无需治疗。此外，食入蘑菇、仙人球中毒或使用阿的平等药物，也可出现蓝视。

4. 绿视 此为癫痫发作的前期症状。一旦出现绿视，患者应卧床休息，防止发生意外。另外，使用小剂量洋地黄或视网膜脉络膜发炎时，也可出现绿视。

5. 黄视 常见于一氧化碳中毒、毒蛇咬伤、链霉素及洋地黄、巴比妥中毒及肝胆疾病导致的黄疸者。

6. 紫视 毒品中毒、早期视网膜脉络膜病变以及视网膜中央动脉阻塞恢复期的患者，会出现类似紫烟样的感觉。

7. 白视 使用抗癫痫药物后，视物犹如白雪覆盖或呈浅白色的色调。

异常感觉并非局限于以上所述的内容。人们一旦出现异色感觉，就应积极寻找原因，切勿掉以轻心。

九、看鼻型识病

鼻位于面部正中，起美容的作用，且具有呼吸等生理功能。许多疾病可以反映到鼻部，故通过鼻部的变化，可以及早诊断某些疾病。

1. 蛙鼻 顾名思义，蛙鼻就是鼻背显著增宽，失去正常形态，外观酷似青蛙的鼻子。严格地讲，蛙鼻不是一种病，而是一种表现。最常见的首推鼻息肉所致。由于鼻腔息肉呈慢性经过，息肉逐渐生长将鼻背“托”起所致。用鼻内镜微创技术可以获得有效治疗。

2. 塌鼻 指鼻背一处或全长塌陷，主要见于梅毒等传染性疾病和外伤、手术等，系因支撑鼻梁的结构（如鼻中隔软骨或骨）缺损所致。应区别情况处理，部分可做鼻整形术。

3. 歪鼻 指鼻梁偏离正中线，呈现“S”形、成角形等类型的歪斜。多由先天性发育异常或外伤导致。这种现象可做鼻整形术，有时还需同步做鼻腔手术（如鼻中隔手术）。

4. 慢性鼻窦炎 以脓性鼻涕为最典型。但有时不是通过鼻腔流出，而是“绕道”从后鼻孔（从口腔内）“咯出”。

5. 过敏性鼻炎 主要表现为不自主的鼻痒和喷嚏，常致清水样鼻涕从鼻腔流出。可采用药物和脱敏疫苗等综合方法进行干预。

6. 鼻翼扇动 表现为呼吸时两侧鼻翼呈现不自主的摆动。多见于呼吸系统疾病，最常见者有气管异物、小儿急性喉炎等。对气管异物应及时采用内镜手术进行异物探取术。

7. 淋巴瘤 多发生于鼻尖和鼻背，常首先表现为局部渐进性生长的“包块”，表面色红，血管显而易见，也可迅速生长为类似酒糟鼻的“庞然大物”，使人“过目不忘”，累及鼻腔者还有鼻阻塞。此类病变随着病情的发展出现低热、体重下降等恶液质，为免疫系统的恶性肿瘤。

8. 癌 如基底细胞癌，常发生于鼻翼，起初像绿豆大小，不痛不痒，以后逐渐长大。如早期确诊进行手术或放化疗治疗，效果较好。

十、看鼻涕识病

当有炎症、异物、过敏、外伤等因素时，人的鼻腔黏膜受到刺激，腺体分泌量骤然增多，出现鼻子流涕。临床实践证明，鼻子流涕是鼻病的常见症状，不同的鼻病，可以出现不同颜色、性状的鼻涕，如果留意观察，可以从五颜六色的鼻涕中，找到某些疾病的信号，初步判断是什么鼻病。

1. 清水样鼻涕 多见于伤风感冒初期和过敏性鼻炎发作的患者。但头颅外伤或鼻部手术后的患者，如突然流出水样液体，要谨防脑脊液鼻漏，需及时诊治处理。

2. 白色黏液鼻涕 常见于慢性鼻炎，生产及生活环境中某些物理和化学性物质的刺激，也可出现白色黏液鼻涕。

3. 黏脓鼻涕 常见于伤风感冒后，随着感冒的好转，黏脓性鼻涕内的脓性成分也逐渐减少。粘脓鼻涕也是副鼻窦炎的主要症状，特别是得了感冒，病程超过 10 天，仍流黏脓鼻涕，应考虑患鼻窦炎的可能。

4. 黄水鼻涕 多为上颌窦内的浆液囊肿破裂流出来的囊液，表现为一侧鼻腔间歇性地流出黄水。

5. 白渣样鼻涕 常由干酪性鼻炎引起，并有恶臭，如呈绿色而有特殊臭味，则是萎缩性鼻炎（臭鼻症）的特征。

6. 黑色鼻涕 多由于吸入的大量黑色粉尘（如煤尘、烟尘、金属尘等）混在鼻涕内所致。它虽不是由于疾病引起的，但长期吸入大量粉尘既可引起尘肺，又可刺激鼻黏膜引起鼻病，应及时采取防护措施。

7. 红色鼻涕 指鼻涕中带有血丝或小血块，鼻涕呈粉红色。常见于鼻外伤、手术、炎症、结石、异物，以及全身性疾病，如高血压、动脉硬化、血液病、急性传染病、化学性中毒、维生素C和维生素K缺乏等。另外，红色血性鼻涕还可能是鼻腔恶性肿瘤的早期症状，特别是中年以上患者，经常擤出或鼻孔流出血性鼻涕，要及时去医院详细检查鼻腔及鼻咽部，早查早治。

十一、看舌识病

舌是一个灵活的肌性器官，为口腔中的主要器官之一，含有丰富的血管、神经和腺体，舌的形体苔质等各方面的变化，均与机体健康密切相关。观舌识病就是通过观察舌的动态变化，了解身体健康状况。正常的舌质颜色淡红鲜活，舌形胖瘦适中，舌体柔软，运动灵活自如，舌苔薄白而均匀，干湿适中。病态舌则表现舌的形体、苔质或自我感觉异常，是机体某些病理反应的外在征候。

1. 淡白舌 颜色较正常人的舌色略淡，常提示体内气血不足，可见于久病、年老体弱、消化吸收不良及贫血之人。

2. 红、绛舌 颜色较正常人的舌色略深，红为绛之渐，绛为红之甚。红舌提示体内有热或阴虚，可见于发热、形体偏瘦、糖尿病或饮酒之人。绛舌则提示病情危重，或见于高热并有出血倾向者。

3. 紫斑舌 表现为舌体上有散在的紫斑或紫点，又称为瘀斑、瘀点，提示体内有血瘀现象，可见于高脂血症、冠心病及女性月经不调者。

4. 胖大舌 表现为舌体胖大，舌边尖有齿痕，提示脾虚或湿盛，可见于胃肠功能紊乱之人。

5. 扁瘦舌 表现为舌体瘦小干瘪，提示体内津液亏虚，可见于年老体弱之人。

6. 僵硬舌 表现为舌体僵硬转动不灵活，语言不清，多提示有中风征兆。

7. 麻木舌 表现为舌体或舌边尖麻木，多提示中风先兆，亦可见于糖尿病、冠心病之人。

8. 镜面舌 表现为舌苔剥脱光滑如镜面，多提示阴虚，可见于高热、肝硬化、维生素缺乏、糖尿病患者。

9. 剥脱舌 表现为舌苔部分剥脱，脱落处可见舌底光滑无苔，又称“地图舌”，提示脾胃有湿，可见于胃病、肝病、肥胖及嗜酒者。

10. 点刺舌 表现为舌面起刺如棘，形如芒刺，常与红舌相伴而现，多提示体内热毒炽盛，可见于高热病人。

11. 白厚苔 表现为苔垢较厚，遮盖舌体，提示湿邪偏盛，可见于脾胃湿盛或暑湿等病。

12. 黄腻苔 表现为舌苔黄而深厚，状如油腻，提示脾胃湿热，可见于肝胆病。

13. 灰黑苔 苔色浅黑为灰苔，苔色深灰为黑苔，黑而发干燥裂起刺为热甚，黑而黏腻为寒湿，均为胃病的反应。

十二、看口唇识病

正常人的口唇应该是红润润的，干湿适度，且润滑有光。若形态色泽异常，常表示体内有病。因此，观察口唇变化，可尽早发现身体隐患，以便早防、早治、早调理。体内疾患在口唇上的表现有以下几种。

1. 唇干裂 患者嘴唇发干，常用舌尖去舔，甚至发生唇裂，多见于高烧、气候干燥、缺水和爱蒙头睡觉的人。唇炎也是引起唇干的一个重要因素。唇炎的主要表现是口唇干燥、脱屑、皲裂、进食酸辣等刺激性食物时会感到疼痛，说话或大笑时口唇会皲裂出血，严重者口唇发生肿胀、水疱、糜烂、结痂等，由于剧烈的灼痛，会影响进食和说话。唇炎最常见的病因是使用口唇化妆品后过敏。另外，口唇干燥还可见于经常大量饮酒者和慢性胃病患者，缺乏维生素 B_6 和很少吃新鲜蔬菜、水果、杂粮的人也多有发生，更是阴虚火旺的症状。

2. 唇糜烂 口唇糜烂多是脾胃有热，常见于慢性肠胃病。初生儿口唇溃烂要警惕是否得了遗传性梅毒。如果口角嘴唇处发生糜烂，并有红斑、水肿、渗液、皲裂、脱屑等，口角处可见向外辐射状的皱纹，多为双口角同时发生，也有个别发生于单侧的，这是得了口角炎，俗称烂嘴角，是口角部位皮肤和黏膜的炎症。

3. 唇色发白 若双唇淡白，多属脾胃虚弱、气血不足，常见于贫血和失血症；若上唇苍白泛青，多为大肠虚寒之泄泻、胀气、腹绞痛、畏寒等；若下唇变苍白，为胃虚寒，多见上吐下泻、胃部发冷、胃阵痛等现象。

4. 唇色淡红 多属血虚或气血两虚。体质虚弱而无疾患之人可见此唇。

5. 唇色深红 唇色火红如赤，常见于发热。肺心病伴心力衰竭者，当缺氧时唇色呈绛紫红色，这是机体缺氧或药物中毒的征象，常伴有面色暗红或淡青、胸闷不舒或时有心慌气短等症状；唇色如樱桃红者，常见于煤气中毒。

6. 唇色泛青 为气滞血瘀，易罹患急性病，特别是血管性病变，如血管栓塞、中风等急症。

7. 唇内黄色 属肝炎迹象，肝胆功能不佳。

8. 唇色发黑 唇色暗黑而浊者为消化系统功能失调，可见便秘、腹泻、头痛、失眠、食欲不振等；口唇边缘有色素沉着，常见于慢性肾上腺皮质功能减退；环口黑色是肾绝；口唇干焦紫黑更是恶候。

十三、看皮肤识病

皮肤为一身之表，内舍于肺，卫气循行其间，有保护机体的作用，脏腑气血亦通过经络而外荣于皮肤，凡感受外邪，或内脏有病，皆可引起皮肤发生异常改变而反映于外。因此，通过观察皮肤色泽形态，可以识别某些疾病。常见的色泽变化有以下几种。

1. 肤色白 肤色发白，多为贫血的表现，要仔细寻找失血的原因。

2. 肤色红 皮肤红润为正常肤色。如果全身发红，伴有热灼感，多为发热病；若局部发红，为局部感染。

3. 肤色赤 局部发赤，若发生在下肢，皮肤红赤如涂丹，热如火灼，多为丹毒；若发于头面，名为抱头火丹。

4. 肤色黄 面目、皮肤、爪甲俱黄者，多为黄疸病。

5. 肤色黑 皮肤黄黑晦暗，面额色黑赤，多由劳损伤肾所致；周身皮肤发黑，可见于肾阳虚衰的病人。

6. 皮肤白斑 白斑大小不等，界限清楚，为白癜风；汗斑也可引起皮肤发白。

7. 皮肤的润燥 皮肤红润为正常皮肤；皮肤粗糙松软为津伤液枯；如皮肤干枯粗糙如鱼鳞状，多为遗传性疾病，即鱼鳞病。

8. 皮肤表面紫斑　斑为深红或青紫，多点成片，平铺于皮肤之下，若伴高热，则为热毒损伤；若出血点紫红隐现前胸后背及四肢下端，不伴发热，形如常人，多为过敏性紫斑，或血小板减少性紫斑；若有血液病，也可出现紫斑。

9. 皮肤表面疹点　如疹点色红，状如粟米粒，或如花瓣，高出皮肤，抚之碍手，压之褪色，有麻疹、风疹之分。若疹色桃红，形似米粒，并伴见发冷发热、两眼流泪、咳嗽等症状多为麻疹；若疹色淡红细小，皮肤瘙痒，多为风疹；若皮肤突然起淡红色或淡白色丘疹，形状大小不一，或呈片块状，皮肤瘙痒，出没迅速，为瘾疹，也叫荨麻疹，与药物或食物及花粉、皮毛过敏有关。

10. 皮肤水疱　即皮肤上出现成片或散在性的小水疱，可见于白痱、水痘、湿疹等。白痱多见于热病后期，在前胸皮肤上出现白色小疱疹，呈水晶状，如高粱粒大小，高出皮肤，擦破流水，无红痒的感觉，是由于热病后汗出不彻底引发；水痘多见于小儿，皮肤出现粉红色小水疱，顶满无脐，水晶明亮，皮薄易破，大小不等；湿疹为皮肤出现红斑，迅速形成丘疹状水疱，破后渗液，出现红色湿润之糜烂。

十四、看手掌识病

正常人的手掌呈淡红色或粉红色，明润光泽，气色调匀。一旦手掌颜色变深或浅，甚至出现其他颜色，则健康状况必定存在异常。

1. 手掌呈淡白色　常见于贫血、潜在出血等症。

2. 手掌呈蓝色　常见于肠道功能障碍。

3. 手掌呈白色　提示肺脏有疾患或体内有炎症。

4. 手掌呈绿色　提示有贫血或脾胃疾病。

5. 手掌呈黄色　常见于慢性病症。

6. 手掌呈金黄色 常见肝脏疾病。

7. 手掌皮肤变厚、发硬、发亮、光滑、干燥、呈淡黄色 称“掌距角化”病，常为染色体显性遗传，多在婴儿期发病，常有家族史。

8. 手掌呈土黄色 没有光泽，提示可能患癌症。

9. 手掌出现红色网状毛细血管 常见于维生素C缺乏。

10. 整个掌面有暗红或紫色的斑点 常见于肝脏病。

11. 手掌过红者 提示有患中风的倾向高血压患者如果整个手掌呈红茶色，提示可能是脑溢血的前兆。

12. 手掌表面，特别是大小鱼际部位和指端面的皮肤充血性发红 常见于肝硬化和肝癌。

13. 手掌呈红色后又逐渐变得暗紫色 常见于心脏病，并预示病情在逐渐加重。

14. 手掌皮肤像缎子样柔软红润者 提示容易患风湿热或痛风。

15. 手掌的皮下组织瘀血发绀 呈青紫色，常见于严重的感染性休克等疾病。

16. 手掌面上嵌着一些烟灰样的薄薄的斑点 常是吸烟量大的人得心脏病的信号。

17. 手掌呈黑色 常见于肾脏病。

18. 手掌中间呈黑褐色 常见于胃肠病。

十五、看指甲识病

指甲就像一扇小小的窗户，透过它可以看到人体内许多隐藏的疾病。正常人的指甲平滑、光洁、半透明，呈均匀的淡红色，压之褪色变白，松开则能迅速返红。女性的甲端有呈圆弧微尖，加之甲的根部有一半月状灰白色的甲弧，给指甲面增添了美色。指甲的外形、光泽、颜色的变化，可以反映出机体的健康状况。

当一个人的营养状况好，指甲就能正常生长，否则就会出现一些异常的现象，医生们往往能通过指甲的异常表现，诊断出机体的某些疾病。

1. 白甲 指甲淡白无华，甲薄多沟纹，压后松开仍不见明显返红，多属于气血两虚，常见于久病体虚、产后血虚、贫血及营养不良的病人。在指甲的表层呈现单个或多个点状或线状变白的现象，可能是指甲角化不全。指甲全部变白，可能患有肝硬化、肝炎等病。还有一种白甲被称为“泰利氏指甲”，表现为指甲下面的皮肤大部分变成了白色，只剩下近指甲尖处的一小部分仍然呈现正常的粉红色，这可能是肝脏硬化的表现。指甲呈苍白色，多见于低色素性贫血症，是因为血中血红蛋白减少所致。指甲呈毛玻璃样白色，甚至指甲根部的淡色半月形甲弧也分不清，或在指甲远端部横贯一粉色线条，常发生于肝硬化患者。毛玻璃样白色指甲的远端部分呈红褐色，可见于慢性肾功能不全而出现高氮质血症的患者。指甲上出现横贯白色线条，往往发生于砷、铅等金属中毒的病人；亦可见于何杰金氏病、糙皮病等。指甲中部出现两条横贯白线条，多见于慢性肾病的低蛋白血症患者。

2. 黄甲 长期吸烟的人，指甲被熏黄，这不算病态指甲，真正与疾病有关的黄甲起因于甲癣、黄疸、甲状腺功能减退及某些全身性疾病，表现为指甲发黄肥厚，生长缓慢。还有一种被称为“黄甲征候簇”的黄甲，特征是指甲生长速度减慢，而且变得厚和硬；呈黄色或黄绿色，常见于慢性呼吸系统疾病、甲状腺病或淋巴系统疾病等。

3. 紫甲 指甲呈青紫色，属气血瘀滞，瘀血内阻症。这多是因局部微循环障碍、先天性心脏病、冠心病心绞痛、慢性肺部疾病等引起动脉血缺氧以及还原性血红蛋白增高所致，当缺氧状态改善时，指甲颜色也能恢复正常。

4. 蓝新月 指甲根部的新月形白痕若有一层蓝晕，表示可能有下列病症中的某一种：血液循环受阻、心脏病、雷诺氏征等；冬天伴有手指和脚趾的血管痉挛，通常是由于曾受冷冻所致；有时也与类风湿性关节炎或自身免疫性疾病红斑狼疮有关。

5. 裂片性出血 指甲上如果出现一些纵向红纹，是表示微血管出血，如果多条这种血线出现，可能预示患了某些慢性病、牛皮癣或一种名叫亚急性细菌性心内膜炎的致命感染。

6. 褐斑或黑斑 这种色斑，特别是那种指甲扩展到周围的手指组织的，可能是表示患了黑色素瘤。它们也许是单一的一大块，也可能是一堆小斑点，最常见的出现地方是拇指和大脚趾。

7. 林赛氏指甲 指甲近甲尖的一半呈粉红色或褐色，甲起始端的一半呈白色，这种指甲又名两截甲，可能是慢性肾衰竭的一个迹象。

8. 波浪状 若指甲呈现波浪状且无光泽，揭示可能缺乏蛋白质、维生素A及维生素B，或者揭示矿物质不足。对此，可改善日常的膳食并每天补充多种维生素，外加维生素B_6及锌元素等即可。

9. 匙状甲 指甲的弧度与正常指甲的弧度正好相反，中间凹陷边缘隆起，像只小匙，指甲表面不光洁，脆薄易裂，此种病甲提示身体内钙质、蛋白质及硫、铁元素缺乏，这些营养物质可以从蛋类、大蒜中取得，经常食用为好。

10. 成行的凹点 指甲的表面变成如打铜师傅捶成的铜器表面，有时是因为患了簇状秃发症所致。这是一种医学界还不甚了解的自身免疫性疾病，会造成头发部分或全部脱落。

11. 条沟甲 五个指甲出现纵条细长沟，为心脏功能不良，循环障碍所致。

12. 指甲剥裂 一般是肝脏有问题或者患有慢性疾患，再加上饮食中蛋白质及钙、硫、锌等元素或维生素A、维生素B、维生素C不足所致。可以每天口服两汤匙酵母，最好将此类营养物加入流体或牛奶中内服，这将有助于改善指甲的强度。

13. 甲廓变化 甲廓是指指甲周围一圈。轻度甲廓部红肿，常在甲廓的侧面发生，多见于皮肌炎、红斑狼疮和硬皮病。甲廓局限性发红肿胀并伴有指甲凹凸，甲廓缘退缩，可见于部分糖尿病患者。甲廓纤长而薄，在指甲上形成纵状沟，半月部缺如，可见于肺结核患者。

14. 无甲、软甲与脆甲 无甲是指一个或数个指甲甚至全部缺损，常见于先天性外胚叶发育不全者（先天性疾病）。软甲是指甲板薄而软，透明度增加，常由职业性工作所造成；慢性关节炎、麻风、黏液性水肿患者也可出现软甲。脆甲是指甲板脆而易裂，多半是职业性工作所造成，也可见于末梢神经循环障碍、甲状腺功能低下者。

此外，观察甲床毛细血管异常变化，也有利于疾病的诊断。如对指甲边缘以轻度压力，若发现指甲下部组织有搏动性的红白颜色的变化，往往是患了主动脉关闭不全、先天性动脉导管未闭及甲状腺功能亢进等疾病。

十六、看肚脐测病

日本医学界一位从事临床多年的专家发现，从肚脐的形状可诊出人体的健康程度。

1. 圆形 肚脐周围圆圆的，下半部丰厚而朝上，这是男人中最好的一种。

2. 满月形 结实丰满，下腹有弹性，这是女人中最好的一种。

3. 向上形 肚脐向上，延长几乎成三角形，这说明胃、胆囊和胰腺机能欠佳。

4. 向下型 形状与向上相反，这表明患有胃下垂、便秘等症，还需留心慢性胃肠病和妇科疾病。

5. 偏右形 易患肝炎、十二指肠溃疡等病。

6. 偏左形 胃肠功能欠佳，宜注意便秘、胃肠炎等症。

7. 浅小形 表明身体虚弱，激素分泌不正常，常感全身无力。

十七、看步态识病

健康人步态端正挺直，肢体动作灵活自如。如果一个人的步态发生了改变，往往意味着维持身体平衡的系统受到损害，身体健康出现了问题，应及时到医院诊治。生活中常见的异常步态有以下几种。

1. 小脑步态 主要表现为步行不稳，左右摇摆，步调不规则，在突然停顿或快速转身时尤为明显。这种步态常见于多发性脑动脉硬化、小脑肿瘤或变性等疾病。

2. 偏瘫步态 轻症偏瘫患者步行时，髋、膝关节伸直，足运动时呈半圆形划弧状，偏瘫侧前臂弯曲不能摆动自如。此种步态常见于脑血管意外、脑外伤恢复期及其他原因的一侧性皮质脊髓束损害。

3. 截瘫步态 步行时每步需交叉到对侧而形成剪刀状态。引起此种步态的病因多在脊髓，也可在大脑。

4. 障碍性步态 患者常由于不自主运动与不正常姿势而严重影响其步态，这种情况可见于先天性或产后缺氧性脑病、脑核性黄疸、产伤、肝豆状核变性、风湿性舞蹈病、慢性进行性舞蹈病等。

5. 跨越步态 患者步行时足下垂，主要靠髋关节屈曲使足离地面较高，因而形成跨越步态。周围神经疾病、腓肠肌萎缩、脊髓进行性萎缩、脊髓灰质炎后遗症、远端型肌营养不良症等，均可出现此种步态。

6. 鸭步 家族性进行性肌营养不良、先天性髋关节不固定等患者，由于步行时躯干倾斜于负荷体重的一侧，另一侧骨盆下垂，而出现明显的摇摆。

7. 蹒跚或醉酒步态 此种步态可见于酒精或巴比妥类药物中毒的病人。他们迈步时先向前然后向左右摇摆，与小脑步态不同点是不需要视足部与小腿走路，并能很快地纠正方向。

8. 老年步态 老年人呈轻度躯干弯曲姿势，步子短小，缓慢而不踏实，丧失正常的步速与平衡。

9. 间歇性跛行步态 患者步行一段时间后因肢体缺血而引起疼痛、跛行，休息后好转。此种步态可见于下肢血管闭塞性疾病、大动脉病变以及椎管狭窄症。

十八、看尿色识病

正常人的尿色呈淡黄色，天冷时多清澈，天热时多黄色，这与出汗和饮水多少有关，但也可以随着饮食而变化。如摄入偏酸性饮食时，尿色则深；饮食偏碱，其尿色则多淡。有时口服几片核黄素，尿色也会呈现深黄色。像这些尿色变化是极为短暂的，可以很快自行恢复。又如在冷天里，儿童容易发生米汤样小便，把尿搁置一会儿则沉淀，加热后则清澈，此系生理性盐类尿，只要多饮些水，尿色即可转为正常。但也有些尿色异常是病变的信号，大致可分下列几种。

1. 红色尿 有血尿、血红蛋白尿和紫质尿之分。血尿不外乎泌尿系统受到直接或间接（发炎、溃疡、异物、药物）刺激，或者是因肿瘤、充血性心力衰竭引起肾脏充血，因血管破裂，血球外渗，造成血尿。原发性血尿是极为罕见的，大多因肾脏微血管内皮细胞间的联合质存在缺陷，导致微血管渗透性增高，从而发生血尿。血红蛋白尿常发生在疟疾、溶血性输血反应等，也有人吃鲜蚕豆时出现血红蛋白尿，这是因为有些人体内缺乏6—磷酸葡萄糖脱氢酶，所以出现蚕豆病，这些都是血红蛋白尿。引起原因主要是由于血管内红细胞大量破坏之后，造成血浆内的血红蛋白含量超过了一定量。紫质尿多见于铅中毒的病人，是由于血红蛋白合成遭到障碍，而产生大量紫质。紫质尿的颜色像葡萄酒一样，容易识别。

2. 黄褐色尿 应区分是胆红素尿还是尿胆元尿。胆红素尿常因肝内或肝外的胆道被炎症、肿瘤、结石堵塞，引起胆红素钠进入体循环。当胆红素钠超过一定量时，则发生胆红素尿。尿胆元尿常因肝脏损伤，引起肠内吸收尿胆元增加，进入小便则发生尿胆元尿。或者是溶血性贫血病人，因大量红细胞被破坏后，使大量尿胆元经肠壁吸收进入门静脉循环，由于肝脏不能把过多的尿胆元变成胆红素，也可发生尿胆元尿。

3. 蓝色尿 首先考虑有何服药史，如服用利尿剂氨苯喋啶、大量水杨酸及注射亚甲兰针剂都可以出现蓝色尿，但药性过后可自行恢复。当然，胆红素尿被搁置时间过长，发生氧化作用，也可使尿液变为蓝色。

4. 白色尿 最为多见的是丝虫病所引起的乳糜尿。因乳糜池近端的糜性淋巴管曲张、破裂，使乳糜流进尿路，则发生乳糜尿。罕见的是尿路发生严重感染，当大量脓液排出时，小便就呈乳白色。

5. 黑色尿 又称暗褐色尿，见于服来苏儿自杀的人，因为来苏儿中含有酚，酚在人体内部分氧化为对苯二酚和儿茶素，从小便排出，尿静置片刻则成为黑色尿。还有如黑色素瘤病人，因为体内黑色素增多，使血中黑色素被肝脏还原为黑素元，在尿中排出的黑色素元，经氧化后则成为黑素，所以，黑色素瘤病人的小便，稍微静置片刻，也都是黑色尿。

十九、看粪识病

正常人的大便呈淡黄或黄褐色，软而成形，易于排出，一般每日一次，量随食量的多少及食物的粗细程度有所不等。日常可根据大便的形态、颜色、次数来判断一些疾病。

1. 形态 大便形态变细扁形，排便不畅，多见于结肠、直肠及肛门的疾病。

2. 次数 一般每日1～2次为正常，如次数增多而且腹痛，则为病态，应根据便色及其它症状来判断疾病。

3. 色白 一般大便应软黄或黄褐色，若大便呈白色或淡白色，除外服用白色药物外，多是因缺乏胆汁所造成的，多见于堵塞性黄疸或急性黄疸性肝炎。

4. 色紫黑或红 大便色暗红或鲜红或紫黑如沥青样便，多见于消化系统出血，但应除外吃动物血类食物。一般上消化道出血多为紫黑或黑褐色；下消化道出血多见于结肠、直肠及肛门病变，呈红或鲜红色血便。

5. 色红白相兼 大便红白相兼，为脓血样便，多见于细菌性痢疾。

6. 色紫红呈酱色 大便稀色紫暗红，多见于阿米巴痢疾。

7. 色青淡黏稠 大便色淡青黏稠如冷冻状，多见于脱落的肠黏膜，由用药不当或饮食不当引起。

二十、看内裤污染物识病

内裤是贴身的短裤，直接接触二阴，可对泌尿、生殖及肛门疾病提供早期发现疾病的信号，因此，每天观察内裤有无分泌物及分泌物的颜色、气味等对捕捉疾病的早期信号很重要。

1. 泌尿系统和生殖系统患病，起初都会分泌些淡黄色的液体，就是通常所说的发炎。这种分泌物或多或少的粘附在内裤上，但往往不易被人们注意，使疾病失去了早期诊断、早期治疗的机会，如尿道炎、血尿、阴道炎、痔疮、肠癌初期等，初期阶段只有少量的分泌物。

2. 尿道有红色分泌物，多是泌尿生殖系统的出血性疾病，若有脓性分泌物，多为尿道感染或性病；肛门处有红色的血迹，就要考虑是不是有肛裂、痔疮；如肛门反复出现暗红色的血迹，多为直肠或大肠有恶性病变的先兆。

3. 女性当白带的数量、颜色、气味发生变化时，就预示着发生了疾病，如白带中混有血液，一般为重度子宫颈糜烂、子宫内膜病变；白带呈洗肉水样并有恶臭味，往往是子宫颈癌病变，少数人亦可由输卵管癌引起；白带量多，呈鸡蛋清样或白色水样，常提示子宫颈糜烂或卵巢功能的失调；患有结核、贫血、糖尿病或体虚的女病人，也常会出现白带增多的现象，但没有气味；白带呈白色糊状，或凝乳状，或豆腐渣样，常提示为霉菌感染；白带呈黄色或淡黄色稀薄脓性，多为化脓性细菌感染；白带黄粘带泡沫或黄稀水样、阴痒明显者为滴虫性阴道炎。女性尿道比较短，尿道的分泌物与阴道分泌物比较难分，若出现粘浊物有臭味，多为性病的表现。

4. 女性来月经时，如月经颜色紫暗黏稠夹有血块或豆沙状者，中医认为宫虚有寒；经色浅淡、状如米泔者为真阴极虚。其他如经期不准，或断断续续、淋漓不断，伴有失眠、抑郁焦虑等月经紊乱现象，要考虑更年期的到来。个别患者，上述症状反反复复，经医治效果不好，特别是经血过多、迁延不断者，要考虑子宫良性肿瘤的可能。

为能明显的观察上述情况，内裤应选用棉质的，因棉布具有柔软、舒适、散热性好的特点，避免穿涤纶紧三角短裤，短裤的颜色应以浅色或白色最为理想，因为它能反映出分泌物的颜色变化。

二十一、气短识病

气短主要表现为呼吸气急短促而频数，有生理性气短和病理性气短之别，生理性气短通过自身调节可在短时间内恢复正常，而病理性气短则应引起注意。

1. 精神紧张会气短　因为大惊失色、过度换气，常有头晕、眼花、无力、手脚发麻等症状，是二氧化碳过多被呼出的结果。

2. 肥胖者会气短　这是一种负荷性气短。两肺因不堪体重超重的负荷，而无法从容的进行气体交换。减肥是从根本上改善气短的上策。

3. 左心衰竭时会气短　多在各类心脏病或过快输液时发生气短。特别是不能平卧，坐起来时气短便稍稍减轻。

4. 肺气肿的气短　常因各种阻塞性肺部疾病，如慢性支气管炎、肺结核等疾病，使肺泡扩大、弹性减退、肺功能受损而引起通气障碍。特点是缓慢起病，稍稍活动就气短。

5. 冠心病也会气短　常是不典型心绞痛的一种表现形式。特点是气短来去匆匆，每次发作短则数分钟，最长 15 分钟，含服抗心绞痛药如速效救心丸后，气短常嘎然而止。

6. 自发性气胸的气短　特点是多在大声、剧烈、连续的咳嗽时，猝然发作。

7. 肺栓塞性气短　由心房纤颤、下肢血栓性静脉炎或心脏手术后脱落的血栓顺着血管栓塞肺部小血管等原因引起。特点是突然发作，伴有胸痛、咳嗽，气短比较突然而且明显。

8. 肺部肿瘤引起的气短　长期吸烟者一旦出现不能缓解、进行性加重的气短，除了肺气肿，还应考虑肺癌引发的气短，有条件时做 CT 检查。

二十二、头痛识病

头痛的种类很多，有的随发随止，有的却能伤害性命。在此总结九种常见头痛的发病规律和识别方法，以正确对待，及时就医。

1. 在冬春季，如出现突发性剧烈头痛，伴有高烧、寒战、频频喷射样呕吐、脖子发硬、精神恍惚或昏迷不醒、身上呈现出血点（或斑），应考虑流脑的可能。

2. 中老年人有高血压病或动脉硬化的患者，突然出现头痛伴头晕、嘴歪眼斜、说话不清楚、上肢手臂和下肢活动不灵活或酸软乏力，应考虑到脑出血的可能。

3. 青壮年骤然发生剧烈头痛，伴喷射性呕吐、轻度意识障碍时，应考虑有蛛网膜下腔出血的可能。此病十分凶险，死亡率较高。

4. 在头外伤后出现头痛，伴一过性的意识丧失，清醒后不久再度发生剧烈头痛，伴呕吐、烦躁不安，继而出现神志渐渐不清，预示着颅内有严重损害，应立即就医。

5. 伴有一侧眼疼的头痛，同时可有恶心、呕吐，痛侧的眼球发红、瞳孔散大、视力下降，有可能是得了青光眼，不及时救治可能会有严重后果。

6. 头痛伴有流大量脓鼻涕，一天当中有可能会出现早晨重或下午重的变化，有时可能还伴有低烧、乏力的全身表现，要当心是不是得了鼻窦炎。

7. 凡出现原因不明的进行性加剧头痛，伴呕吐、视力模糊、复视，应考虑到颅内占位性病变（脑肿瘤）的可能。脑肿瘤中有20%～40%的初发症状就是头痛，90%的脑肿瘤在病程中有过头痛。但脑瘤引起的头痛在全部头痛患者中只占少数。脑瘤头痛早期常呈现发作性，且以晨起为重，到后期多为持续性，为钝痛，常伴有呕吐。而且是喷射性的呕吐、头痛加剧时，可使患者坐卧不安。在咳嗽、打喷嚏、排便时头痛加剧，而且很少有缓解的时候。

8. 紧张性头痛是功能性头痛中最常见的一种，可以由精神紧张、着急、生气引起，主要症状为持续性头部闷痛、压迫感、沉重感，有的病人自诉为头部有紧箍感，或是像戴了一顶重重的帽子。大部分病人为两侧头痛，多为两颞侧、后枕部及头顶部或全头部。头痛性质为钝痛、胀痛，压迫感、麻木感和束带样紧箍感。头痛的强度为轻度至中度，很少因头痛而卧床不起或影响日常生活。有的病人可有长年累月的持续性头痛，症状甚至可追溯到20年前。此病患者常因激动、生气、失眠、焦虑或忧郁等因素使头痛加剧。这样的头痛虽然没有生命危险，但患者痛苦极大。

9. 血管性头痛以偏头痛常见，病因尚未明了，一般认为是血管舒缩功能障碍所致。偏头痛以女性多见，常于青春期起病，呈周期性发作，至中年后逐渐减少。

二十三、注意夜间易发生的疾病

由于人体自身存在昼夜之间神经、内分泌及新陈代谢等生理功能的差别，有许多疾病容易在夜间发生，尤其是中老年人，更应引起重视。

1. 脑梗塞 夜间睡眠时一般因支配心跳变慢的迷走神经兴奋，故心率较慢，血流迟缓，加之中老年人血液黏稠和动脉粥样硬化，血小板极易积聚，从而导致血栓形成而发病。

2. 痛风发作 痛风化整为零常在夜间发单个关节痛和红肿，这是因夜间尿少，尿酸不能随尿液排出，血内尿酸浓度增高，刺激末梢神经所致。

3. 心绞痛发作 冠心病患者心绞痛易在夜间发作，这可能与睡眠中做恶梦、精神紧张引起交感神经兴奋，心率加速，以及睡眠时平躺后静脉血回流增多致心脏负荷加重有关。

4. 心源性哮喘 有高血压病、冠心病和各种器质性心脏病的患者，因夜间睡眠时血流缓慢、肺淤血、缺氧，易诱发严重呼吸困难，即心源性哮喘。

5. 胆绞痛发作 患胆结石者，因夜间睡眠姿势（俯卧、仰卧、侧卧或翻身）的改变，易使结石滑动堵塞胆囊颈管引起痉挛而突发胆绞痛。

6. 面神经麻痹 中老年人多在夜间发生本病，原因是此年龄段的人机体免疫功能差，睡着后颜面部如长时间受风着凉，很容易发生病毒性面神经炎。常常是翌日清晨一觉醒来，发现自己口眼歪斜，流口水，不能皱额，鼓腮漏气等。

二十四、注意中风病的信号

中风，医学上称脑血管意外，分为出血性与缺血性两类，是中老年人的常见病，危害极大，重者要命，轻者致瘫，如能早期发现其信号，及时就医，积极治疗，大多可防止中风的发生。不少中风病人发病前可出现看似“无关大局”的“小症状”，但这些却常是中风将要发生的信号。

1. 鼻衄 即鼻出血，专家们在观察中发现，高血压病人反复鼻出血后1～6个月，约有50%的人发生脑出血。因鼻腔内血管硬化，血管壁纤维增生，致使血管弹性降低，脆性增加。当血压升高时，已硬化变脆的血管不能承受其压力，可发生破裂出血。鼻血管的这种变化，常可反映脑血管也有类似变化，一旦遇到不良因素刺激，即可发生脑出血。

2. 嗜睡 病人表现出困倦嗜睡，一反常态，不仅夜间沉睡，而且大白天也睡意绵绵。中老年人出现无明显原因的困倦嗜睡现象，很可能是缺血性中风的先兆。专家们在观察中发现，约有75%左右的人在半年内便发生了中风。

3. 呛咳 临床工作中发现，病人在喝水或进食中出现呛咳，也是中风信号之一。这是因为大脑缺血使吞咽神经核受到损伤，致咽部感觉丧失，反射失调，导致食物或水误入气管所致。

4. 黑朦 病人可出现一只眼睛突然发黑，看不见东西，仅

几秒钟或数十秒钟后自然恢复正常，医学上称为单眼一过性黑矇。这是由于脑缺血引起了视网膜缺血所致

5. 眩晕 病人突然出现头晕目眩，天旋地转，看到房子、家具在旋转，甚至感觉自己也在旋转，但为时较短。这是由于脑动脉硬化引起脑干、小脑缺血所致。

6. 舌痛 表现为舌根部疼痛，局部无红肿，常易被忽视，实则为中风信号之一。因血黏稠度增高以后，血流速度减慢，使舌黏膜供血障碍，静脉瘀血，产生丙酸和多肽类代谢产物，刺激舌神经而引起。

7. 哈欠 这是人们生活中较常见的现象。中老年人，尤其是心脑血管疾病患者，如无缘无故哈欠频频，这主要因为脑动脉硬化，血管内径变窄，引起脑组织慢性缺氧所致。专家们在临床中发现，脑中风病人有80%的人在发病前1～2周出现哈欠频频的现象。

在此警告中老年人朋友，如在生活中无明显诱因出现上述现象之一时，切莫掉以轻心，应及时就医，以防止中风的发生。

二十五、下肢发冷识病

天冷时，人体在停止活动的时候，下肢特别是脚部便会感到寒冷。但有的人即使在气温并不太低、鞋和衣服保暖作用也很好的情况下，仍感下肢寒冷、麻木，甚至夏季也不例外。这种异常的下肢发冷，往往是某种疾病的报警信号。

1. 血栓性闭塞性脉管炎 此病是周围血管的慢性闭塞性病变，主要累及四肢的中小动脉，以下肢最为常见，多发生于男性青壮年。发病初期，患者大多表现为受凉后足部发冷、麻木、疼痛，走路时小腿酸胀、乏力。

2. 闭塞性动脉硬化 早期症状为患肢发冷、麻木，以及间歇性跛行；随后可见患肢皮肤苍白、触觉减退、温度减低、肌肉

萎缩、趾甲增厚变形等；病变晚期可出现坏疽，且较为广泛。

3. 多发性大动脉炎（无脉症） 本病为少见病，多见于女性，约有20%是由于动脉炎波及下肢大动脉，导致下肢缺血缺氧所致。表现为下肢发冷，并伴有下肢酸软、麻木、疼痛，同时有间歇性跛行，检查可见，从股动脉开始，动脉搏动减弱或消失，血压测不出或明显降低，上肢血压增高，腹部或腰背部可听到收缩期杂音。

4. 肢端动脉痉挛症 又称雷诺氏病，是一种血管神经功能紊乱而引起的肢体末端小动脉痉挛性疾病，表现为四肢末端阵发性发白、紫绀，然后潮红和疼痛，通常因寒冷刺激或情绪激动而诱发。

5. 神经系统疾患 一些神经衰弱患者，由于植物神经功能紊乱，也可出现持续性下肢寒冷，不过，尚有心悸、气短、多汗、腹胀、头痛、易疲劳、失眠、躯体不适等症状，而在体检时又常常无异常表现；有些癔病患者也可由于语言暗示引起双下肢寒冷感，暗示疗法对此可收到立竿见影的疗效。

二十六、脚肿识病

脚肿是中老年人常见的一种现象，引起脚肿的原因很多，不少还是疾病的预兆。

1. 营养性脚肿 多见于年老体弱者，因进食量减少，且消化功能减弱所致。

2. 特发性脚肿 多见于女性，可能与内分泌代谢异常有关。

3. 下腔静脉性脚肿 是由于下腔静脉回流不畅而导致的，常常表现为一只脚先肿。

4. 功能性脚肿 不严重，时肿时消，但可持续数年，且至今原因不明。

5. 全身性疾病引发的脚肿 像患有心脏病、心功能减退以及肾脏疾病的老年人，多有脚肿的现象。

6. 其他原因引起的脚肿 钠盐摄入过多、用药不当，以及因局部感染（如脚气病等）均可引发脚肿。

7. 脚肿的原因与病症的关系 由于原因不同，脚肿的临床表现也有所不同。如果脚肿是由于痛风引起的，那么大脚趾、脚跟及膝盖部分会突然红肿胀痛，关节发热，疼痛难忍；若是肾功能衰竭引起的，会出现眼睑部、脸部肿胀，在脚跟、脚背轻按一下，肿胀处即凹下，肌肉像失去弹性一样；若是心源性疾病引发的脚肿，还会有心慌、气喘、憋气等现象。

二十七、观汗识病

汗是人体的一大排泄系统，一则通过出汗调节人的体温，二则通过出汗可以清除体内毒素。正常人在体力活动、进食辛辣、气候炎热、衣被过厚、情绪激动等情况下出汗，属于生理性正常出汗。若当汗无汗，不当汗而出汗过多，或仅身体的某一部位出汗，则属于病理现象。了解汗的异常对诊断疾病有一定的帮助。

1. 多汗 有的人特别爱出汗，即使是在冬天，手脚也总是湿乎乎的。像这样出汗过多就是一种病态，叫多汗症。专家认为，多汗症的主要原因可能是交感神经过度兴奋导致汗腺分泌过盛。

2. 自汗 即平时容易出汗，活动后更厉害，常伴有精神疲惫、肢体乏力、气短怕风等症状，这多半因为卫气虚弱、体表不固所致，应益气固表。

3. 盗汗 即入睡后汗出，醒来就汗止，常常伴有五心烦热、两颧潮红、失眠、口干咽燥等症状，大多是由于阴虚内热、阴津外泄所致，应滋阴清热。

4. 黏汗 汗出黏腻，发稠发热，系重感冒或其他病症高烧，服用解热退烧药后的一种病汗。此种汗表明身有湿热不清，需通腠去湿热，方可痊愈。

5. 黄汗 汗色变黄。似黄裱纸色，多因大汗后冷水冲浴，寒湿之邪入内，或因寒湿郁遏肌肤腠理之间，导致汗液疏泄失常，汗中尿素等含量增多所致。

6. 血汗 又名红汗、肌衄。汗液淡红，如洗肉水样。中医认为，凡气血、阴阳偏盛或偏衰，肝火旺盛和阳衰不能固表者，每致汗液变红。现代医学认为和内分泌紊乱有一定的关系。

7. 鼻汗 每在情绪激动、精神紧张、工作劳累、讲话过多时排汗，汗液自鼻梁及鼻翼两侧渗出，缓缓淌下，汗珠晶莹可见。病变见于肺气宣肃失常，多见于肺虚病人。

8. 额汗 汗出局限于头额部，甚至汗如蒸笼热气，故有“蒸笼头”的俗称。中医认为，头为诸阳之会、精明之府，外感六淫、脏腑内伤者，均可引起头额汗出。

9. 半边头汗 整个头部以鼻中分成两半，一半头部出汗，另一半头部滴汗皆无。此系因大病后夫妻同房，阴阳双亏而寒阻经络百会穴。

10. 半边身汗 指半边身体出汗，而另半身无汗或汗出甚微。多因气血不足、内阻经络所致，常见于高血压病、中风、半身不遂、截瘫等患者。

11. 劳心汗 系指心窝部和两乳房中间部位多汗，而其他部位无汗或汗出甚微，多因忧、思、惊、恐过分而伤及心脾所致，以至于心不主血，脾不统血而胸汗涔涔。常见于劳心过度的知识分子。

12. 会阴汗 汗出局限于会阴和外生殖器部位，凡湿热下注，肾阳虚衰，均可导致会阴部有异味汗出。女青年如患有外阴瘙痒症、阴道炎等妇科病，亦可出现有异味的会阴汗。

13. 焦味汗 汗出津津，绵绵不断，散发出一股焦糊或燃煤味。重者焦糊味很浓，可刺激周围人打喷嚏、流清涕。此症局限于青年男性，系因手淫过频，或经常梦遗滑精，又不注意清洗会阴所致。

14. 手足汗 手足心微微出汗是生理现象，若手足整日大汗淋漓则为病态。中医属于阴经郁热熏蒸、阳明热盛、中焦湿热郁蒸所致，也有属于气虚汗脱所致。

二十八、捕捉脑瘤的蛛丝马迹

儿童脑瘤不是罕见病，发病率高于成人，居儿童全身肿瘤发病率的第二位，仅次于白血病。若能早期发现，及时切除肿瘤，患儿可能完全不留任何后遗症。但是，到医院就诊的患儿，往往都已错过了治疗的黄金时期。仔细分析起来，也不能怪父母疏忽大意，这主要与脑肿瘤发病比较隐匿，公众对神经科学知识知道的太少，再加上患儿尚不具备表达或无法清楚地述说自己的病情有关。

尽管儿童脑肿瘤缺乏“一目了然”的症状体征，但在生长侵袭过程中总会露出一些蛛丝马迹。

1. 颅内高压症状 最常见是头痛、呕吐。婴幼儿对头痛不能表达，家长要注意患儿有无阵发性哭闹、易激惹、拍头等表现。由于儿童头痛由器质性病变引起者较多，故应提高警惕。呕吐，特别是清晨的喷射性呕吐，主要由高颅压引起，与饮食无关，如持续几天以上，即应引起足够的重视。另外，头颅不对称及迅速增大也可能由高颅压引起，不可轻视。

2. 共济失调及情绪、性格明显改变 患儿动作不协调，行走不稳与年龄不相称，易摔跤；或喜爱的小玩具易掉落，以及持续精神不振、烦躁、淡漠、易激惹等。

3. 内分泌功能紊乱及视听障碍 如发育迟缓、身材矮小或性早熟、巨人症等，以及对眼前喜欢的玩具无动于衷，对父母的呼唤缺乏应有的反应等。

如家长发现患儿出现上述异常的表现而且持续存在，应警惕脑肿瘤的可能，及时带患儿到医院相关专科就诊，如有必要，可行头颅 CT 和 MRI 等检查。CT 和 MRI 是目前诊断有无颅内肿瘤最常用、最直观、最方便的检查手段。

肿瘤的早发现、早诊断、早治疗是治疗成功的关键。手术切除仍是目前治疗儿童脑肿瘤的首选方法。

二十九、血液黏度增高四大症状

血液黏度增高是造成心脑血管疾病的病理基础，对血栓形成性疾病的诊断、治疗、预防均有重要意义。本病多发于中老年人，尤其是肥胖及嗜食高盐饮食者，如有以下四种异常感觉，应及早到医院化验血脂及血液黏度，将疾病控制在萌芽状态。

1. 晨起头晕，晚上清醒 血黏度高的人，早晨起床后即感到头脑晕晕乎乎。吃过早饭后，大脑逐渐变得清醒。到了晚饭后精神状态最好。

2. 午饭后犯困 正常健康成年人午饭后也会有困倦感觉，但可以忍耐。血黏度高的人午饭后马上就犯困，需要睡一会儿，否则全身不适。这是因为午饭后，血黏度高的人大脑血液供应不足出现的典型症状。

3. 蹲着干活气短 血黏度高的人肥胖者较多，这些人下蹲困难，有些人根本不能蹲着干活，或者蹲着干活时胸闷气短。这是因为人下蹲时，回到心脑的血液减少，加之血液过于黏稠，使肺、脑等重要脏器缺血，导致呼吸困难，憋气。

4. 阵发性视力模糊 例如，心情不好时，阴雨天时或扭了脖颈后，可能会感到视物不清。这种情况的发生，主要是在一些影响人的生理因素下，血黏度高的人血液不能充分营养视神经，或视神经和视网膜暂时性缺血缺氧，导致阵发性视力模糊。

三十、随时注意疾病信号

人到中老年，难免有些毛病，然而有很多人发现生病时却已经很重了，有的甚至失去了治愈的机会。大部分的疾病都有一些告警信号，依据这些信号对照自己身体状况，对早期发现身体的疾病有一定的益处。

1. 小便增多，常上厕所，晚上口渴，或小便频繁，尤其是夜尿增多，尿液滴沥不净。要小心是否得了糖尿病、前列腺肥大或前列腺癌。

2. 上楼梯或斜坡时就气喘、心慌，经常感到胸闷、胸痛。要小心是否得了高血压、脑动脉硬化症等。

3. 近日来常为一点小事发火，焦躁不安，时常头晕。要小心是否得了高血压、脑动脉硬化症等。

4. 近日咳嗽痰多，时而痰中带有血丝。要小心是否得了支气管扩张、肺结核、肺癌等。

5. 食欲改变，吃一点油腻或不易消化的食物，就感到上腹部闷胀不适，大便也没有规律。要小心是否得了胃病、肝胆疾病或胃癌、结肠癌。还有一种进食发噎的现象更应注意，如正常速度进食或吞咽经常发噎，吃稍干点的食物不易下咽，并且愈来愈严重，这种情况可能是食道肿瘤的表现，应及时检查确诊。

6. 近来酒量明显变小，稍喝几口便发困、不舒服，第二天还晕乎乎的。要小心是否得了肝脏病、动脉硬化等。

7. 胃部不适，常有隐痛、反酸、嗳气等症状。要小心是否得了慢性胃病，尤其是胃溃疡或胃癌。

8. 最近变得健忘起来，有时反复做同一件事。要小心是否得了脑动脉硬化、脑梗塞（脑软化）等。

9. 早晨起来时关节发硬，并伴有刺痛，活动或按压关节时有疼痛感。要小心是否得了风湿性关节炎。

10. 脸部眼睑和下肢常浮肿，血压高，多伴有头痛、腰酸背痛，则可能是患了肾脏病。一侧眼睑感觉麻木紧束是面神经麻痹先兆。

11. 足关节肿大，有可能是患了糖尿病、风湿病、肾损害，或韧带损伤。

12. 小腿肿胀，预示着肾脏或肝脏受到损害。此外，心力衰竭也会发生小腿肿胀现象。

13. 皮肤发红，或者某个部位出现小疱、脓疱、足真菌病，预示可能患有糖尿病。

14. 膝盖胫骨肿大，则意味着甲状腺机能亢进。

15. 小腿肚软弱无力，或发生突然性跛行，这是多发性腿部硬化的表现。

16. 腹股沟有肿块，超过两周，预示着已发生某种炎症，若不及时就医还会有癌变的危险。

17. 性器官流脓或流血，预示着患有性病，若瘙痒则表示得了霉菌病。

18. 小腹或全腹部长期胀气或剧烈疼痛，是患阑尾炎和肠溃疡的先兆。

19. 腋部皮下有小硬块，表明有炎症，但也不能排除淋巴癌或乳腺癌的可能。

20. 乳房忽大忽小和硬度经常发生变化（出现甜橙色），是患乳腺癌的征兆。

21. 头发枯黄无光泽，可能是缺铁或缺乏维生素 B。头发突然脱落则是患有免疫性疾病的征兆。

22. 手臂突然软弱无力，没有知觉或不听使唤，说明已患轻微中风。

23. 手经常潮湿，可能已患有甲亢，手发麻或发痒则是缺乏维生素或患糖尿病的表现。

24. 手指甲上有浅窝、较大的凹横或弯曲的印痕，这是患了霉菌病。

25. 脖颈发生肿胀现象，有可能是患了结核病、甲状腺疾病或淋巴癌等疾病。

26. 乳头无端流液，可能是患乳房疾病或乳腺癌，如果乳头有血液状分泌物流出，那就很有危险了。

27. 如果在安静的状态下总感到胸闷、胸堵或心悸怔忡，胸中突然蹦一下或停一下，或在上楼以后心跳气喘半小时左右，有时还可能有停跳（即期前收缩），可能是由冠状动脉供血不足引起，这种症状是心脏功能不佳的最早表现。

28. 正常人都有一定的大便习惯，中老年人如果在两个月内排便的习惯发生了变化，时而便秘，时而腹泻，时而两三天大便一次，时而一天两三次或更多次排便，这是肠道功能紊乱的最早征象，亦是大肠及直肠肿瘤的早期表现。

29. 不该见血的地方，如果突然出血，如痰、粪便、尿、鼻涕中，不论是血丝、血点、血块，都要引起警惕。如痰中带血，大多是肺部肿瘤的最早症状。除去鼻子由于天气过于干燥，可能因局部微小血管破裂而引起出血外，一般排泄物或分泌物带血都不是好现象，必须引起注意。

30. 如果清晨醒来，头脑仍是昏昏沉沉，头晕头痛，有可能是高血压或脑动脉硬化的迹象。偶尔发生一两次，可能是因为夜间失眠或多梦、噩梦造成的。

31. 长期高血压患者，如无故发生四肢或手足麻木、酸软无力，或四肢犹如昆虫爬行的痒麻感，再加上头痛头晕，这些都是中风的前兆，有发生脑卒中的可能。

32. 在没有明确原因的情况下日渐消瘦，有时在一两个月内体重减轻十公斤左右，这种进行性消瘦，大都表明体内有消耗性疾病，肿瘤的可能性较大。

33. 口腔白斑是一种口腔黏膜角化病变，末期可有恶化趋势，它是口腔内常见的癌前病变之一，多发生于中老年人。白斑常发生于口腔内颊部、舌背及硬腭等部位，发病后局部黏膜会出现大小不一、外形不规则的白色斑块，稍增厚，表面粗糙，质地较硬，周围黏膜无炎性反应。患有口腔白斑的病人一般无自觉症状，倘若出现疼痛、溃烂，往往是恶性变的前兆，可转为癌变。

看单识病

一、血常规

1. 白细胞计数（WBC）

参考值：（4～10）$\times 10^9$/L

临床意义

①增高：见于急性细菌感染；大出血、严重溶血、较大手术、组织损伤、大面积烧伤、心肌梗死；白血病、传染性单核细胞增多症；恶性肿瘤。生理性白细胞增高见于情绪激动、运动、月经期、妊娠期、分娩。

②降低：见于某些病毒性疾病如肝炎、流感、麻疹等；其他传染病如疟疾、伤寒、黑热病；老年人及机体反应低下者严重感染时；再生障碍性贫血、脾功能亢进症、粒细胞减少或粒细胞缺乏症。

2. 白细胞分类计数（DC）

参考值：中性粒细胞 50%～70%或（2～7）$\times 10^9$/L；嗜酸性粒细胞 0.5%～5%或（0.02～0.5）$\times 10^9$/L；嗜碱性粒细胞 0%～1%或（0～0.1）$\times 10^9$/L；淋巴细胞 20%～40%或（0.8～4）$\times 10^9$/L；单核细胞 3%～8%或（0.1～0.8）$\times 10^9$/L。

临床意义

①中性粒细胞（GR）

增高：生理性增高见于剧烈运动、妊娠期、新生儿等。病理性增高见于球菌感染、部分杆菌感染、部分病毒感染、烧伤、手术、心肌梗死、尿毒症、糖尿病酸中毒、妊娠高血压综合征、恶性肿瘤、急性出血、急性溶血、慢性粒细胞性白血病、急性白血病、真性红细胞增多症、骨髓纤维化。

降低：见于病毒感染、部分严重细菌感染、再生障碍性贫血、巨幼细胞性贫血、急性白血病、肝硬化、脾功能亢进、原虫感染、粒细胞减少症、肿瘤放疗或化疗后、用抗甲状腺药物。

②嗜酸粒细胞

增高：见于过敏性疾病、皮肤病、寄生虫病、传染病恢复期、慢性粒细胞性白血病、嗜酸性粒细胞性白血病、何杰金氏病、结缔组织病。

降低：见于伤寒、副伤寒、严重烧伤、大手术后、应用糖皮质激素、促肾上腺皮质激素等。

③淋巴细胞（LY）

增高：见于百日咳、传染性单核细胞增多症、传染性淋巴细胞增多症、病毒性肝炎、麻疹、风疹、流行性腮腺炎、结核、梅毒、淋巴细胞性白血病、再生障碍性贫血等。

降低：见于何杰金氏病、免疫缺陷性疾病、放射线照射。

④单核细胞（MO）

增高：见于结核病、伤寒、感染性心内膜炎、疟疾、何杰金氏病、单核细胞性白血病、黑热病及传染病的恢复期、结缔组织病。

降低：一般无意义。

⑤嗜碱粒细胞

增高：见于慢性粒细胞性白血病、嗜碱性粒细胞性白血病、某些重金属中毒、脾切除术后。

3. 幼稚细胞（Cell，也称未成熟细胞）

参考值：外周血涂片中可偶见晚幼粒细胞，其他幼稚细胞均看不到。

临床意义：外周血中出现幼稚细胞，可见于各种白血病、骨髓纤维化、重度感染、失血、溶血性贫血、类白血病反应。

4. 红细胞计数（RBC）

参考值：男性：（4.0～5.5）$\times 10^{12}$/L；女性：（3.5～5.0）$\times 10^{12}$/L。

临床意义

①增高：见于呕吐、腹泻、烧伤所致的脱水、血液浓缩；长期缺氧、剧烈活动、先天性心脏病、肺心病、肺气肿、低氧血症、真性红细胞增多症；新生儿、高原居民。

②降低：见于贫血、失血、重症寄生虫病、妊娠中晚期。

5. 血红蛋白（HGB）

参考值：新生儿：180～190g/L；成年男性：120～160g/L；成年女性：110～150g/L。

临床意义

①增高：生理性增高见于新生儿、高原居民等。病理性增高见于真性红细胞增多症、代偿性红细胞增多症、脱水。

②降低：见于贫血、白血病、失血后、产后等。

6. 血小板计数（PLT）

参考值：（100～300）$\times 10^{9}$/L。

临床意义

①增高：生理性增高见于运动和进餐后，午后比晨间高。病理性增高见于急性失血、溶血、真性红细胞增多症、原发性血小板增多症、慢性粒细胞性白血病、脾切除术后、急性风湿热、类风湿性关节炎、溃疡性结肠炎、恶性肿瘤、大手术后。

②降低：生理性降低见于月经期。病理性降低见于下列：

A. 造血功能障碍：a. 骨髓增生不良或被异常组织浸润：再生障碍性贫血、白血病、淋巴肉瘤、骨髓纤维化、何杰金氏病、结核病、癌肿骨髓转移。b. 造血物质缺乏：坏血病、肝炎、部分巨幼红细胞性贫血。c. 感染或理化因素所致的骨髓抑制：严重感染，苯、砷、重金属中毒，放射线照射，抗癌药，抗甲状腺药，噻嗪类利尿药。B. 血小板破坏亢进：免疫性血小板减少性紫癜、脾功能亢进、体外循环等。C. 血小板消耗过多：血栓性血小板减少性紫癜、弥漫性血管内凝血（DIC）、巨大血管瘤等。

二、与贫血相关的化验

1. 血红蛋白（HGB）

参考值：110～150g/L。

临床意义：见血常规。

2. 红细胞计数（RBC）

参考值：(3.5～5.0) $\times 10^{12}$/L。

临床意义：见血常规。

3. 网织红细胞计数（RC）

参考值：成人　0.005～0.015（0.5%～1.5%），男女间无显著差异。

新生儿　0.03～0.06（3%～6%）。

儿童期在7～8岁时可有一度降低，以后逐渐增高达成人水平。

绝对值(24～84) $\times 10^{9}$/L。

临床意义

①增高：提示骨髓红细胞系统造血旺盛，见于溶血性贫血、缺铁性贫血和巨幼细胞性贫血适当治疗后、急性大失血。

②降低：再生障碍性贫血、溶血性贫血再生危象、肾脏疾病。

4. 红细胞压积（HCT）

参考值：0.37～0.50（或37%～50%）

临床意义：增高：见于严重脱水等引起的血液浓缩；红细胞增多症。

5. 红细胞平均体积（MCV）

参考值：80～94fl

临床意义

①增高：见于大细胞性贫血，如巨幼细胞性贫血。

②降低：见于小细胞性贫血，如缺铁性贫血。

6. 红细胞平均血红蛋白含量（MCH）

参考值：26～32pg

临床意义

①增高：见于大细胞性贫血。

②降低：见于单纯小细胞性贫血及小细胞低色素性贫血。

7. 红细胞平均血红蛋白浓度（MCHC）

参考值：0.32～0.36（或32%～36%）

临床意义

①增高：见于严重呕吐、频繁腹泻、慢性一氧化碳中毒、心脏代偿功能不全、真性红细胞增多症。

②降低：见于小细胞低色素性贫血。

MCHC与MCV、MCH一起被用于贫血的初步分类：大细胞性贫血时，MCV、MCH增高而MCHC正常。小细胞低色素性贫血时，MCV、MCH及MCHC均减少；正细胞性贫血时，MCV、MCH、MCHC均正常。

8. 红细胞平均直径（MCD）

参考值：6～9μm

临床意义

①增高：见于恶性贫血、营养不良性巨细胞性贫血。

②降低：见于缺铁性贫血。

9. 嗜碱性点彩红细胞

参考值：百分比：< 0.01%

绝对值：< 300/10^6红细胞

临床意义：增高：见于贫血，铅、汞、苯中毒。

10. 红细胞渗透脆性试验（EFT）

参考值：开始溶血：0.0042 ~0.0046（或0.42% ~0.46%）

完全溶血：0.0032 ~0.0034（或0.32% ~0.34%）

临床意义

①增高：见于遗传性球形红细胞增多症、自身免疫性溶血性贫血及再生障碍性贫血。

②降低：见于缺铁性贫血、地中海贫血、脾切除后、肝脏病。

11. 自身溶血试验

参考值：阴性

临床意义：阳性：见于遗传性球形红细胞增多症、椭圆形红细胞增多症、棘形红细胞增多症。

12. 酸溶血试验（Ham's Test）

参考值：阴性

临床意义：阳性：见于阵发性睡眠性血红蛋白尿、遗传性球形红细胞增多症。

13. 蔗糖溶血试验

参考值：阴性

临床意义：阳性：见于阵发性睡眠性血红蛋白尿、某些白血病、骨髓纤维化。

14. 冷溶血试验

参考值：阴性

临床意义：阳性：见于阵发性寒冷性血红蛋白尿。

15. 抗人球蛋白试验（又称 Coomb's 试验）

参考值：阴性

临床意义：直接反应阳性：见于自身免疫性溶血性贫血、某些药物诱发的免疫性溶血性贫血、新生儿同种免疫溶血性贫血、多次输血引起的同种免疫性溶血性贫血、部分传染性单核细胞增多症、何杰金氏病、铅中毒。

16. 血浆游离血红蛋白

参考值：< 40mg/L

临床意义：增高：见于各种可发生溶血的疾病如阵发性睡眠性血红蛋白尿、血型不合的输血、先天性红细胞膜缺陷、血红蛋白尿、免疫性溶血、疟疾、人工瓣膜、败血症、药物中毒、体外循环等。

17. 变性珠蛋白小体（Heinz 小体）

参考值：< 0.8%

临床意义：增高：见于红细胞葡萄糖 – 6 – 磷酸脱氢酶缺乏症、某些血红蛋白病、脾切除及药物中毒。

18. 红细胞葡萄糖 – 6 – 磷酸脱氢酶（G – 6 – PD）

参考值：> 0.75（或 > 75%）

临床意义：降低：见于 G – 6 – PD 缺乏症（又称蚕豆病）。

19. 还原型谷氨酰氨

参考值：460 ~ 1000mg/L

临床意义：降低：见于 G – 6 – PD 缺乏症。

20. 血红蛋白 F（HGB – F）

参考值：< 0.03（或 < 3%）

临床意义：增高：见于不稳定血红蛋白病和轻型 α – 地中海贫血。

21. 血红蛋白 C（HGB – C）

参考值：阴性

临床意义：阳性：见于 HGB－C 病

22. 不稳定血红蛋白

参考值：异丙醇法：阴性；加热法：＜0.5%

临床意义：阳性：见于不稳定血红蛋白病。

23. 血红蛋白电泳

参考值：$HGB-A_2$　0.0178～0.027（或 1.78%～2.7%）

HGB－F　＜0.03（或＜3%）

HGB－A　0.97（或 97%）

临床意义：$HGB-A_2$ 和 HGB－F 增高可见于 β－链地中海贫血。

24. 高铁血红蛋白

参考值：0.3～1.3g/L

临床意义：增高：见于某些药物中毒、阵发性睡眠性血红蛋白尿、先天性溶血性黄疸。

三、与出血及凝血性疾病的化验

1. 血小板计数（PLT）

参考值：（100～300）$\times 10^9$/L。

临床意义：见血常规。

2. 毛细血管脆性试验（又称束臂试验）

参考值：阴性（＜8 个瘀血点/6cm 直径圆圈内）

临床意义：阳性见于下列情况：①血管病变：单纯性紫癜、感染性紫癜（如伤寒、斑疹伤寒、流行性出血热、流行性脑脊髓膜炎等）、药物性紫癜、过敏性紫癜、遗传性出血性毛细血管扩张症、血管性假血友病、坏血病等。②血小板减少或功能障碍：特发性血小板减少性紫癜、巨大血小板综合征、血小板病、血小板无力症等。③其他：慢性肾炎、尿毒症、高血压、糖尿病、类风湿性关节炎、恶病质、肝脏疾病。

3. 凝血酶原时间（PT）

参考值：一步法：11～15 秒

二步法：18～22 秒

临床意义

①延长：见于凝血因子Ⅴ、Ⅶ、Ⅹ缺乏、纤维蛋白原减少、维生素 K 缺乏、血中有抗凝物质、DIC。

②缩短：见于心肌梗死、静脉炎、肺栓塞早期。

4. 活化部分凝血活酶时间（APTT）

参考值：35～45 秒

临床意义

①延长：见于凝血因子Ⅷ、Ⅸ、Ⅺ、Ⅻ缺乏症；严重的因子Ⅴ、Ⅹ、凝血酶原、纤维蛋白原缺乏症；血液中有抗凝物质。

②缩短：因子Ⅷ、Ⅴ活性增高、DIC 早期、血栓性疾病、血小板增多症。

5. 凝血酶时间（TT）

参考值：超过正常对照 3 秒以内为正常

临床意义：延长见于红斑狼疮、肝脏疾病、肾脏疾病、纤维蛋白原数量减少或结构异常、纤维蛋白溶解亢进、肝素治疗时。

6. 出血时间（BT）

参考值：Duke 法：1～3 分钟

Ivy 法：0.5～7 分钟

临床意义

①延长：a. 小板减少（$<50\times10^9/L$）：特发性或继发性血小板减少性紫癜。b. 血小板功能异常：血小板无力症、巨大血小板综合征、尿毒症。c. 血管异常：坏血病、遗传性毛细血管扩张症、血管性假血友病。d. 严重肝肾损害，磷中毒，氯仿中毒。e. 严重胆道堵塞、弥漫性血管内凝血（DIC）、血浆中凝血因子减少或不足。f. 服用抗凝血药。

②缩短：高凝血状态。

7. 凝血时间（CT）

参考值：玻片法：2～5分钟

毛细管法：3～7分钟

玻璃试管法（37℃）：5～8分钟

临床意义

①延长：见于血友病、严重的凝血酶原减少、纤维蛋白原减少、严重的血小板减少、纤维蛋白溶解增强（如DIC应用肝素、双香豆素等抗凝药时）。

②缩短：见于DIC早期、高血糖、高脂血症。

8. 凝血酶原消耗试验（PCT）

参考值：儿童＞35秒；成人＞20秒

临床意义：缩短见于血友病、类血友病、肝脏疾病、血小板减少或缺乏、血中有抗凝物质。

四、肝功能

1. 谷丙转氨酶（ALT，曾简称GPT）

参考值：0～40 IU/L

临床意义：肝脏中ALT含量最多，因此，急慢性病毒性肝炎，胆、胰腺疾病所致肝损害，心脏瘀血所致肝瘀血，药物、化学毒物、各种严重感染所致肝损害均可使血清ALT增高或明显增高；另一方面，由于心脏、肾脏、骨骼肌等脏器组织中也有较多ALT，故其病变时亦可使血清ALT活性升高。

2. 谷草转氨酶（AST，曾简称GOT）

参考值：0～40 IU/L

临床意义：心脏、肝脏、骨骼肌中AST含量很高。血清中AST增高见于心肌梗死、心肌炎、心肌损害、肝炎、肝硬化、恶性肿瘤、白血病、溶血性贫血、巨幼细胞性贫血、骨骼肌损伤或营养不良、急性胰腺炎。

3. 碱性磷酸酶（ALP，曾简称 AKP）

参考值：34～150 IU/L

临床意义：黄疸病人中，ALP 高而 ALT 轻度增高者大多为阻塞性黄疸，ALP 正常或稍高而 ALT 很高者多为肝病所致黄疸。溶血性黄疸时，ALT、ALP 多正常。肝癌可引起 ALP 升高。少儿的骨骼发育、某些骨病如佝偻病、软骨病、骨恶性肿瘤、骨折愈合期、畸形性骨炎及甲状旁腺功能亢进时，血清 ALP 增高。

4. γ－谷氨酰转肽酶（γ－GT 或 GGT）

参考值：7～49 IU/L

临床意义：GGT 增高常见于肝、胆、胰的炎症和肿瘤、长期饮酒者及服用某些药物者。

5. 总胆红素（TBIL）

参考值：0～17μmol/L

临床意义：增高：见于有肝细胞损害的疾病，如各种肝炎、中毒、肿瘤；肝内或肝外的胆道阻塞；溶血性疾病等。

6. 直接胆红素（DBIL）

参考值：0～7.0μmol/L

临床意义：增高：见于有肝细胞损害的疾病，如各种肝炎、中毒、肿瘤；肝内或肝外的胆道阻塞。胆石症、胆管癌、肝门部肝癌及壶腹部癌肿等致胆汁排泄障碍，引起阻塞性黄疸，DBIL 增高显著，TBIL 增高值随胆管阻塞是完全性还是不完全性而定，该型黄疸 TBIL 通常在 171μmol/L 以上，DBIL/TBIL 通常 >0.4。

7. 间接胆红素（IBIL）

参考值：0～17μmol/L

临床意义：增高：见于溶血性贫血、血型不合的输血反应、恶性疟疾、新生儿黄疸等。若 DBIL 和 IBIL 均增高，TBIL 增高多在 119.7μmol/L 以内，DBIL/TBIL 比值 <0.4 支持肝细胞性黄

疸，常见急性病毒性肝炎和急性黄色肝坏死，慢性活动性肝炎、肝硬化以及各种药物和酒精性肝损害等。

五、乙肝五项

1. 乙型肝炎病毒表面抗原（HBsAg）

参考值：阴性

临床意义：阳性：见于乙型肝炎病人及乙型肝炎病毒携带者。

2. 乙型肝炎病毒表面抗体（HBsAb）

参考值：阴性

临床意义：阳性：见于乙型肝炎恢复期或曾经感染过乙型肝炎病毒者，或见于注射乙肝疫苗者。

3. 乙型肝炎病毒 e 抗原（HBeAg）

参考值：阴性

临床意义：阳性：表明乙型肝炎病毒尚在体内复制，有传染性。

4. 乙型肝炎病毒 e 抗体（HBeAb）

参考值：阴性

临床意义：阳性：提示病情稳定，传染性小。

5. 乙型肝炎核心抗体（HBcAb）

参考值：阴性

临床意义：阳性：见于乙型肝炎的急性期、慢性期或恢复期。

六、乙肝病毒 DNA

参考值：阴性

临床意义：阳性：提示乙型肝炎病毒在体内复制，有传染性。

七、肾功能

1. 血尿素（BUN）

参考值：2.2～7.2mmol/L

临床意义

①增高：a. 肾脏疾病，如慢性肾炎、慢性肾盂肾炎、肾动脉硬化等；b. 体内蛋白质分解过盛，如急性传染病、上消化道出血等；c. 前列腺肥大、尿路结石等尿路梗阻时；d. 血液浓缩及心功能不全时；e. 长期大量吃高蛋白饮食，或药物影响如噻嗪类利尿剂。

②降低：一般无临床意义，在重症肝脏疾病时，因肝脏合成尿素功能降低，可致 BUN 下降。

2. 肌酐（CREA）

参考值：40～110μmol/L

临床意义

①CREA 增高表示肾脏功能损害程度，>221μmol/L 大都属于肾源性，而非肾源性大都在此浓度以下。

②CREA 与 BUN 同时增高说明肾有严重损害。若 BUN 升高而 CREA 不升高，常因肾外因素引起，如胃肠道出血等。

3. 总蛋白（TP）

参考值：60～80g/L

临床意义

①增高：a. 血液浓缩，尤其是急性严重脱水，如呕吐、腹泻、高热大汗等；b. 异常合成增加，主要为球蛋白合成异常增加，如多发性骨髓瘤、M 球蛋白血症、恶性淋巴瘤等。

②降低：a. 血液稀释，如水、钠潴留，可见于肾病综合征等；b. 营养不良，如长期蛋白质供应不足、慢性肠道吸收不良等；c. 消耗增加和长期丢失，如恶性肿瘤、严重结核病、甲状

腺机能亢进、肾病综合征者，大量血浆蛋白自尿中丢失，引起低蛋白血症。d. 合成障碍，如慢性肝脏损害时，以白蛋白合成障碍为主，一般血清总蛋白降低不明显，因为同时有球蛋白增加之故。

4. 白蛋白（ALB）

参考值：30～50g/L

临床意义

①增高：除因血液浓缩可引起含量增加外，绝对性白蛋白增加临床上未见有报道，所以白蛋白增加的意义不大。

②降低：a. 丢失增加，如急性大量失血，长期慢性失血、肾病综合征等自尿中丢失白蛋白；b. 消耗性疾病，如恶性肿瘤的恶液质、结核病等，还有风湿热亦可有白蛋白减少；c. 营养不良和肠道吸收障碍；d. 合成减少，常见于肝脏疾病；e. 生理性稀释，如妊娠晚期。

5. 球蛋白（GLO）

参考值：20～35g/L

临床意义

①增高：a. 慢性炎症或感染，如结核、疟疾、黑热病、日本血吸虫病、风湿热、亚急性细菌性心内膜炎等；b. 自身免疫性疾病，如系统性红斑狼疮、类风湿性关节炎、硬皮病等；c. 慢性肝脏疾病，如慢性活动性肝炎、肝硬化等；d. 某些恶性肿瘤，如多发性骨髓瘤、恶性淋巴瘤等。

②降低：a. 见于先天性或后天获得性免疫缺陷；b. 使用免疫抑制剂，如长期使用肾上腺皮质类固醇制剂。

八、血脂

1. 总胆固醇（TC）

参考值：2.33～5.6mmol/L

临床意义

①增高：是冠心病的危险因素之一，即高 TC 者发生冠心病可能性增加。

②降低：见于无 β 脂蛋白血症、低 β 脂蛋白血症；甲状腺功能亢进、营养不良、严重贫血、急性感染、慢性消耗性疾病。

2. 甘油三酯（TG）

参考值：0.565～1.7mmol/L

临床意义

①增高：见于原发性高脂血症、动脉粥样硬化、肥胖症、糖尿病、甲状腺功能减退、肾病综合征及急性胰腺炎等。生理性增高：见于妊娠末期、饮酒及高脂餐后。一般认为，其他脂类项目正常时甘油三酯浓度增高并非冠心病的发病危险因素，当甘油三酯增高伴有高 TC、高 LDL－C、低 HDL－C 等情况时才有病理意义。

②降低：见于家族性卵磷酯胆固醇酰基转移酶缺乏症。

3. 高密度脂蛋白胆固醇（HDL－C）

参考值：1.1～1.5mmol/L

临床意义：HDL－C 是防止冠心病发病的保护因子，其降低是冠心病的易患因素之一。约 30%～50% 冠心病病人 HDL－C 降低。任何急性病（如感冒高热）、大手术均可使 HDL－C 暂时下降。糖尿病患者 HDL－C 可降低，胰岛素治疗可使其上升。慢性肝、肾疾病可有低 HDL－C。

4. 低密度脂蛋白胆固醇（LDL－C）

参考值：2.7～3.3mmol/L

临床意义：LDL－C 增高是动脉粥样硬化（如冠心病、脑血管病）发病的主要危险因素。

5. 载脂蛋白（Apo－A、Apo－B）

参考值：Apo－A　1～1.80g/L

Apo－B 0.6～1.1g/L

临床意义：Apo－A 下降或 Apo－B 增高，是动脉粥样硬化的易患因素。

6. 脂蛋白α　［Lp（α）］

参考值：50～300mg/dl

临床意义：Lp（α）增高是动脉硬化性疾病的独立风险因素。

九、与糖尿病相关的化验

1. 葡萄糖（GLU，又称血糖）

参考值：3.9～6.1mmol/L

临床意义

①增高：a. 饱餐后或情绪紧张可有暂时生理性血糖升高；b. 病理性血糖浓度增高：糖尿病、甲状腺功能亢进、垂体前叶功能亢进、嗜铬细胞瘤、皮质醇增多症、颅内病变、胰腺炎、胰腺肿瘤等。

②降低：a. 生理性降低：禁食、饥饿、妊娠后期、哺乳期；b. 病理性降低：胰岛β－细胞瘤、肾上腺皮质功能减退症、甲状腺功能低下、脑垂体前叶功能不全、严重肝病、用降糖药物过量等。

2. 糖化血红蛋白（GHb 或 HbA_1c）

参考值：4.1%～6.4%（小柱法）

临床意义：代表近两个月中的血葡萄糖浓度的平均水平，增高说明近两个月内平均血糖浓度增高。

3. 糖化血清蛋白（GSPO），又称果糖胺（F，FA）

参考值：＜2.5mmol/L

临床意义：代表近两周内血液葡萄糖浓度的平均水平，增高说明近两周内平均血糖浓度增高。

4. 胰岛素

参考值：放射免疫分析：35.88 ~ 208.1pmol/L（0.5 ~ 29μu/ml）

临床意义

①降低：a. 糖尿病：1 型糖尿病血清胰岛素含量绝对减少；2 型糖尿病血清胰岛素实际并不减少，而是细胞膜上的受体数减少或与胰岛素的亲和力降低。b. 嗜铬细胞瘤。

②升高：胰岛素瘤、肥胖症、慢性肝炎。

5. C－肽

参考值：0.27 ~1.3nmol/L

临床意义：C－肽测定的临床意义同胰岛素。C－肽还可对糖尿病治疗措施的选择有参考价值，如 2 型糖尿病人是由于胰岛素受体不足或亲和力降低或存在胰岛素抗体等原因，则应用胰岛素并无效果，因为这种病人的 C－肽不降低（反映胰岛素分泌并不缺少）；若为内源性胰岛素分泌不足所引起的糖尿病，则血浆 C－肽含量降低，应用胰岛素治疗有效。C－肽测定亦可反映残存的胰岛 β－细胞功能，尤其对已应用胰岛素治疗的病人。

十、与风湿病相关的化验

1. 抗链球菌溶血素“O”试验（ASO，简称抗“O”）

参考值：成人 < 250U；婴幼儿 < 100U

临床意义：增高：见于溶血性链球菌感染。

2. 类风湿因子（RF）

参考值：阴性

临床意义：阳性：见于类风湿性关节炎活动期、系统性红斑狼疮、高丙球蛋白血症、麻风、传染性单核细胞增多症、冷球蛋白血症、白血病、慢性肝炎、结核病、亚急性细菌性心内膜炎、结节性多动脉炎、干燥综合征。

3. 红细胞沉降率（ESR，简称血沉）

参考值：男 0～15mm/小时；女 0～20 mm/小时。

临床意义

①增快：生理性增快见于妊娠期、气温过高。病理性增快见于结核病活动期、风湿病、心肌梗死、恶性肿瘤、结缔组织病、慢性肾炎、多发性骨髓瘤、亚急性细菌性心内膜炎、败血病、肾炎、严重贫血、高球蛋白血症。

②减慢：见于气温过低、抽血后放置时间超过 3 小时。

4. 抗核抗体（ANA）

参考值：阴性

临床意义：阳性：见于系统性红斑狼疮、系统性硬化症、类风湿性关节炎、干燥综合征及皮肌炎。

5. 总补体溶血活性（CH_{50}）

参考值：75～160Ku/L（或 75～160U/ml）

临床意义

①增高：见于急性风湿热、类风湿性关节炎、急性心肌梗死及溃疡性结肠炎。

②降低：见于急性肾小球肾炎、溶血性贫血。

十一、与肿瘤相关的化验

1. 甲胎蛋白（AFP）

参考值：放射免疫法：< 40μg/L 或 < 40ng/ml。

临床意义：增高：生理性增高见于孕妇。病理性增高：大多数肝细胞肝癌病人的血清 AFP 持续高于 400μg/L。AFP 测定可提供早期诊断肝癌的线索。连续测定可帮助疗效判断、病情监测。肝炎时 AFP 可一过性增高，但多 < 50μg/L，当肝炎损伤修复，AFP 就回复正常。AFP 增高亦可见于卵巢或睾丸的生殖细胞癌、源自性腺的未分化畸胎瘤。其他如先天性胆道闭缩、酪氨酸

代谢异常和共济失调、毛细血管扩张症等亦有不同程度的 AFP 升高。

2. 癌胚抗原（CEA）

参考值：< 5μg/L 或 < 5ng/ml。

临床意义：增高：可见于部分结肠癌、胃癌、胰腺癌、肺癌病例。这些病例中的 CEA 连续测定可用于疗效观察和病情监控。CEA 增高亦可见于严重肝病、直肠结肠息肉、结肠炎、胃炎、胰腺炎、支气管炎、妊娠和大量吸烟者。

3. 前列腺特异性抗原（PSA）

参考值：40 岁以下男性：< 4μg/L（或 < 4ng/ml）。

40 岁以上男性：93% 的人 < 4μg/L，6% 的人 4.01 ~ 10μg/L

临床意义：增高：多见于前列腺癌，其浓度水平增减可反映病变的状态、疗效和复发。PSA 增高亦可见于前列腺增生、炎症等炎性疾病及前列腺活检、指检、按摩后。

4. CA153

参考值：由各实验室自行制订。

临床意义：增高：主要见于乳腺癌，亦可见于卵巢癌、肝癌、肺癌及少数良性疾病。

5. CA199

参考值：由各实验室自行制订。

临床意义：增高：可见于胰腺癌、结肠或直肠癌、胃癌及肺癌，亦可见于某些良性肿瘤和非肿瘤性疾病患者。

6. CA125

参考值：由各实验室自行制订。

临床意义：增高：多见于卵巢癌，可用于疗效、预后和复发的监测。CA 125 增高亦可见于少数良性疾病患者及个别健康妇女。

7. 恶性肿瘤特异性生长因子（TSGF）

参考值：< 64U/ml

临床意义：增高：见于 85% 的各种癌瘤病人（包括肺癌、胃癌、肝癌、食道癌、卵巢癌、乳腺癌、宫颈癌、鼻咽癌、结/直肠癌、淋巴癌等）及 4.6% 未患肿瘤人员。

十二、与胰腺炎相关的化验

1. 淀粉酶（AMY）

参考值：碘淀粉比色法（Somogyi 法）：血清 80 ~ 180 苏氏单位，尿液 35 ~ 260 苏氏单位/每小时尿。麦芽 7 糖对硝基酚为底物的连续监测法：血清低于 100U/L，尿液低于 400U/L。

临床意义：急性胰腺炎发病后 3 ~ 6 小时血清 AMY 即增高，20 ~ 30 小时达高峰（可达参考值上限的几十倍），3 ~ 4 天可恢复正常。尿 AMY 增高和消退的时间均迟于血清 AMY。

血清 AMY 增高也见于慢性胰腺炎、胰腺肿瘤、腮腺炎、溃疡病胃穿孔、急性腹膜炎和肠梗阻等。

2. 脂肪酶

参考值：比浊法：0 ~ 110U/L；滴定法：< 1.5U/L。

临床意义：急性胰腺炎时，血清脂肪酶可持续增高 10 ~ 15 天。40% ~ 50% 胰腺癌患者脂肪酶增高，10% ~ 15% 总胆管结石、炎症、癌症患者脂肪酶增高。

3. γ 谷氨酰转肽酶（γ - GT 或 GGT）

参考值：连续监测法（γ - 谷氨酰—对硝基苯胺和双甘肽作底物）：男性：11 ~ 50U/L（37℃）；女性：7 ~ 30U/L（37℃）。

临床意义：GGT 增高常见于肝、胆、胰的炎症和肿瘤、长期饮酒者及服用某些药物者。

十三、与痛风相关的化验

尿酸（UA）

参考值：男性：149～416μmol/L；女性：89～357μmol/L。

临床意义

①增高见于：a. 痛风；b. 伴核酸分解代谢增强的各种疾病，如白血病、多发性骨髓瘤、肿瘤放疗或化疗后；c. 肾功能减退者；d. 铅中毒、酒精中毒、妊娠高血压综合征等。

②降低：见于服用可的松、双香豆素、丙磺舒等药物后。

十四、与结核病相关的化验

1. 结核菌素试验

参考值：阴性。

临床意义：阳性。①曾受过结核菌感染，但不一定有活动性病灶；②曾接种过卡介苗；③未接种卡介苗，在两年内由阴性反应转为阳性反应者，表示新近有结核感染。

2. 白细胞分类计数（DC）

参考值：中性粒细胞50%～70%或（2～7）$\times 10^9$/L；嗜酸性粒细胞0.5%～5%或（0.02～0.5）$\times 10^9$/L；嗜碱性粒细胞0%～1%或（0～0.1）$\times 10^9$/L；淋巴细胞20%～40%或（0.8～4）$\times 10^9$/L；单核细胞3%～8%或（0.12～0.8）$\times 10^9$/L。

临床意义：结核病时淋巴细胞可增高，活动性结核病时单核细胞可增高

3. 血沉（ESR）

参考值：男0～15mm/小时；女0～20 mm/小时。

临床意义：结核病活动期可增快。

十五、与性病相关的化验

1. 淋球菌

参考值：阴性。

临床意义：阳性者为淋病。临床上淋病多数表现为急性期症状，少数为慢性过程。60%以上的女性宫颈淋病可不出现症状或症状很轻微，是主要的传染源。女性淋球菌感染主要可引起宫颈炎、尿道炎等。

2. 衣原体

参考值：阴性。

临床意义：阳性者说明有衣原体感染。沙眼衣原体感染目前已成为最流行的性传播疾病，由于感染后无特异性症状，易造成该病流行，女性可致急性阴道炎、宫颈炎、子宫内膜炎、输卵管炎和卵巢炎，男性患者可并发附睾炎、前列腺炎等。

3. 梅毒

参考值：阴性。

临床意义：阳性者为梅毒螺旋体感染。

4. 爱滋病病毒（人类免疫缺陷病毒 HIV）

参考值：阴性。

临床意义：阳性者说明 HIV 感染。

5. 单纯疱疹病毒（HSV）

参考值：阴性。

临床意义：由 HSV-2 引起的生殖道感染约占85%，表现为生殖器官疱疹、溃疡，并通过胎盘引起胎儿感染，发生死胎、流产和畸胎等。

十六、脑脊液常规

1. 颜色

正常：无色。

临床意义：均匀红色为珠网膜下腔新鲜出血；淡黄色可见于陈旧性出血、脑脊髓浅表性肿瘤、脑栓塞、重度黄疸、胡萝卜素血症；淡绿色见于绿脓杆菌、甲型链球菌感染；黑色或褐色见于中枢神经系统黑色素瘤。

2. 透明度

正常：透明。

临床意义：混浊主要由细胞数增加所致，随细胞数的增多，混浊可分为微混、混浊、米汤样混浊。

3. 凝固物

正常：无。

临床意义：薄膜或凝固可见于结核性脑膜炎或化脓性脑膜炎。

4. 细胞计数

正常：婴儿（0～20）$\times 10^6/L$；儿童（0～10）$\times 10^6/L$；成人（0～8）$\times 10^6/L$。细胞成分为单个核细胞。

临床意义：增高：以嗜中性粒细胞为主的，见于化脓性脑膜炎、乙型脑膜炎早期、脑脓肿（未破者）。以嗜酸性粒细胞为主的，见于脑部寄生虫感染。以淋巴细胞为主的，见于结核性脑膜炎、霉菌性脑膜炎、病毒性脑膜炎、乙型脑炎后期、脊髓灰质炎、脊髓痨、脑肿瘤、脑膜血管梅毒。

5. 蛋白

参考值：150～400mg/L；潘（Pandy）氏试验阴性。

临床意义：增高或阳性见于脑膜炎、脑或脊髓肿瘤、脑出血、珠网膜下腔出血、珠网膜下腔阻塞、格－林巴氏综合征、鞘内注射某些药物。

6. 葡萄糖

参考值：①婴儿3.9～5.0mmol/L或70～90mg/dl。②儿童2.8～4.4mmol/L或50～80mg/dl。③成人2.5～3.9mmol/L或45～70mg/dl。

临床意义：减少：见于化脓性脑膜炎、结核性脑膜炎及霉菌性脑炎。

7. 氯化物

参考值：120～132mmol/L。

临床意义：减少：见于结核性脑膜炎及霉菌性脑膜炎。

十七、胸腔积液常规

胸腔积液根据其理化性状可分为渗出液和漏出液。漏出液主要由于①血浆胶体渗透压的降低，如低蛋白血症；②血管内压增高，如充血性心力衰竭等。渗出液主要由于①感染性；②非感染性（如肿瘤、风湿等）原因所引起。

1. 一般性状

①颜色：漏出液淡黄色。渗出液可由各种病因而有不同颜色，如红色血性、脓性（黄色或绿色等）、棕褐色、乳糜样等。②透明度：漏出液基本透明或微混。渗出液混浊，透明度差或不透明。③凝块：漏出液基本无凝块，不凝固。渗出液可因含有纤维蛋白原而凝固，或存在有大量细胞及其碎片等而出现凝块。④比重：漏出液比重在1.018以下；渗出液比重在1.018以上。

2. 化学检查

①pH值：应将标本隔绝空气送检。漏出液pH7.46±0.05，渗出液pH较低，尤其是感染性渗出液（如化脓性的脓胸），当pH低于7.20时为严重感染；酸性胸水，pH < 7.30，亦见于结核性和风湿性；若pH > 7.40应考虑癌性胸水，送检肿瘤细胞。

②蛋白定量及定性测定：漏出液 Rivalta 试验阴性，蛋白定量 < 3.0g/dl；渗出液 Rivalta 试验阳性，蛋白定量 > 4.0g/dl。实际上，在临床上，充血性心力衰竭、肾病、肝硬化等产生的漏出液，蛋白量一般多在 1.0g/dl 以下，因这些病没有明显影响毛细血管的通透性，故蛋白漏出很少。③葡萄糖量测定：漏出液中葡萄糖含量大多与血糖一致。渗出液葡萄糖含量低或测不到，这是由于细菌或细胞增加将糖分解所致。一般认为，2.8～4.4mmol/L（50～80mg/dl）可能为结核性；< 1.1mmol/L（20mg/dl）多为化脓性；类风湿性关节炎合并胸水，葡萄糖多 < 1.66mmol/L（30mg/dl），而且注射葡萄糖后胸水内含糖量不增高，这与结核性胸水不同；恶性胸水含糖量亦降低。④乳酸脱氢酶（LDH）测定：LDH 对渗出液和漏出液的鉴别有参考意义，LDH > 200u/L，穿刺液 LDH/血清 LDH 比值 > 0.6 者为渗出液。可与其他指标共同分析增强鉴别意义。

3. 显微镜检查

①细胞计数：漏出液细胞数少，常 < 100μl。渗出液细胞数常 > 200μl，若 > 500μl 时可考虑为感染性渗出液，化脓性细胞数更高。因各种病因的穿刺液的细胞数可以重叠，故单凭细胞数有时难以作出鉴别，应参考多种指标。细胞增高有以下几种情况：a. 中性粒细胞为主，常见于化脓性渗出液，结核性早期亦可见以中性粒细胞为主，随后变为以淋巴细胞为主。b. 淋巴细胞增加为主，见于结核性、肿瘤、胶原性疾病等。c. 嗜酸性细胞增加，见于自发性气胸伴血性胸水、寄生虫病、人工气胸并发胸水等。d. 穿刺液中少数间皮细胞无临床意义，若间皮细胞增加见于急性炎症恢复期，大量增加且有质变时应考虑恶性肿瘤可能。e. 组织细胞常在炎症时与大量中性粒细胞同时出现。②细菌涂片检查：进行革蓝氏染色或抗酸性染色作细菌检查。

其他，穿刺液中可测定 CEA、类风湿因子等，对诊断有一定价值。

十八、前列腺液常规

前列腺液由前列腺分泌，在按摩前列腺取得前列腺液时亦混入了精囊液。

1. 一般检查

①外观：正常前列腺液为淡乳白色稀薄液体。如呈鲜红或暗红色为血性前列腺液，常见于前列腺炎、精囊炎、结核和肿瘤等。有时可呈稠厚液体，常见于化脓性炎症。②pH 值：正常前列腺液为 pH6.3 ~6.5。

2. 显微镜检查

①红细胞：在正常前列腺液内，红细胞平均 < 5 个/高倍镜，超过 5 个为异常，可见于精囊炎、前列腺炎，尤其在急性时红细胞明显增多。还可见于前列腺癌，大量出现时亦可能因按摩用力过重。白细胞在正常前列腺液内有少数存在，平均高倍视野不超过 10 个，白细胞增加或成堆出现为前列腺炎。②前列腺卵磷脂小体：量多，分布均匀，有的可分布满视野，卵磷脂小体减少并聚集常见于前列腺炎。③前列腺颗粒细胞：这些较大的细胞有脂肪变性，部分细胞系吞噬细胞，胞浆内含有多量卵磷脂小体状颗粒，此细胞在炎症时可出现，常伴有大量脓细胞，见于前列腺炎。有时在老年人前列腺液中可见到。④淀粉样小体：一般老年人较多，无临床意义。⑤精子：有时前列腺液中可出现精子，这是由于按摩时压迫精囊，故有精子出现。

3. 细菌学检查

一般作涂片革蓝氏染色，致病菌以葡萄球菌最多见，其次为链球菌、淋球菌等。必要时作抗酸性染色找抗酸杆菌，并进行衣原体和支原体检查，这些病原体引起的炎症可使精子活力降低，造成不育。

十九、精液常规

1. 一般检查

①精液量：一次射精量约为3～5ml，精液量过少可能对精子生存和活动不利。②外观：新鲜精液稠厚，灰白色或淡黄色，离体后30分钟可自行液化。若精液为暗红色可能为血性，常见于肿瘤、结核等病。若精液离体后不液化，常见于前列腺炎，因纤溶酶减少而致精液不能液化。精液不能液化不利于精子的活动，影响受精。③pH值：精液pH值为7.2～8.9，平均为7.8，这可中和阴道内的酸性环境，有利于精子的生存，pH降低时，使精子活动力、代谢减低，不利于受精。

2. 显微镜检查

①精子量：参考值为1～1.5亿/ml。低于0.6亿者生育机会减少。精子减少或无精子，可见于睾丸先天性畸形（如隐睾等）、睾丸外伤后、各种原因的炎症，如结核、淋病、腮腺炎合并睾丸炎、有关内分泌腺功能异常等。亦可见输精管结扎后，结扎后一般在4～8周后精子可渐消失。②精子活动力：根据其活泼程度、运动的方向和速度，可分为：活动良好，活动一般，活动不良，死精。若活动不良和死精＞40%，常为男性不育的原因。③精子形态：正常人正常形态的精子应占85%以上，畸形精子不超过20%，因精子畸形常影响其活力，故对受精较为重要。精子畸形可能与睾丸和附睾疾病有关。④细胞：正常精液白细胞＜5个/高倍镜，白细胞增多常见于精囊炎、前列腺炎、结核、附睾炎等；红细胞增多可见于精囊结核、前列腺癌等。

3. 抗精子抗体检测

最简便的方法是用病人的精子和自身血清或妻子的血清测试精子凝集反应，以提示有无抗精子抗体。有抗精子抗体存在可造成不育症，此法简易、方便，可作为筛选试验。

二十、电解质和微量元素检查

1. 钾（K）

参考值：3.5～5.6mmol/L

临床意义

增高：血钾高于7mmol/L时可引起严重的骨骼肌、心肌和呼吸功能的抑制及心电图P波消失、T波和QRS波群改变，超过10mmol/L时，即可发生心室纤颤、心脏停搏而致死亡。血钾增高常可由肾功能障碍使排钾减少、重度溶血或组织大量破坏使细胞内钾大量入血、组织缺氧、肾上腺皮质功能减退、含钾药物及潴钾利尿剂过度使用等原因引起。

降低：常由于钾摄入少、肾上腺皮质功能亢进及呕吐、腹泻丢失钾等原因情况引起。

2. 钠（Na）

参考值：135～145mmol/L

临床意义

降低：低钠血症（＜130mmol/L）可见于腹泻、呕吐、消化道造瘘或引流导致的失钠；艾迪生氏病、西蒙氏病、尿崩症、糖尿病、肾小管重吸收功能减退使尿钠排出增多；皮肤失钠增多如大量出汗后补水但未补盐，大面积烧伤。

增高：高钠血症（＞150mmol/L）见于肾上腺皮质功能亢进如柯兴氏症，醛固酮增多症；钠进量过多；严重脱水症，失水大于失钠；脑血管意外，垂体肿瘤。

3. 氯（Cl）

参考值：95～105mmol/L

临床意义

①增高：可见于脱水引起的高钠血症、高氯性代谢性酸中毒、肾后因素引起的排尿障碍等。

②降低：见于严重呕吐、腹泻、消化液大量丢失、长期限制氯化钠摄入、艾迪生氏病。

4. 钙（Ca）

参考值：成人：2.10～2.54mmol/L；儿童：2.25～2.67mmol/L

临床意义

增高：可见于甲状旁腺功能亢进症；维生素D、维生素A中毒；多发性骨髓瘤、肿瘤骨转移；艾迪生氏病；家族性高钙血症、婴儿期自发性高钙血症。

降低：见于甲状旁腺功能减退；肝或肾脏疾病引起维生素D代谢改变；维生素D缺乏所致佝偻病、软骨病；严重乳糜泻、胰腺炎引起的钙吸收障碍。

5. 离子钙（iCa）

参考值：1.10～1.30mmol/L

临床意义：iCa有显著的生理活性，在下列情况中其测定意义优于总钙：①甲状旁腺功能亢进症中，许多病人总钙可正常而iCa增高；②心脏直视术、器官移植、大量输入柠檬酸盐治疗者，需连续监测iCa以决定是否补钙，而测总钙意义不大。

6. 无机磷（P）

参考值：成人：0.97～1.45mmol/L；儿童：1.45～2.10mmol/L

临床意义

①增高：见于甲状旁腺功能减退、肾功能衰竭、维生素D摄入过多、骨折愈合期、慢性肾炎晚期。

②降低：见于甲状旁腺功能亢进、佝偻病、脂肪泻、糖尿病及骨质软化症。

7. 铁（Fe）

参考值：男性：11～30μmol/L；女性：9～27μmol/L

临床意义

①增高：见于溶血性贫血、再生障碍性贫血、巨幼细胞性贫血、肝炎、铁中毒。

②降低：见于缺铁性贫血、妊娠、婴儿生长期、营养不良。

8. 总铁结合力（TIBC）

参考值：45～82μmol/L

临床意义

①增高：见于缺铁性贫血、妊娠。

②降低：见于血清蛋白降低的各种疾病，如肝硬化、慢性感染、蛋白丢失过多。

9. 铜（Cu）

参考值：男性：11～22μmol/L；女性：12.6～24.3μmol/L

临床意义

①增高：见于白血病、肝硬化、各种感染、肿瘤等。

②降低：见于肝豆状核变性、低蛋白血症、肾病综合征等。

10. 镁（Mg）

参考值：0.8～1.2mmol/L

临床意义

①增高：见于肾功能衰竭、甲状腺功能减退症、糖尿病酮症酸中毒未治疗时、严重脱水。

②降低：见于长期禁食或吸收不良、长期丢失胃肠液、慢性肾炎多尿期、长期用强利尿剂、甲状腺功能亢进症、原发性醛固酮增多症。

11. 锌（Zn）

参考值：10～17.6μmol/L

临床意义

①增高：见于甲状腺功能亢进、嗜酸性粒细胞增多症、口服锌或锌中毒。

②降低：见于急性组织损伤、烧伤、外科手术时、心肌梗死、急性传染病、慢性肝病、肾病综合征、肾功能不全。

12. 铝（Al）

参考值：< 0.15μmol/L

临床意义：增高：见于肾功能衰竭及铝中毒。

13. 硒（Se）

参考值：1.3～4.3μmol/L

临床意义：降低：见于克山病、溶血性贫血、不孕症及肿瘤。

14. 铅（Pb）

参考值：成人 < 1.93μmol/L

临床意义：≥4.83μmol/L 见于急性铅中毒。

15. 汞（Hg）

参考值：< 50nmol/L

临床意义：增高：见于汞中毒。

二十一、肥达氏反应

参考值：各型凝集价：

O：0～1：80

H：0～1：160

A：0～1：80

B：0～1：80

C：0～1：80

临床意义：①O、H 凝集价均增高时，见于伤寒。②O 增高且 A、B 或 C 中任何一项增高时见于副伤寒。③H 凝集价增高，而 O 凝集价不高时，可见于曾接受伤寒疫苗接种者、曾患过伤寒病者、个别现症伤寒病人及其他沙门氏菌感染者。

二十二、小便常规

1. 尿色

参考值：淡黄色或黄色。

临床意义：①深黄色或棕黄色，常为胆红素尿，见于阻塞性黄疸或肝细胞性黄疸。②棕红色或淡红而混浊如洗肉水样，见于泌尿系统的结石、结核、肿瘤、炎症。③色如酱油或红葡萄酒、镜检无红细胞者，多为血红蛋白尿，见于阵发性睡眠性血红蛋白尿、蚕豆病、恶性疟疾、血型不合所致输血反应。

2. 尿透明度

参考值：新鲜尿多为透明，久置可因盐类析出而混浊。

临床意义：新鲜尿混浊可见于尿路感染、脓尿、乳糜尿、尿酸盐、磷酸盐或碳酸盐沉淀。

3. 尿量

参考值：1500~2000ml/24 小时。

临床意义：

①增多：每日尿量超过 2500ml 为多尿，可见于：a. 生理性多尿：饮水多、饮浓茶、饮酒、精神紧张、受凉后。b. 病理性多尿：见于糖尿病、尿崩症、慢性肾炎、急性肾功能衰竭的多尿期、高血压肾病、肾性糖尿、黏液性水肿、肢端肥大症、脑炎、原发性甲状旁腺功能亢进、原发性醛固酮增多症。

②减少：每日尿量少于 500ml 为少尿，可见于休克、脱水、严重烧伤、急性肾炎、心力衰竭、肝硬化腹水、急性肾功能衰竭。每日尿量少于 100ml/24 小时为尿闭（无尿），多见于严重休克、肾炎晚期、急性肾功能衰竭的无尿期。

4. 尿酸度（pH）

参考值：4.5~8。

临床意义

①降低：见于酸中毒、糖尿病、发热、白血病、痛风、慢性肾病、服氯化铵后。

②增高：见于严重呕吐、输血后、尿路感染、服重碳酸钠后。

5. 尿比重

参考值：随机尿：1.003~1.030；晨尿：>1.020；24小时混合尿：1.015~1.025。

临床意义：

①增高：见于脱水、急性肾小球肾炎、糖尿病。

②降低：见于尿崩症、慢性肾衰、尿毒症、恶性高血压。

6. 尿蛋白

参考值：定性：阴性。定量：20~80mg/24小时。

临床意义：①生理性阳性或增高（暂时性、弱阳性）见于剧烈活动后、妊娠、精神过度紧张、严重受寒、长期直立。②病理性阳性或增高见于肾小球肾炎、肾盂肾炎、肾病、肾结石、多囊肾、肾淀粉样变性、高血压肾病、休克、糖尿病肾病、甲状腺功能亢进、妊娠高血压综合征、败血症、系统性红斑狼疮、发热、溶血性贫血、白血病、严重肌肉损伤、化学品中毒、前列腺炎、输尿管炎、膀胱炎、尿道炎。

7. 尿隐血试验

参考值：阴性。

临床意义：血尿及血红蛋白尿均可呈阳性反应。血红蛋白尿见于溶血性输血反应、阵发性睡眠性血红蛋白尿、恶性疟疾、伤寒、溶血性黄疸、大面积烧伤、化学药物中毒。

8. 尿糖

参考值：定性：阴性。定量：0.1~0.9g/24小时

临床意义：增高或阳性：见于糖尿病、胰腺疾病、肾性糖

尿、甲状腺功能亢进症、脑垂体前叶功能亢进、肾上腺皮质功能亢进、嗜铬细胞瘤、胰岛 α 细胞瘤、颅内压升高、慢性肝病。

9. 尿酮体

参考值：阴性。

临床意义：阳性：见于糖尿病酮症酸中毒、脱水、呕吐、中毒性休克、碳水化合物摄入不足及脂肪分解代谢增强。

10. 尿胆红素

参考值：阴性。

临床意义：阳性：见于肝脏疾病、胆道疾病、肝内或肝外胆管阻塞。

11. 尿胆原

参考值：定性：阴性或弱阳性。定量：0.01 ~ 5.9μmol/24小时。

临床意义：阳性：见于肝实质性病变、溶血性黄疸、心力衰竭、败血症及肠道感染。

12. 乳糜试验

参考值：阴性。

临床意义：阳性：见于丝虫病及其他引起肾周围淋巴管阻塞的疾病。

13. 尿淀粉酶

参考值：①Winshow 法：8 ~ 64U。②Somogyi 法：35 ~ 260U。③合成七糖底物法：< 400U/L。

临床意义：增高：见于急性胰腺炎、总胆管阻塞、胃或十二指肠溃疡穿孔、小肠梗阻、流行性腮腺炎。用 Somogyi 法测定超过 500U 时可确诊为急性胰腺炎。

急性胰腺炎如合并肾功能不全，尿淀粉酶可正常或仅轻度增高。

14. 尿沉渣显微镜检查

参考值：①红细胞：0～5/高倍视野。②白细胞：0～3/高倍视野。③上皮细胞：少量扁平或小圆上皮细胞。④管型：偶见透明管型，无其他各种管型。⑤圆柱状体：无。

临床意义：红细胞＞10/高倍视野：常见于急性及慢性肾炎、肾结核、泌尿系结石、肾盂肾炎、肾肿瘤、肾外伤、肾下垂、充血性心力衰竭、肾梗死及出血性疾病。

大量白细胞（脓尿）　常见于尿路感染、前列腺炎及精囊炎等。

大量扁平上皮细胞　除白带污染外，表示尿路有轻度的炎症反应。圆形上皮细胞大量出现，表示尿路黏膜的炎症比较严重，如肾盂肾炎。小圆形上皮细胞如与管型同时出现，多为肾炎之征。

透明管型　持续多量出现，常见于急性和慢性肾炎、肾病、长期发热、肾瘀血和肾血管硬化等；肾炎晚期，常出现异常粗大的管型；剧烈运动后或老年人有少量出现时一般无意义。

颗粒管型　：表示肾脏有器质性病变，见于急性及慢性肾炎、肾病、肾动脉硬化症等。

蜡样管型　表示肾小管有严重变性坏死，多见于重症肾小球肾炎，特别是慢性肾炎终末期或肾淀粉样变性。

脂肪管型　内含有许多脂肪滴，多见于类脂性肾病、慢性肾小球肾炎。

上皮细胞管型　内含肾小管上皮细胞，见于急性肾小球肾炎、间质性肾炎、肾病综合征、毒素反应、长期高热、子痫、重金属中毒、肾淀粉样变性及慢性肾炎晚期等。

红细胞管型　是由于出血引起的，见于红细胞进入肾小管的疾病，如急性肾小球肾炎、慢性肾炎急性发作型、血型不合输血后溶血反应等。

白细胞管型　表示有化脓性炎症，见于急性肾盂肾炎、间质性肾炎、肾病综合征、尿路感染、急性肾小球肾炎、狼疮性肾炎、多发性动脉炎等。

圆柱状体　其出现的临床意义与透明管型同，在肾脏循环发生障碍时较为常见。

混合管型　活动性肾小球肾炎、肾病综合征、结节性动脉周围炎、狼疮性肾炎、恶性高血压。

无机盐管型：无意义。

细菌管型　肾脏因细菌感染而呈化脓性病变。

血红蛋白管型　急性出血性肾炎、血红蛋白尿、骨折、溶血性输血反应。

结晶体　在酸性尿液中出现尿酸结晶或草酸钙结晶一般无意义，但如在新鲜尿液中大量出现并伴有红细胞，可见于肾或膀胱结石。出现亮氨酸或酪氨酸结晶，多为爆发型肝炎、急性磷中毒、白血病。

二十三、大便常规

1. 粪性状

正常：成形便。

临床意义：柱状硬便，见于习惯性便秘；羊粪样粒状硬便，见于痉挛性便秘；扁形带状便，可能由于肛门狭窄或肛门附近赘生物挤压所致；糊状便，见于饮食过量后及其他消化不良症；液状便，见于食物中毒性腹泻及其他急性肠炎；米泔水样便，见于霍乱；脓血便，见于细菌性痢疾；粘冻便，见于慢性结肠炎；血样便，见于下消化道出血。

2. 粪颜色

正常：正常粪便呈黄色至棕黄色。服用炭粉、铋剂或铁剂后，粪呈深浅不等无光彩的碳样黑色；曾服用钡餐者，粪呈灰白色；如粪中含有大量未完全消化的蔬菜，则呈菜绿色；多食西瓜后，未消化的瓜瓤在粪便中呈浅红色。

临床意义：粪色黑而有光彩，呈柏油样的油黑色，见于上消化道出血；胆道阻塞性疾病，粪中含有大量脂肪而无粪胆素，所以粪呈陶土色；因蠕动过速，以致由胆红素转化成胆绿素使粪便成绿色，见于婴儿肠炎；新鲜血液混入粪便，或附在粪便表面，多见于下消化道出血的疾病。

3. 粪气味

正常：正常粪便的臭味，主要由于食物中蛋白质经细菌分解产生的吲哚及粪臭素所致。

临床意义：粪呈臭味，同时杂有气泡者，常见于淀粉或糖类的消化不良。

4. 粪黏液

正常：除正常硬粪外，常附有一层石蜡油样的光彩，即为黏液，其量极少。

临床意义：粪便表面有少量肉眼可见的黏液，见于急性肠炎、慢性结肠炎等。

5. 粪隐血试验（OB）

参考值：化学法：阴性，但吃荤菜、某些果蔬或某些药品后可呈弱阳性；免疫测定法：阴性。

临床意义：上消化道出血时，化学法隐血试验呈阳性反应，血量越多，阳性越强，按显色反应的强弱，可分为 ± ~4 + 五级。免疫法隐血试验阳性对消化道出血有特异性，一般无假阳性，但柏油样便时因血红蛋白抗原过量或抗原性改变，反呈弱阳性。

6. 粪中细胞

参考值：偶有少数上皮细胞或白细胞。

临床意义：有大量红细胞，见于下消化道出血；有大量白细胞、少量红细胞及上皮细胞，见于细菌性痢疾；有大量上皮细胞，见于慢性结肠炎；有吞噬细胞，大多见于细菌性痢疾。

7. 粪寄生虫

参考值：无或有少许非致病性虫卵，如结肠阿米巴、微小阿米巴、嗜碘阿米巴、双核阿米巴、唇鞭虫、人肠毛滴虫、中华肠内滴虫等。

临床意义：若发现粪便中有溶组织阿米巴包囊及滋养体、兰氏贾第鞭毛虫、蛔虫卵、鞭虫卵、姜片虫成虫或虫卵、华枝睾吸虫卵、绦虫节片或虫卵、日本血吸虫卵等，即可诊断为各相应疾病。

治 疗 篇

有病要早治，方法要选准。自己拿不准的，要及时到正规医院检查治疗，千万不要轻信广告、传言。治病的方法很多，有非药物疗法，就是不用药，用一些简单的保健方法，就可解除病痛，如合理起居、调节饮食、合理喝水及闭目养神、吞津（即咽唾沫）、提肛、揉腹等方法。药物疗法，有中药、西药之分，有口服药、外用药、注射药之别，鉴于西药的毒副作用越来越被人们所认识，用药的原则是：能用中药的不用西药，能用口服药的不用注射剂。千万不要迷信打针，更不要动辄就输液。特别应该注意不要随便使用消炎药、止痛药、退热药，这些药若使用不当，可引起一些终身难治的疾病。

常见症状的治疗

一、发热

发热是临床上常见症状之一。当口温高于 37.3℃或肛温高于 37.6℃，一日间的变化超过 1.2℃，即称之为发热。按照体温的高低，可区分为低热（37.4℃ ~38℃）、中等度热（38.1℃ ~39℃）、高热（39.1℃ ~41℃）和超高热（41℃以上）四种。需要注意的是，传统观念所说的正常体温 37℃是一个笼统的数值。

一般成人清晨安静状态下的口腔（舌下）温度波动于一个狭小的范围（36.3℃～37.2℃），且不同个体的正常体温略有差异，少数人可低于36℃，也有的人可高于37℃。另外，老年人代谢率较低，其体温低于青年人。体温可因内外因素的影响而稍有变动，常见原因有剧烈运动、重体力劳动、劳累、进食后，由于机体产热增加，因而体温高于正常；或长期在热环境下工作、盛夏、或衣着过多，此时机体散热减少，体温可高于正常；或妇女排卵期、妊娠期；许多较大手术后1～2天，无创口感染，体温会升高，一般不超过38℃，这是机体对创伤的反应，可持续3～5天。以上这些体温变化，是人体在内外环境变化下的正常反应，一般不需治疗。

引起发热的原因很多，可分为感染性和非感染性两种，而且以感染性发热为常见。感染性发热是由于感染了细菌、病毒、真菌、寄生虫等引起。而非感染性发热原因很多，可见于大手术后、内出血、大血肿、大面积烧伤、肿瘤、风湿病、甲状腺功能亢进等。在临床上医生常根据病史、症状、体征及检查结果，判断病因，给予用药。这里主要介绍正常体温及体温的生理变异、热度高低、热程分期、发热伴随症状辨病，以利于患者协助医生诊断治疗，并使患者了解发热的原因，避免因滥用抗菌素、退热药而干扰医生诊断，贻误病情。

伴随症状

1. 发热伴有恶寒怕风、头痛、鼻塞、咳嗽者，多为感冒。

2. 发热伴有咳嗽胸痛、气喘，为呼吸系统疾病，如支气管肺炎、胸膜炎。

3. 发热伴有胸闷、心悸、呼吸困难、心绞痛或休克者，多为心血管疾病，如心肌炎、心内膜炎。

4. 发热伴有腹痛、呕吐、腹泻，为消化系统疾病，如急性肠胃炎、胆囊炎、胰腺炎、阑尾炎等。

5. 发热伴有腰痛、尿急、尿频者，多为泌尿系统疾病，如尿路感染。

6. 发热伴有头痛、恶心呕吐、惊厥等，多为神经系统疾病，如脑炎、脑膜炎。

7. 发热伴有关节肿痛，多见于风湿性关节炎等病。

8. 午后或晚上发热、出汗者，多为结核病、风湿病，或一些慢性病，也有属于老年气虚发热者。

治疗

1. 明确诊断。发热的原因很多，有生理性的，有病理性的，患者切不可误认为发热都是由于感染引起而滥用抗生素、退热药，尤其出现高热持续不退、长期低热、发热伴异常消瘦、高热突然降到正常体温以下、发热伴剧烈头痛、发热伴面色发黄等情况时，应及时到医院就诊。

2. 物理降温。发热开始，无论是什么病都可先采取物理降温，其方法有：①休息，多饮白开水。②温水或酒精擦浴。③温热水泡脚半小时。以上三法需取微汗方可解热，千万不可到澡堂洗澡或劳动出汗。

3. 药物治疗。西药：可服 APC 或扑热息痛 1～2 片，或尼美舒利颗粒 1 包，口服；小儿可用 10%～20% 安乃近滴鼻，或消炎痛栓外用，或口服百服宁退热。中药：可用生姜 3 片，葱头 7 个，红糖少许，水煎，热服，取微汗；也可用感冒清热颗粒 2 包，或小柴胡颗粒 2 包，一日 3 次，冲服。

4. 发热不宜降温太快。因为发热是机体保护性的反射，发热本身可以驱邪外出，如果退热太快，会导致留寇于内，助邪内复。一般 38℃以下不宜用退热药。

生活饮食调理

1. 保持心情舒畅，对发热不要紧张。

2. 饮食宜清淡，不要过饱、过饥。

3. 注意气候变化，随时调节衣服。

4. 多饮水，多喝白开水，每天喝1500～2000毫升，要主动定时喝，不能等渴了再喝。

5. 按时作息，保持充足的高质量的睡眠。

6. 每天晚上睡前行温热水浴足，浴足和洗脚不同，一定要坚持泡半小时，待头上稍见汗为好。

7. 每天坚持室外活动，以散步或快走为好。

8. 坚持耐寒锻炼，提高机体抗病能力。

二、咳嗽

咳嗽既是一种保护性的反射动作，同时也是呼吸系统疾病的常见症状之一。当咽喉、气管、支气管、胸膜、肺等由于炎症、瘀血、肿瘤或受到物理、化学及过敏等因素的刺激时，冲动通过分布于以上器官的迷走神经分支传导到延髓咳嗽中枢，引起咳嗽症状。

中医认为，咳嗽是外感或内伤等多种病因所致的肺失宣肃、肺气上逆，以咳嗽、咳痰为主要症状的病证。咳是指有声无痰，嗽是指有痰无声。临床上一般为痰声并见，故合称咳嗽，多见于西医之上呼吸道感染、急慢性支气管炎、支气管扩张、肺炎等病。

治疗

1. 西药　①消炎类：利菌沙0.5g，每日3次，口服；螺旋霉素0.4g，每日3次，口服；罗红霉素0.15g，每日2次，口服；阿莫西林0.5g，每日3次，口服。②止咳类：咳快好20mg，每日3次，口服；咳必清25mg，每日3次，口服；复方甘草片3片，每日3次，口服。

2. 中药　可分外感咳嗽、内伤咳嗽等辨证分型治疗。外感咳嗽又分为风寒束肺型、风热犯肺型、燥热伤肺型、风燥伤肺型，内伤咳嗽又分痰湿蕴肺型、痰热郁肺型、肝火犯肺型、肺阴亏耗型、肺气虚寒型、寒饮犯肺型。

3. 中成药　①桑菊感冒片4～8片，每日2～3次，口服，适用于风热咳嗽、燥热咳嗽。②蛇胆川贝液1支，每日2次，口服，适用于肺热咳嗽。③蛇胆川贝枇杷膏15ml，每日3次，小儿酌减，口服，适用于风热犯肺及痰热郁肺之咳嗽。④川贝枇杷止咳冲剂1袋，每日3次，开水冲服，适用于外感风热及肺热所致之咳嗽、咽干疼痛、口渴、痰稠或痰多等。⑤复方川贝精片3～6片，每日3次，口服，适用于急、慢性支气管炎和支气管扩张之风寒咳嗽、痰喘。⑥养阴清肺糖浆20ml，每日2次，温开水调服，适用于阴虚肺燥之咽喉干痛、干咳少痰，或痰中带血。⑦蛇胆陈皮末1～2瓶，每日2～3次，温开水送服，适用于风寒咳嗽，痰多呕逆。⑧橘红丸：大蜜丸每次2丸，小蜜丸每次12克，每日2次，温开水送服，适用于咳嗽痰多、痰不易咳出，胸闷口干。⑨罗汉果止咳冲剂1袋，每日3次，开水冲服，适用于感冒咳嗽、支气管炎。⑩蜜炼川贝枇杷膏10克，每日3次，口服，适用于各类咳嗽。

4. 单验方选用　①取桑叶、枇杷叶、胡荽叶各12克，水煎服，主治慢性咳嗽。②取鱼腥草30克，桔梗、杏仁各9克，甘草6克，水煎服，主治肺热咳嗽。③取沙参、百合各15克，川贝母9克，水煎服，主治肺阴虚咳嗽。④取党参60克，冬虫夏草30克，五味子15克，蛤蚧1对，共为细末，每次9克，主治慢性气虚咳嗽。

5. 食疗　①取鲜萝卜1个，蜂蜜30克，水煎服，适用于风寒咳嗽。②取川贝母9克，梨1个，煮汁饮服，适用于虚火咳嗽。③取松塔（松果）3个，豆腐2块，同煮沸加冰糖适量，空腹喝汤吃豆腐，适用于急性气管炎咳嗽。④取川贝粉6克，豆腐浆1碗，将豆腐浆炖热冲川贝粉内服，适用于久咳不愈。⑤取白果5～7粒，用猪肉蒸食，适用于久咳。⑥五汁蜜膏：取鸭梨（或雪花梨）、白萝卜各1000克，鲜姜、炼乳、蜂蜜各250克，先将梨去核，萝卜、生姜洗净切碎，分别用洁净纱布绞挤取汁，取梨汁、萝卜汁共置锅中，先武后文用火煎熬，浓缩至膏状时，加入姜汁、炼乳、蜂蜜，急搅令匀，继续加热至沸，停火待冷装瓶备用，每次取1汤匙，沸水冲调，每日2次，具有养阴清热止咳之功，适用于阴虚有热者。⑦糖渍陈皮：取鲜橘皮，白糖各适量，将鲜橘皮或将洗净的干橘皮泡软，切丝，放锅中，加入大约橘皮重量一半的白糖，加水使之没过橘皮，加热煮沸后，改微火慢煮，至余液将尽时将橘皮取出，放置盘内，将冷时再撒入约橘皮重量一半的白糖，搅匀即可，每日饭前或饭后，不拘量食用，具有开胃理气、止咳化痰、增进食欲之功，适用于咳嗽、食欲不佳者。⑧枇杷叶粥：取枇杷叶10～15克，粳米50克，冰糖适量，先将枇杷叶用布包水煎去渣取浓汁，或将鲜枇杷叶30～60克刷尽毛绒，切丝水煎，去渣取汁，加入粳米煮粥，粥将成时，加入冰糖，稍煮备用，每日早晚佐餐用，具有清肺化痰、止咳降气之功，适用于咳嗽肺热者。

生活饮食调养

1. 要注意室内寒暖适宜，保持适当的湿度。

2. 戒烟，室内加强通风换气，保持空气新鲜。

3. 调摄情志，保持心情舒畅。

4. 饮食要根据病人的不同情况而定。如外感热证者，饮食应特别注意清淡、易消化；脾虚者应注意饮食易消化；阳气虚寒者，可多食牛、羊肉等温性补养之品。均应忌食生冷、肥甘、辛辣、酒类等。

5. 适应气候变化，随气温冷暖增减衣服，尤其在冷空气环境时更应注意避免感冒。

6. 增强体质，对慢性久咳的肾虚患者，应嘱其进行适当的身体锻炼和耐寒锻炼，以提高肺的通气功能，增强抗病能力。对于平素易于感冒者，可嘱其经常于迎香穴进行按摩或用手揉擦面部。

三、头痛

头痛是指头颅上半部，即眉毛以上至枕骨部为止的范围内的疼痛，眉毛以下部位的疼痛称为面痛，枕骨以下的疼痛称为颈痛。头痛是一个症状群，可以由许多疾病引起，因此，首要的任务是尽量设法及早明确引起头痛症状的病因，特别要区分那些会危及生命的严重疾病所引起的险恶头痛与一些无生命危险的病因导致的良性头痛。

如何判断病情轻重缓急

1. 病程　按发病时间急、慢来划分，可以将头痛分为：①急性头痛，如脑出血、暴发性脑炎或脑膜炎、脑肿瘤出血以及全身性感染伴高热等引起的头痛。②亚急性头痛，如慢性脑膜炎、慢性硬膜下血肿造成的头痛。③复发性头痛，如偏头痛。④慢性进展性头痛，如颅内肿瘤、颅内压增高所致的头痛。⑤慢性非进展性头痛，如肌紧张性头痛。头痛发病的缓与急大致上能反映出疾病性质的轻与重，对急性发病的头痛千万不能掉以轻心。

2. 伴随症状　①除头痛外，还伴发有其他症状。能危及生命的颅内疾病除引起急性头痛外，往往还伴发其他的神经、精神症状，如昏迷、精神异常、恶心与呕吐、颈项强直、肢体抽搐、偏瘫或四肢瘫痪、失明和语言障碍等。凡伴发有其他神经、精神症状的头痛，不论其发病是急是慢，都应该及时作进一步的各类检查。②咳嗽、喷嚏、用力、屏气、低头时头痛有加重感，这些活动都能促使颅内压升高，因此在这些情况下有加重感的头痛都提示与颅内压增高有关。③头痛程度进展性加重。不论头痛发病是急是慢，有否伴发神经、精神症状，咳嗽、用力时头痛是否加重，只要在病程演进过程中头痛呈进展性加重，则提示头痛是与颅内某种进行性的疾病有关，可能是脑肿瘤、硬膜下血肿、慢性脑膜炎和脑内寄生虫等，应及时作脑 CT 等进一步检查，切勿耽误。④头痛妨碍日常饮食与睡眠活动，这样的头痛大都是器质性疾病引起的头痛。⑤在儿童期或在 50 岁以后首次发病，大多为良性功能性头痛，如偏头痛、群集性头痛与肌紧张性头痛，都在儿童期或 50 岁以后首次发病，因此对该类头痛应慎重对待。

真正险恶的头痛大约仅占头痛病例总数的百分之一，因此也不必草木皆兵，终日惶惶不安。但俗话说："不怕一万，只怕万一"，故也不能大意，宜谨慎小心。

在急性头痛病例中，及时查清病因是关键，针对病因治疗奏效后，头痛症状也会迎刃而解。在慢性头痛病例中，必须区分长时期内反复发作的急性头痛（偏头痛，群集性头痛，或肌紧张性头痛）与慢性头痛综合征。

慢性复发性头痛一般有特殊的病因，经过特殊的对症治疗后能奏效，而慢性头痛综合征则具备以下特征：①心理与环境因素比较明显。②缺乏明确的造成头痛的病理生理机制。③客观检查不支持器质性病变。④应用针对急性头痛或慢性复发性头痛的治疗药物往往无效。⑤病人常有长期滥用镇痛药物史。⑥病人诉说长期以来天天头痛，头痛在睡醒时出现，持续整天（虽然程度可有所波动）不见缓解，直至入睡。

治疗

1. 西药　①一般治疗：颅痛定 30～60mg，每日 3 次；或去痛片 1～2 片，每日 2～3 次；或脑清片 2 片，每日 3 次；或可服用布洛芬、对乙酰氨基酚等。②血管性头痛：可给予麦角胺咖啡因 1 片，每日 3 次；或心得安 10～20mg，每日 3 次等。③三叉神经引起的头痛：除给予一般止痛药外，可加用苯妥英钠 0.1g，每日 3 次；或卡马西平 0.1g，每日 3 次。④对于头痛病因明确者，应给予相应的病因治疗，如高血压病人应予降压治疗，屈光不正、青光眼病人应给予眼科方面的治疗。

2. 中药　可分外感头痛和内伤头痛辨证治疗。

3. 中成药　①全天麻片3~4片，每日3次，口服。②镇脑宁胶囊3丸，每日3次，口服。③正天丸5克，每日3次，口服。④养血清脑颗粒1包，每日3次，冲服。⑤天舒胶囊4粒，每日3次，口服。⑥太极通天液10毫升，每日3次，口服。

4. 预防保健　消除紧张心理，发病期间最好卧床休息。

引起头痛的原因很多，一旦出现头痛，应先去医院诊治，不宜随便服用止痛药。因为器质性病变引起的头痛除神经系统检查外，有时还要做特殊检查，如脑脊液检查、脑血管造影、CT、MRI等，待作出诊断后，再根据不同病因进行治疗。

对于上述一般对症治疗效果不佳者，头痛呈持续性、进行性加剧者，头痛伴高热或伴喷射性呕吐者，应及早送医院诊治。

一旦经医生诊断为慢性头痛综合征，病人则应积极配合快速撤停镇痛药。长期用药者突然全部撤停会引起戒断反应，一般主张逐步快速撤停，具体究竟快速到如何程度，须视药物的性质（一般镇痛药还是麻醉性镇痛药）与用药时间的长短而定，如属一般镇痛药且服药时间不是太长，则可在短时期内达到完全停药；如属麻醉性镇痛药且用药已久，则须住院进行撤药。为安全起见，一般在撤药过程中可应用适当的精神药物、镇吐与镇静药物。除撤停镇痛药物外，病人应加强身心放松的锻炼，以及慢跑或快走等耐力锻炼，如能持之以恒，必能收到良好的效果。奉劝有头痛的病人不要以为一般镇痛药副作用小而长期滥用，也不要以为耐力锻炼一时看不出什么显效而置之不顾。

生活饮食调理

1. 稳定情绪，不急不躁，静心调养。

2. 饮食宜清淡，低盐，低糖，少食油腻、肥甘、油炸、火烤、盐腌等食品，多吃新鲜蔬菜和水果。

3. 生活规律，按时睡眠，每晚 10 点前上床为最好，早上天明起床，不睡懒觉，保持高质量的睡眠。

4. 多饮水，保证每天喝好八杯水，约 2000～2500 毫升，要主动喝，不能等渴了再喝，以白开水为好，不喝可乐及含糖饮料，少喝矿泉水及纯净水。

5. 保持大便畅通，养成白天定时排便的习惯，若 2 天不排便就必须采取措施，排便要随其自然，慢慢排，千万不要用力努挣强排。

6. 坚持有规律的散步，散步本身可以缓解头痛。

7. 戒除烟酒，因烟酒对头痛都有刺激作用。

8. 要动静结合，每天定时静养，特别是头痛发作时要闭目静养，可缓解疼痛。

四、心悸

心悸是一种自我感觉，包括惊悸和怔忡，是由气血阴阳亏虚，心失所养，或痰瘀阻滞心脉，邪扰心神所致，病人自觉心中悸动，惊惕不安，甚则不能自主，常伴有气短，胸闷，甚则眩晕，喘促，脉象或迟或数，或节律不齐。若因惊恐、劳累而发，时发时止，不发时如常人，其证较轻者，为惊悸；并无外惊，每由内因引起，自觉终日心中惕惕，稍劳即发，病来虽渐，但全身情况较差，病情较为深重者，为怔忡。惊悸日久不愈，可发展为怔忡。

症状 自觉心搏异常，或快速或缓慢，或忽跳忽止，呈阵发性或持续不解，神情紧张，心慌不安，伴有胸闷不适、心烦寐差、乏力、头晕等症。中老年患者，可伴有心胸疼痛，甚则喘促，汗出肢冷，或见晕厥。脉象可见数、促、结、代、缓、迟等，或叁伍不齐，或乍疏乍数，或忽强忽弱。常有情志刺激及劳倦、饮酒等诱发因素，心电图可有各种心律失常表现。多见于西医学中各种原因引起的心律失常，如心动过速、心动过缓、过早搏动、心房颤动或扑动、房室传导阻滞、病态窦房结综合征、预激综合征以及心功能不全、一部分神经官能症等。

治疗 由于心悸的主要病机为气血不足、阴阳失调、气滞血瘀、痰浊水饮等，故益气养血、滋阴温阳、行气化瘀、化痰涤饮以及养心安神、重镇安神等均为心悸的治疗大法。虚当补之，实当泻之，若久病，虚实夹杂，病机复杂者则宜标本兼顾，攻补兼施。若出现心阳暴脱的厥脱、抽搐等危候应积极采取中西医结合抢救措施。

1. 应急措施 ①脉率快速型心悸（心率≥120 次/分）：生脉注射液 20～30ml 加入 50% 葡萄糖注射液 20～40ml 中静脉注射，连用 3～5 次多能控制病情，继以每日 2 次，巩固疗效。强心灵 0.125～0.25mg，或福寿草总甙 0.6～0.8mg，或铃兰毒甙 0.1mg，或万年青毒甙 2～4ml，加入 50% 葡萄糖注射液 20～40ml 中缓慢静脉注射，1 日 2～4 次。苦参注射液 2ml 肌注，每日 2～3 次；苦参浸膏片 3～5 片，1 日 2～3 次，口服。②脉率过缓型心悸：参附注射液 10～20ml 加入 50% 葡萄糖注射液 20～40ml 中缓慢静脉注射，1 日 2～3 次，或以大剂量静脉点滴。人参注射液 10～20ml 加入 50% 葡萄糖注射液 20～40ml 中静脉注射，1 日 2～3 次。附子Ⅰ号注射液 2.5～5mg 加入 5%～10% 葡萄糖注射液 100～150ml 中静脉滴注，每分钟 10～25μg，1 日 1 次。③脉率不整型心悸：常咯林 0.2g，每日 3～4 次，病情控制后，改为每日 1～2 次。福寿草片，每次 1 片，病情顽固者每次 2 片，每日 2～3 次，病情控制后每次 1/3～1/2 片。

2. 西药 ①心得安 15～30mg，每日 2～3 次，口服。②异搏定 40mg，每日 3 次，口服。③慢心律，首次 400mg，然后 200mg，8 小时 1 次，口服。④乙胺碘呋酮 200mg，每日 3 次，口服。

3. 中药 可分心虚胆怯型、心气不足型、心脾两虚型、心阴亏虚型、心阳不振型、水饮凌心型、心脉瘀阻型等辨证治疗。

4. 中成药 ①生脉注射液40～60ml，加入5%葡萄糖注射液250ml中静滴，每分钟40～60滴，每日1次，10～15天为1疗程，适用于缓慢型心律失常而有气阴两虚见证者。②参附注射液10～20ml，以5%或10%葡萄糖注射液250～500ml稀释后静脉滴注，或遵医嘱，适用于心阳不振所致心悸。③参麦注射液20～40ml，以5%或10%葡萄糖注射液250～500ml稀释后静脉滴注，或遵医嘱，适用于心阴亏虚所致心悸。④滋心阴口服液10ml，每日3次，口服，适用于心阴不足所致心悸。⑤补心气口服液10ml，每日3次，口服，适用于心气不足所致心悸。⑥稳心颗粒1包，每日3次，口服，适用于气滞血瘀所致的心悸。⑦柏子养心丸9克，每日2次，口服，适用于心气虚寒所致的心悸。⑧归脾丸9克，每日2次，口服，用于心脾两虚所致的心悸。

5. 单验方 ①取甘草30克，水煎服。②取苦参20克，水煎服，适用于心悸而脉数或促的患者。③取紫石英10～15克，水煎服。④定心汤：取龙眼肉30克，酸枣仁、山萸肉各15克，炒柏子仁、生龙骨、生牡蛎各12克，生乳香、没药各3克，水煎服。⑤养心镇惊汤：取白苇根、生白芍各15克，煅磁石12克，菖蒲10克，天竺黄、龙骨、牡蛎、钩藤、银花藤、茯神各9克，朱砂5克，水煎服。

6. 气功 以静养功为主，每日早、晚各做30分钟。

7. 食疗 ①麦仁大枣粥：取大麦（浸去皮）100克，大枣10个（去核），同煮成粥，作晚饭食用。②桂圆粳米粥：取桂圆肉30克，粳米100克，煮粥食用。③莲子百合粥：取莲子、百合各30克，苡米50克，同煮成粥，作晚饭食用。

生活饮食调养

1. 保持乐观情绪，避免忧思、恼怒、惊恐等不良刺激。

2. 劳逸有度，注意休息养神，切记不要娱乐过度。

3. 注意饮食调养，饮食宜清淡、低盐、低脂，少吃糖，多吃五谷杂粮、新鲜蔬菜水果，进食不宜过急过饱，要细嚼慢咽，吃七成饱。

4. 多饮水，水是生命之源，要主动饮水，不要等渴了再喝水，每天要有计划的喝好6~8杯水。

5. 起居有常，保证充足的高质量的睡眠，早上不要懒起床，不轻易熬夜。

6. 保持大便畅通，养成每天定时排便的习惯。

7. 养成每天早晚室外活动习惯，以散步为好，散步可以稳定情绪，提高心脏功能。

8. 戒除烟酒，不喝浓茶和咖啡。

对读者提示 心悸有器质性、功能性之区别，凡自觉心悸者首要的应尽快到正规医院检查，明确诊断，对病治疗，对于查不出病因的不要乱吃药，可以先休息静养，稳定情绪，不要一感觉心悸或心律不齐就认为是心脏病，心律不齐也不一定是心脏病，一些情绪激动、过度劳累也可引起心律不齐。

五、眩晕

眩晕是目眩与头晕的总称。目眩以眼花或眼前发黑、视物模糊为特征；头晕以感觉自身或外界景物旋转、站立不稳为特征。两者常同时并见，故统称眩晕。外感、内伤均可发生眩晕。多见于西医学内耳性眩晕如美尼尔氏综合征、迷路炎、内耳药物中毒、前庭神经元炎、位置性眩晕、乘车船引起的晕动病等；中枢性眩晕如椎-基底动脉供血不足、锁骨下动脉偷漏综合征、延髓外侧综合征、脑动脉粥样硬化、高血压性脑病、脑干出血等；颅内占位性疾病如听神经纤维瘤、小脑肿瘤、第四脑室肿瘤等；颅内感染性疾病如颅后凹蛛网膜炎、小脑脓肿等；其他如延髓空洞症、眼疾、头部外伤、低血压、贫血及阵发性心动过速等出现眩晕征象者。

症状　头晕目眩，视物旋转，轻者闭目即止，重者如坐车船，甚则仆倒。可伴有恶心呕吐、眼球震颤、耳鸣耳聋、汗出、面色苍白等症状。

治疗

1. 西药　①眩晕停25mg，每日3次，口服。②氢溴酸东莨菪碱外用贴片。③茶苯海明（乘晕宁）25mg，每日3次，口服。④培他啶4mg，每日3次，口服。⑤西比灵5mg，每日1次，睡前口服。

2. 中药　可分风邪上扰型、肝阳上亢型、痰浊中阻型、瘀血阻窍型、气血亏虚型、肾精不足型等辨证治疗。

3. 中成药　①牛黄清心丸1丸，每日2次，口服，适用于心肝火旺之眩晕。②补中益气丸9克，每日2次，口服，适用于中气不足，气血亏虚之眩晕。③脑立清1袋，每日2次，口服，适用于肝阳上亢之眩晕。④愈风宁心片4~6片，每日2次，口服，适用于脑供血不足之眩晕。⑤六味地黄丸6克，每日2次，口服，适用于肾精亏虚之眩晕。⑥杞菊地黄丸8粒，每日3次，口服，适用于肝肾阴亏之眩晕。⑦脑灵素4片，每日3次，口服，适用于神经衰弱、低血压之眩晕。

4. 单验方　①取生五月艾45克，黑豆30克，煲鸡蛋服食；或川芎10克，鸡蛋1只，煲水服食；或桑椹子15克，黑豆12克，水煎服。主治血虚眩晕。②取羊头1只（包括羊脑），黄芪15克，水煮服食；或胡桃肉3个，鲜荷蒂1枚捣烂，水煎服；或桑寄生120克，水煎服。主治肾精不足眩晕。③取生地、钩藤、小蓟、山楂、白茅根、地龙、草决明各30克，益母草、夏枯草各60克，红花9克，以水浓煎160毫升，1次服40毫升，1日2次，主治瘀血眩晕。④取生明矾、绿豆粉各等份，研末，用饭和丸如梧桐子大，每日早晚各服5丸，常服；或明矾7粒（如米粒大），晨起空腹开水送下。主治痰饮眩晕。⑤取荷叶连梗50克，水煎代茶饮，主治暑天眩晕。⑥取绿豆、桑叶、藕叶各30克，水煎服，主治中暑眩晕。⑦取菊花50克，钩藤30克，水煎服，主治高血压眩晕。⑧取桑叶、黑芝麻各100克，共加工成粉，每次10克，蜂蜜水冲服，每日2次，主治老年头晕兼便秘。⑨取刺蒺藜、蝉衣各15克，桑叶30克，每日1剂，水煎分2次服用，主治眩晕耳鸣。⑩取桑椹子、黑大豆各15克，每日1剂，水煎分2次服用，主治肝肾阴亏之眩晕。

生活饮食调养

1. 要稳定情绪，眩晕发作时，要闭目静养，睡好觉是很重要的，平时要注意心情愉快，精神舒畅。

2. 饮食宜清淡，低盐，低脂，少吃糖，多食粗杂粮及新鲜蔬菜和水果。

3. 戒除烟酒，不喝浓茶及咖啡。

4. 多饮水，每天主动定时喝好6~8杯水。

5. 保持大便通畅，养成每天定时排便习惯。

6. 坚持运动锻炼，保持上下午各40分钟的室外散步，并作健脑操：①扒耳：用坐式或站式都行，先用右手上举，绕过头顶，手指按着左耳，用手指向上扒耳，反复50~100次，复原右手；再用左手上举，绕过头顶，手指按着右耳，用手指向上扒，反复50~100次，复原左手。通过扒耳，能够刺激全身穴位，使头脑清醒，心胸舒畅，有强身祛病之功效。②双手揉面摩迎香穴：先用双手对擦，待手心发热，再用手掌抚面，两手小指放鼻两边迎香穴，上下环绕揉摩。此法可促进面部血液运行，提高抗寒防病能力。③双手擦头扫耳：双手从前发际向后擦，绕过头顶向后，分别向前扫两耳，能听到“嚓嚓”的声音。能起到强肾健身、醒脑提神的作用。④摩耳廓：双手分别按着两耳廓，先顺时针方向，后逆时针方向转动，揉搓各50~100次，感到耳内有充血发热感。此法有健脑强肾、聪耳明目的作用。⑤鸣天鼓：在摩耳廓的基础上，双手按耳不动，两手手指贴在后脑部枕下窝上方，以食指上抬压在中指上，食指从中指上向下滑动，正好打在两风池穴上沿，耳中有“咚咚”的响声，如击鼓声，反复滑动30~50次。有提神醒脑、定眩聪耳之功。⑥揉风池穴：两手食指、中指压在头后颈上两凹陷处，用力向下压，旋转或揉动100次，能提神醒脑。⑦揉太阳穴：双手食指、中指并拢压在两耳上方内侧太阳穴处，旋转式的揉动10次，能醒脑提神。

六、水肿

水肿是指由外感、内伤多种原因造成肺脾肾三脏对水液宣化输布功能失调，致使体内水液潴留，泛溢于肌肤，引起以头面、眼睑、四肢、腹背甚至全身浮肿等为临床特征的疾病。

症状 水肿先从眼睑或下肢开始，继及四肢、全身。轻者仅眼睑或足胫浮肿，重者全身皆肿，甚则腹大胀满，气喘不能平卧，严重者可见尿闭，恶心呕吐，口有秽味，齿衄鼻衄，甚则头痛，抽搐，神昏谵语等危象。结合尿常规、24小时尿蛋白定量、血常规、血沉、血浆白蛋白、血尿素氮、肌酐、体液免疫，以及心电图、心功能测定、B型超声等检查，可以帮助诊断。

治疗

1. 西药 除原发病治疗外，可配合利尿药应用：①双氢克尿噻25mg，每日2~3次，口服。②氨苯喋啶25~50mg，每日2~3次，口服。③安体舒通100mg，每日3~4次，口服。④速尿40mg，每日1次，口服，病重者也可注射，剂量根据病情而定。

2. 中药 可分风水泛滥型、湿毒侵淫型、水湿浸渍型、湿热壅盛型、气滞水停型、气虚水溢型、脾阳虚衰型、肾阳衰微型、气阴两虚型、瘀血阻络型等辨证治疗。应找有经验的中医师开方。

3. 中成药　①人参健脾丸1丸，每日2次，口服，适用于脾胃虚弱型水肿者。②金匮肾气丸9克，每日2次，口服，适用于肾阳不足型水肿者。③六味地黄丸9克，每日2次，口服，适用于肾阴不足型水肿者。

4. 单验方　①取白茅根、浮萍草各60克，水煎服，每日1剂，清热利湿消肿，主治水肿初发。或葎草（拉拉秧）200克，水煎服，利水消肿，主治水肿突发。②取老黄瓜皮100克，水煎服，除热利湿，主治感冒后水肿。③取小西瓜1个，红皮独头蒜7头，将小西瓜上开一小口，蒜捣烂放入西瓜内搅匀盖好，用麻坯将西瓜捆好，放锅内煮数沸，趁热食之，行气利水，主治一切原因不明的水肿。④取稻米根250克，洗净，水煎服，补运中焦，化湿利水，主治脾肾阳虚水肿。或稻谷壳500克，炒黄，研细末，每次6克冲服，利水消肿，主治脾虚面黄肢体浮肿。⑤取白高粱60克，水煎服，利水消肿，主治虚性水肿。或陈高粱杆内心50克，熬水煮豆腐吃，利水消肿，主治病后下肢浮肿。⑥取蝼蛄7个，置瓦片上焙黄研末，饭前米汤冲服，分2～3次服完，利水消肿，主治水肿尿少。⑦取玉米须50克，水煎服，利水消肿，主治肾病后水肿。⑧取核桃（去壳）、红枣（去核）各20个，蜂蜜60克，将核桃仁、枣捣烂，加蜜煮，每次3匙，黄酒冲服，补肾定喘，化气行水，主治咳喘胀满，全身浮肿。⑨取花椒种子50克，水煎服，行水消胀，主治腹胀有水气。⑩取田螺4个，大蒜5个，车前草适量，共捣成膏状，敷脐上。

5. 食疗　①黄芪鲤鱼汤：取黄芪50克，鲤鱼1条（500克左右），生姜30克，葱60克，炖汤，不放盐，喝汤吃鱼。②黄芪苡米粥：取生黄芪60克，生薏苡仁50克，煮成稀粥，长期食之。③黄芪山药粥：取生黄芪、山药各60克，煮粥食用。④取鲤鱼1条（250~500克左右），葱白适量，将鱼去内脏，塞入葱白令满，炖汤，1日2碗，食鱼喝汤。⑤取乌贼鱼1条，大蒜1头，椒目10克，将鱼去肠杂，纳入后2味，加水煮熟，以汤白为度，分2次服。⑥取老母鸡1只，六月雪150克，同煮，以鸡烂为度，不加盐，喝汤吃鸡，2~3日吃完。⑦取红小豆、白茅根各100克，水煎煮，食豆饮汤。⑧取花生米（连衣）、生苡米、赤小豆、红枣各适量，同煮，每日早晚各服1次。

生活饮食调养

1. 注意精神调养，要保持心情舒畅，树立战胜疾病的信心。

2. 要合理安排饮食，做到饮食有节，宜忌得当。首先要注意忌盐。水肿初期或浮肿较甚者，应给予无盐饮食；肿势减退后，可逐渐改为低盐饮食。其次，不宜进食有碍脾胃运化的滋腻、肥甘之物。忌食发物、辛辣食品，忌用烟、酒等刺激性物品，切忌暴饮暴食及过食生冷寒凉之品。

3. 要注意休息，保证睡眠，避免疲劳。

4. 要防止感染，严防感冒、扁桃体炎或其他上呼吸道感染的发生。要保持皮肤清洁，预防皮肤感染，卧床病人应经常变换体位，保持床上平整干燥，预防褥疮发生。未婚水肿者，应在病情稳定2~3年后再考虑结婚，婚后也要节制房事。

5. 适当锻炼身体，增强体质，并要注意个人卫生及饮食卫生，防止胃肠道疾病的发生。

对读者的提示 水肿是一种临床症状，西医学中心源性水肿，肾小球肾炎、肾病综合征所见之肾源性水肿，低蛋白血症、维生素B_1缺乏症、严重贫血等引起的营养不良性水肿，甲状腺机能减退、原发性醛固酮增多症等引起的内分泌性水肿，以及特发性水肿等，均可参照本篇辨证论治。

七、腹痛

腹痛是指胃脘以下，耻骨毛际以上部位发生的疼痛。凡外邪侵袭、劳倦内伤、饮食积滞、痰瘀内停等均可导致气血运行不畅而发生腹痛。可根据发病的缓急、疼痛的部位、性质、强度、放散与转移范围、过程及诱因、病史和其他伴随症状之间的相互关系，结合腹部查体及必要的理化影象检查可以确诊。

治疗

1. 西药 ①654－2 5～10mg，每日3次，口服。②颠茄片10mg，每日3次，口服。③普鲁苯辛15mg，每日3次，口服。④胃舒平2片，每日3次，口服。

2. 中药 可分寒凝腹痛型、热结腹痛型、虚寒腹痛型、气滞腹痛型、血瘀腹痛型、食积腹痛型等辨证治疗。

3. 中成药 ①附子理中丸6～9克，每日2～3次，姜汤或温开水送服，适用于脾胃虚寒，脘腹冷痛，呕吐泄泻，手足不温之虚寒腹痛。桂附理中丸6～9克，每日2～3次，温开水送服，适用于中寒腹痛，呕吐泄泻，手足厥冷。②纯阳正气丸3～6克，每日1～2次，温开水送服，适用于暑天感受暑湿，腹痛吐泻，胸膈胀满，头痛恶寒，肢体酸重。③藿香正气水10～20毫升，或蜜丸1丸，或软胶囊2～4粒，每日2次，温开水送服，适用于外感风寒，内伤湿滞引起的脘腹胀痛，呕吐泄泻。④牛黄清火丸1丸，每日2次，温开水送服，能清热通便解毒，适用于热结腹痛，还可用于头晕目眩，口鼻生疮，痄腮红肿，大便秘结。牛黄解毒丸1丸，每日2～3次，温开水送服，适用于热结腹痛，还可用于火热内盛、咽喉肿痛、便秘等症。栀子金花丸9克，每日1次，温开水送服，能清热泻火，凉血解毒，适用于热结腹痛，还可用于口舌生疮，头痛目赤，大便秘结。⑤木香槟榔丸3～6克，每日2～3次，温开水送服，适用于肠胃积滞，脘腹胀痛，大便不通。大山楂丸1~2丸，每日2~3次，口服，适用于消化不良，食欲不振，脘腹胀满之食滞腹痛。保和丸6~9克，每日2次，温开水送服，适用于食积停滞，消化不良，脘腹胀满，嗳腐吞酸，不饮不食之腹痛。⑥开胸顺气丸3~9克，每日1~2次，温开水送服，适用于停食停水，气郁不舒，胸胁胀满，脘腹疼痛。⑦木香顺气丸9克，每日1~2次，饭前温开水送服，适用于胸闷腹痛，气郁不舒，食积呕吐。枳实导滞丸6~9克，每日2次，空腹温开水送服，适用于食积气滞，脘腹胀痛，不思饮食，大便秘结。⑧逍遥丸6~9克，每日1~2次，温开水送服，适用于气滞腹痛，兼见肝气不舒，胸胁胀痛，头晕目眩。⑨越鞠丸6~9克，每日2次，温开水送服，适用于胸脘痞闷，腹中胀满，饮食停滞，嗳气吞酸。槟榔四消丸6克，每日1~2次，温开水送服，适用于食积痰饮，消化不良，脘腹胀满，嗳气吞酸，大便秘结。⑩大黄蛰虫丸3~6克，每日2次，温开水送服，适用于瘀血内停，腹部肿块，肌肤甲错，目眶黑黯，潮热羸瘦之瘀血腹痛。止痛紫金丸1丸，每日2次，温开水送服，适用于瘀血腹痛。

4. 单验方　①取生姜3片，大枣7枚，艾叶9克，红、白糖各15克，水煎服；或生姜3片，红糖60克，沏姜糖水加白酒少许，温服；或胡椒12粒，研成细末，开水送服，主治寒积腹痛。②取陈皮10克，青皮6克，炒莱菔子15克，水煎服，主治气滞腹痛。③取元胡15克，当归10克，水煎服，主治血瘀腹痛。④取焦山楂12克，陈皮、莱菔子各6克，水煎服；或鸡内金3个（炙酥），研成细末，1天分2次服完；或山楂10克，炒焦成炭，外呈黑色，内深黄色，研细末，加红糖，开水冲调，待温1次服下，主治食积腹痛。⑤取炒蔓荆子15克，研细末，开水送服，主治热郁腹痛。⑥取芍药、当归等份，为末，每服10克，水2碗，煎成50~100毫升，温服，主治腹痛。⑦取艾叶、花椒各6克，生姜3片，诸药共捣碎，用酒炒，敷于脐上；或食盐60克，炒热，装在布袋内，熨肚脐周围；或花椒30克，葱白1撮，盐30克，麸皮250克，共炒热，布包乘热敷熨痛处，主治寒性腹痛。⑧取莱菔子120克（打碎），生姜60克（切碎），葱连根须500克（切碎），白酒1杯，上药用锅炒热，布包好，遍熨腹部，一般先由上而下，由左至右，冷则换之，主治气滞腹痛。

5. 食疗　①茴香粥：取小茴香10～15克，粳米50～100克，红糖15克，先煎小茴香取汁、去渣，入粳米、红糖煮为稀粥食用。干姜粥：取干姜10克，粳米100克，葱白2茎，红糖适量，先将干姜用砂锅煎半小时，再入葱白、粳米、红糖同煮为粥食用。姜枣饮：取干姜5～10克，红枣10枚，饴糖30克，将干姜、红枣共煎，去渣取汁，再调入饴糖，稍煮片刻即可，日分2次调服。均能用于虚寒性腹痛。②加味石膏粥：取生石膏100克，番泻叶5克，粳米100克，先将生石膏煎汁，取汁去渣，番泻叶用开水泡，用石膏煎液与粳米同煮为粥，再调入番泻叶浸泡液，日服2次，用于热性腹痛。③加味郁李仁粥：取郁李仁10～15克，粳米100克，西瓜汁或梨汁适量，先将郁李仁捣烂，水研绞取药汁，或捣烂后煎汁去渣，加入粳米同煮为粥，兑入西瓜汁或梨汁服用。番泻叶饮：取番泻叶10克，开水浸泡后代茶饮。均能用治便秘腹痛。④砂蔻散：取砂仁、白蔻、广木香各等份，共研细末，温白糖水冲服，每次5克，每日3次。荔香散：取荔枝核10克，木香5克，红糖少许，将荔枝核煎取汁，木香研末并与红糖共调入汁中。均能用治气滞腹痛。⑤桃仁粥：取桃仁10～15克，粳米100克，先将桃仁捣烂如泥，加水研汁去渣，同粳米煮为稀粥食用，用于血瘀腹痛。⑥山楂神曲汤：取山楂、神曲各15克，共煎汤服用，用于伤食腹痛。⑦砂仁莲子粥：取砂仁5克，莲子20克，捣碎，粳米100克，冰糖适量，加水500

毫升，煎煮至米烂为度，早晚各服1次，7天为1个疗程，用于脾胃虚寒和肝气不舒引起的腹痛。⑧二冬粥：取麦冬、天冬各15克，捣烂，粳米100克，冰糖适量，加水1000毫升，煎煮至米烂，早晚各1次服，7天为1个疗程，用于肠道积热引起的腹痛和病后伴有津液不足者。

生活饮食调养

1. 保持乐观情绪，心情舒畅，注意平素尽量减少情绪波动，防止七情内伤，遇事切勿急躁，一切顺其自然。

2. 注意个人清洁卫生，做到便后洗手，不吃生冷食物，避免暴饮暴食、酗酒，不吃剩菜剩饭及腐烂变质的食物，少吃凉拌菜。

3. 饮食宜清淡，寒热适宜，稍热为好，勿食油炸、盐腌、熏烤食品，多吃五谷杂粮及蔬菜、水果，一定不要饭后马上吃水果，吃饭要杂要慢，要细嚼慢咽，只吃七成饱，特别要注意的是在吃饭时不要生气。

4. 戒除烟酒，不喝浓茶、咖啡。

5. 平时注意冷暖气候变化，避免六淫外袭，夜间注意腹部保暖。

6. 坚持适当的运动锻炼，提高身体抗病能力。

提示广大读者 腹痛是常见症状，西医学中肠痉挛、胃肠神经官能症、消化不良性腹痛、急性肠系膜淋巴结炎、结核性腹膜炎、术后肠粘连等，均可参照上述辨证论治。至于急慢性胃炎、消化性溃疡、急慢性肠炎、胆囊炎、肾绞痛、膀胱炎等所致腹痛，可参照相应章节治疗。

八、腹泻

腹泻系因感受外邪，或饮食内伤，致脾失健运，大肠传导失司，湿盛内阻，以大便次数增多，质稀溏或完谷不化，甚至如水样为主要表现。西医学中急慢性肠炎、肠吸收功能紊乱、胃肠型感冒、食物中毒、过敏性肠炎、肠结核等以腹泻为主要表现者，可参照本篇辨证论治。

症状 可见大便稀溏或如水样，次数增多，可伴有腹胀、腹痛等症状。一年四季均可发生，以夏秋季节多见。急性腹泻起病突然，病程短，可伴有恶寒、发热等症状；慢性腹泻起病缓慢，病程长，反复发作，时轻时重。

治疗

1. 西药 ①鞣酸蛋白 1～2g，每日 3 次，口服。②活性炭 1～4g，每日 3 次，口服。③次碳酸铋 0.2～0.6g，每日 3 次，口服。④易蒙停 2～4mg，每日 3 次，口服。⑤黄连素 0.3～0.5g，每日 3 次，口服。

2. 中药 可分寒湿困脾型、肠道湿热型、食滞胃肠型、肝气郁滞型、脾气亏虚型、肾阳亏虚型等辨证治疗。

3. 中成药 ①藿香正气水 10 毫升，或蜜丸 1 丸，或软胶囊 2～4 粒，每日 2～3 次，温开水送服，适用于外感风寒，内伤湿滞，呕吐腹泻，头痛昏重，脘腹胀痛。②纯阳正气丸 1.5～3 克，每日 1～2 次，温开水送服，适用于暑天感受暑湿，腹痛吐泻，胸膈胀满，头痛恶寒，肢体酸重。③加味香连丸 6 克，每日 3 次，温开水送服，能清热祛湿，适用于湿热腹泻。④穿心莲片 5 片，每日 3 次，温开水送服，适用于腹泻、肠炎。⑤枳实导滞丸 6～9 克，每日 2 次，空腹温开水送服，适用于食积气滞，脘腹胀痛，不思饮食，泄泻。⑥逍遥丸 6～9 克，每日 1～2 次，温开水送服，适用于肝气不舒，胸胁胀痛，头晕目眩，肝气郁滞引起的腹泻。⑦人参健脾丸 2 丸，每日 2 次，温开水送服，适用于脾胃虚弱，消化不良，食欲减退，体倦乏力，脘腹胀满，肠鸣腹泻。⑧香砂六君子丸 6～9 克，每日 2～3 次，饭前温开水送服，适用于脾虚气滞，消化不良，嗳气食少，脘腹胀满，大便溏泻。

⑨四神丸9克，每日2次，淡盐水送服，适用于脾肾虚寒，五更泄泻，食不消化，腰酸腹痛。⑩乌梅丸2丸，每日2~3次，空腹温开水送服，适用于久泻。

4. 单验方 ①取炒车前子研末，每次6克，每日3次，米汤送服，主治急性泄泻，暴泻不止，小便不通。②取车前子、马齿苋、蒲公英各30克，水煎服，主治发热恶寒，腹痛泄泻者。③艾叶生姜汤：取陈艾1把，生姜1大块，水煎服，主治暴泻不止。④取生山楂、焦山楂各20克，水煎服，主治伤食泄泻。⑤取生姜1大块，陈茶叶20克，水煎服，主治湿热泄泻。⑥取槟榔50克，烧炭存性为末，每次5克，每日2~3次，开水冲服，主治湿热兼有积滞者。⑦取胡椒20粒，生姜、红糖各10克，水煎服，主治寒湿泄泻。⑧取莲子肉、山药、薏苡仁、芡实各500克，砂仁50克，炒研末，不拘时服，主治脾胃虚弱之久泻。⑨乌梅煎汤代茶：取乌梅15克，水适量煎汤，代茶饮服，主治久泻及伤阴者。⑩取石榴皮5克，研末，米汤服下，主治慢性泄泻久而不愈者。

5. 食疗 ①猪肾1个，剖开，纳入补骨脂6克，湿纸包裹后煨熟食之，用于五更泻、肾泻。②山药粥：取山药200克，研末，粳米100克，共煮稀粥食用，用于慢性脾虚泄泻。③薏苡仁粥：取薏苡仁50克，炒熟，粳米100克，水适量，共煮稀粥，每日食2次，用于脾虚有湿，消化不良，大便溏泻者。④炮姜粥：取炮姜10克，粳米50克，将炮姜切成小碎末，加水适量，先煎15分钟，之后加入粳米，共煮稀粥，每日食2次，用于脾胃虚寒泄泻。⑤芡实百合粥：取芡实、百合各60克，粳米100克，共煮稀粥，每日2次食用，用于脾虚泄泻。⑥取大蒜2头，捣成泥，混合面条吃，用于急性肠炎腹泻。或取马齿苋150克，水煎服，用于急性肠炎。⑦取萝卜叶放在房顶瓦上日晒夜露1个月，用时洗净，每次用10克，煎水代茶饮，用于湿泻。或黄瓜叶晒干研末，每服10克，米汤送服，用于各种泄泻。或黄瓜叶烧成灰，每服10克，姜汤送服，用于寒泻。或黄瓜叶10克，用醋或鸡蛋煎服，用于热泻。或黄瓜叶10克，红糖煎服，用于体弱腹泻。⑧取白扁豆30克，滑石15克，甘草10克，水煎服，用于水泻。⑨取鸡内金、山药各100克，炒焦，研末，每次6克，1日3次冲服，用于脾虚泄泻。或取山楂30克，大枣10枚，共煮食之，用于脾虚泄泻。⑩取炮姜、米壳各10克，水煎服，用于久泻。

生活饮食调养

1. 情绪调节，要关心体贴病人，消除其烦躁、恐惧心理，避免一切不良的精神刺激，使其情绪稳定。

2. 饮食调养，腹泻与饮食关系密切，切勿暴饮暴食，要细嚼慢咽，温凉适宜，饮食宜清淡、易消化之品，勿食生冷或油腻食品，要少食多餐，吃七成饱，注意少吃或不吃油炸熏烤盐腌食品。

3. 注意个人卫生，饭前便后要洗手，特别是接触钱以后要洗手，勿食剩菜剩饭，不喝生水，不吃腐烂变质食品，水果要洗净再吃，不吃或少吃凉拌菜。

4. 注意腹部保暖，特别是夜间要保护好腹部，勿贪凉露宿或冒雨涉水，以防寒湿、暑热之邪侵袭。

5. 适当锻炼身体，增强体质。

对读者提示

1. 腹泻就是大便次数多，有功能性和器质性之不同，正常一般人每天排便1~2次，只要无腹痛、无脓血，3次也是正常。

2. 对腹泻的治疗，不要一有腹泻就吃抗生素和止泻剂，大便是排除毒素的通道，止泻过早会引起毒素内遏，故早期可让患者调整饮食，多喝水。

九、便秘

便秘系因气阴不足，阳虚寒凝，或燥热内结，痰湿阻滞，使大肠传导功能失常所致，以排便间隔时间延长，大便干结难解，或虽有便意而排出困难为主要临床表现。

症状 可见排便时间延长，间隔3天以上，或粪便干燥坚硬，难以排出，可伴少腹胀急、神倦乏力、胃纳减退等症。排除肠道器质性疾病，多见于老年、大病久病体弱、体质偏盛偏衰者。

治疗

1. 西药 ①硫酸镁5～20g，加水100～400ml溶化，口服。②50%甘油液200ml，一次服用。③液体石蜡15～30ml，睡前服。④开塞露1个，直肠内给药。⑤果导片0.05～0.2g，口服。⑥蓖麻油10～20ml，每日2次，口服。

2. 中药 可分肠道湿热型、肠道气滞型、脾虚气弱型、脾肾阳虚型、阴虚肠燥型等辨证治疗。

3. 中成药 ①大黄清胃丸1丸，每日2次，温开水送服，适用于胃火炽盛，口燥舌干，大便燥结。②上清丸1丸，每日2次，温开水送服，适用于头晕耳鸣，目赤齿痛，口舌生疮，大便秘结。牛黄上清丸1丸，每日2次，温开水送服，适用于头痛眩晕，目赤耳鸣，咽喉肿痛，口舌生疮，牙龈肿痛，大便燥结。牛黄清火丸2丸，每日2次，温开水送服，适用于肺胃蕴热，头晕目眩，口鼻生疮，风火头痛，痄腮红肿，大便秘结。清宁丸1丸，每日1～2次，温开水送服，适用于咽喉肿痛，口舌生疮，头晕耳鸣，目赤齿痛，腹中胀满，大便秘结。③更衣丸1.5～3克，以黄酒或米汤送服，适用于肝热内积，大便不通，心烦易怒，睡眠不安。④三黄片4片，每日2次，温开水送服，适用于三焦热盛，口鼻生疮，咽痛齿痛，胃热心烦，小便黄赤，大便秘结。⑤麻仁丸6~9克，每日1~2次，开水送下，适用于肠燥便秘。或复方芦荟胶囊2~4粒，每日2次，温开水送服，适用于大便秘结。⑥六味安硝胶囊4~6粒，每日2~3次，温开水送服，适用于胃肠气滞，腹胀便秘。⑦补中益气丸6~9克，每日2次，温开水送服，适用于脾胃虚弱，中气下陷，体倦乏力，食少腹胀，便秘。四君子丸3~6克，每日3次，温开水送服，适用于脾胃气虚，胃纳不佳，便秘。⑧金匮肾气丸6~9，每日2次，温开水或淡盐汤送服，适用于命门火衰，肾虚腰痛，大便秘结。青娥丸1丸，每日2次，空腹温开水送服，适用于肾虚便秘。六味地黄丸6~9克，每日2次，温开水送服，适用于肾阴虚便秘。大补阴丸6克，每日2~3次，温开水送服，适用于阴虚火旺便秘。知柏地黄丸6~9克，每日2次，温开水送服，适用于阴虚火旺便秘。⑨百合固金丸6~9克，每日2次，温开水送服，适用于肺肾阴虚便秘。麦味地黄丸6~9克，每日2次，温开水送服，适用于肺肾阴虚便秘。⑩当归养血丸20克，每日3次，温开水送服，适用于阴血不足便秘。

4. 单验方　①取番泻叶6克，开水冲服，代茶饮。生大黄6克，开水泡，代茶饮。元明粉9克，温开水化服。芦荟15克，水煎服，日服1剂。白术60~100克，水煎服。生何首乌30克，水煎服，服时加蜜适量。蜂蜜30克，凉开水冲服。②取枳实15克，火麻仁30克，水煎取汁，分3次服，日服1剂。③取炒莱菔子6克，皂荚末1.5克，共研细末，开水送服。④取紫菀、苏子、火麻仁各15克，水煎取汁，分3次口服，日服1剂。⑤取柴胡10克，陈皮20克，水煎取汁200ml，去渣，加入蜂蜜30克，饭前服，日服1剂。⑥取生白术60~100克，黄芪20克，水煎取汁，加入蜂蜜30克，分3次服，日服1剂。⑦附子10克，大黄9克，生姜3片，蜂蜜适量，将前3味药先煎取汁200ml，加入蜂蜜适量，每次100ml，每日2次口服。⑧取决明子20克，煎浓汤服，每日1次。或决明子炒香研末，每次5～10克，加蜜适量，开水冲服。⑨取黄芪、枳实、威灵仙各等份为末，蜜丸如梧子大，每服50～70丸，不拘时，姜汤饮下，忌茶。⑩取肉苁蓉、锁阳各30克，水煎取汁300ml，每次100ml，每日3次口服，服时加蜜适量。⑪取黑芝麻、当归各30克，桃仁15克，枳实5克，水煎取汁，加蜂蜜30克，调匀1次服下。⑫取火麻仁15克，当归10克，桑椹子30克，水煎取汁，加蜂蜜20克，调匀1次服下。

5. 食疗　①取生大黄粉10克，生鸡蛋1个，蜂蜜20克，将生鸡蛋磕入杯中，倒入生大黄粉搅拌，加入蜂蜜、适量的凉白开水搅拌均匀，1次服下。或取生大黄粉10克，蜂蜜20克，将生大黄用沸水泡20分钟，加入蜂蜜饮用，每日1剂。或取蜂蜜30克，甘蔗300克，将甘蔗轧取汁兑入蜂蜜中，加凉白开水冲服，每日1剂。或取蜂蜜30克，凉白开水冲服，不拘时。②取白萝卜1个，切成条块状，不拘时食用。或取白萝卜、菠菜各200克，将菠菜洗净切断，入沸水中烫3分钟，捞出，萝卜洗净切细丝，与菠菜同入大盘内，加调料调味，每日1剂服之。③取决明子15克，蜂蜜30克，将决明子炒香捣碎，加水300～400ml，煎煮10分钟，冲入蜂蜜，每日1剂，分2次服。④取黄芪30克，核桃仁50克，粳米100克，蜂蜜适量，将黄芪水煎，去渣取汁，放入核桃仁和洗净的粳米同煮成稀粥，待熟后，加蜂蜜适量调和，每日1剂，分2次服。⑤取核桃仁、松子仁，不拘时食用。⑥取肉苁蓉30克，锁阳20克，核桃仁50克，粳米100克，蜜适量，将肉苁蓉、锁阳水煎，去渣取汁，放入核桃仁、粳米共煮粥，待熟时，加蜜适量调味，每日1剂，分2次服。⑦取百合50克，蜂蜜30克，将百合加水煮熟，入蜂蜜煮片刻，每日1剂，分3次服。⑧取白木耳、黑芝麻各50克，蜂蜜30克，粳米100克，将黑芝麻、粳米、蜜共煮粥，待熟时纳入白木耳，煮半分钟食用，每日1剂。⑨取蜂蜜50克，香油30克，凉开水1000ml，将蜂蜜放入大碗内，用竹筷不停地搅拌，使其起泡，搅至泡浓密时，边搅动边缓缓倒入香油，搅拌均匀后，徐徐加入100ml凉白开水，再搅拌，直至开水、香油、蜂蜜三者混合成液状，即可食用。

6. 塞肛及灌肠法　①取肥皂头如花生米大小，沾水润滑后塞入肛门内。②取咸菜头如花生米大小，沾水后塞入肛门内。③取白萝卜条，切成铅笔头大小浸入浓盐水泡1～2天，塞入肛门内。④取肥皂少许，加水300～500ml溶解灌肠。⑤取食盐少许，加温开水300～500ml溶解灌肠。

生活饮食调养

1. 保持乐观情绪，避免一切不良刺激，遇事想的开，保持心理平衡。情绪波动对肠道气滞引起的便秘尤其重要。

2. 饮食调养，对便秘很重要。肠道实热者，饮食宜清淡，忌食辛辣厚味，可多食新鲜水果蔬菜，清晨饮凉开水一杯，平时多喝开水；肠道气滞者，饮食宜清淡，可多食柑橘、萝卜、佛手、荔枝等调气之品；脾虚气弱者，以清淡饮食为宜，可食用山药粥、白薯粥、白扁豆粥等；阴虚肠燥者，饮食以清淡为宜，可用黑芝麻、柏子仁、核桃仁研粉，以蜂蜜调服，亦可食用杞子粥、山药粥；脾阳虚者，饮食忌生冷瓜果，宜多吃牛、羊、狗肉，做菜时多加葱姜。

3. 生活调摄。生活要有规律，起居有常，不随便加班熬夜，早上不赖床，养成定时排便的良好习惯，老年体弱者，排便时以坐式大便器为宜，勿使临厕久蹲，要顺其自然排便，切不可硬努，不可蹲厕时看书读报，要集中精神排便。

4. 注意劳逸结合，避免少动、久坐、久卧，坚持每天上下午各40～60分钟的户外活动，以慢跑和散步、快走为宜，尤其腰腹部的锻炼，对便秘病人尤为适合。

5. 多饮水。水是排便的润滑剂，一天要喝好6杯水，即早起床1杯，三餐前1小时各喝1杯水，午睡后喝1杯，晚睡前喝1杯，每杯约300~500ml。要主动喝水，不能等渴了才喝水。

6. 有习惯性便秘者，要养成揉腹提肛习惯，早晚各1次。

对读者提示 现在有些人对吃喝非常讲究，对排便无所谓，3~5天不排便不发急，有时7~8天不排便也不觉得是病，长此下去，对身体是不利的。大便1日1~2次者为正常，偶尔有3次也不算病，如2~3天不排便，即使没有不舒之处，也要采取措施治疗，切不可疏忽。

十、汗证

汗证是指全身或局部不因外界环境影响而出现的非正常出汗。其中，时时汗出，动则尤甚者为自汗；睡中汗出，醒来自止者为盗汗；汗出色黄染衣者为黄汗；大汗淋漓，如珠如油，肢冷息微者为绝汗；急性外感热病中，突然恶寒战栗而后汗出者为战汗。本病多因阴阳失调，营卫失和，以致腠理开阖失常，津液外泄而成。本篇讨论临床常见的自汗、盗汗、黄汗。

治疗

1. 中药 可分营卫不和型、里热郁蒸型、肝胃郁热型、肺脾气虚型、心脾两虚型、阴虚火旺型、心气虚损型、脾虚失摄型、肝胆湿热型等辨证治疗。

2. 中成药 ①玉屏风散6克，每日2次，开水冲服，适用于气虚自汗。②屏风生脉胶囊4粒，每日3次，口服，适用于气阴两虚型自汗。③六味地黄丸6克，每日2次，淡盐水送服，适用于阴虚盗汗。④龙胆泻肝丸1袋，每日2次，温开水送服，适用于肝胆湿热型自汗、盗汗。

3. 单验方 ①取冬桑叶末6克，温米汤调，空腹服用，主治汗出较多者。②取麦冬、乌梅、五味子各10~15克，大枣10

~20 枚，水煎服，每日 1~2 剂，分次服；或柴胡、胡黄连各等份，研末冲服，主治阴虚盗汗。或仙鹤草 30 克，红枣 15 克，水煎服，主治盗汗。③取浮小麦洗净，炒黄，每次 30 克，水煎服，主治自汗、盗汗。④取瘪桃干 5~7 个，水煎服，主治汗症。⑤取韭菜根、浮小麦各 30 克，红枣 10 克，水煎服，主治体虚自汗。⑥止汗扑粉方：取煅牡蛎 50 克，滑石 90 克，麻黄根 150 克，公丁香 30 克，净松香 60 克，共研细末，以绢包 15 克，扑汗处，汗止为度。⑦米粉方：取川芎、白芷、藁本各 30 克，米粉 90 克，共为末，用绢包裹，扑于身上。红粉方：取麻黄根、煅牡蛎各 50 克，赤石脂、龙骨各 25 克，共研细末，以绢包扑用。⑧外敷方：取五倍子、白矾等份为末，以温水调湿填脐中，外用纱布固定，隔日取之，主治盗汗。⑨取煅龙骨、煅牡蛎各 60 克，五倍子、五味子各 15 克，研为细粉，擦身止汗。⑩取白矾、葛根各 20 克，煎水洗手足，1 日数次，主治手足汗多。

4. 食疗　①羊肚饮：取北黄芪 15 克，黑豆 30 克，羊肚 1 具，炖汤调服，适用于气虚自汗。②取黑豆 50 克，桂圆 15 克，大枣 10 枚，煎汤服用，适用于阴血虚易汗出者。③取地骨皮 10 克，水鱼肉 250 克，加水炖之服用；或取五味子 10 克，乌龟肉 250 克，加水炖汤服用，适用于盗汗。④取胡萝卜、马蹄各适量炖服，或取海带绿豆煎汤入糖饮用，或取赤小豆、冬瓜各适量炖服，适用于黄汗。⑤百合鸡子黄糖水、酸枣仁糯米粥及莲子百合瘦肉粥调服，适用于心窝部或躯体某局部汗出较多者。

生活饮食调养

1. 保持情绪稳定，避免急躁焦虑。

2. 饮食宜清淡，根据患者体质，选择搭配主副食品，多食五谷杂粮、新鲜蔬菜水果，以易消化、营养高为原则，少食或忌食辛辣、油腻厚味食品。

3. 居室宜整洁、安静，通风良好，但不宜让风直吹，室温及衣被的厚薄应随气候的变化调控。

4. 注意个人卫生，出汗后应及时揩干，及时更换干净衣物。

5. 注意及时主动的补充水分，要养成主动喝水习惯，不能等渴了再喝水，每天除定时饮水（即早上起床后、三顿饭前1小时、下午上班前、晚上睡觉前各喝一杯）外，其他时间有机会也要随时喝。

6. 注意休息，劳逸结合，每天保证充足的高质量的睡眠。

7. 注意坚持锻炼身体，不能用劳动代替运动，每天早晚坚持各半小时的散步，对身体健康有益。

十一、鼻衄

鼻衄系指因外感或内伤，致血液不循常道，由鼻道外溢的一种病证。常见于干燥性鼻炎、萎缩性鼻炎、急性单纯性鼻炎、变态反应性鼻炎等引起的鼻出血，或因鼻腔、鼻窦的恶性肿瘤而导致的鼻出血，其他如麻疹、丹毒、猩红热、流感、高血压和动脉硬化、风湿热、血液病、肝硬化、尿毒症、维生素C及维生素K缺乏、内分泌失调等病以鼻出血为主要表现者，均可参照本篇辨证论治。外伤鼻衄不属于本篇讨论范围。

治疗

1. 应急措施　①用湿毛巾或冰袋冷敷额部及鼻根部。②取云南白药或百草霜、血余炭等，用棉花球蘸上药末塞入鼻内。③鼻衄不止，可用大蒜捣如泥，作饼，贴敷对侧涌泉穴。④手指按压上星、印堂穴。

2. 西药　可用棉球蘸血管收缩剂（如1%麻黄素或1∶1000肾上腺素）塞鼻。

3. 中药　可分风寒束表型、风热犯肺型、肺胃蕴热型、肝胆郁热型、肺肾阴虚型、脾虚不摄型等辨证治疗。

4. 中成药　①桑菊感冒片4片，每日3次，用于风热袭肺所致之鼻衄。②龙胆泻肝丸1袋，每日2~3次，用于肝火旺盛所致之鼻衄。③知柏地黄丸1丸，每日2~3次，用于阴虚火旺之鼻衄。④热毒清片4~6片，每日2~3次，用于肺胃热壅、三焦火盛之鼻衄。⑤人参归脾丸1丸，每日2~3次，用于脾虚不摄，血溢脉外之鼻衄。⑥清肺抑火化痰丸6克，每日2~3次，用于肺热壅盛之鼻衄。⑦云南白药2粒，每日3次，口服，可用于各种鼻衄。

5. 单验方　①取茜草根、艾叶各30克，研末蜜丸，乌梅9克，煎汤送服，主治虚寒性鼻衄。②取鲜仙鹤草、小蓟、旱莲草捣汁内服，主治血热妄行之鼻衄。或取鲜韭菜或根适量，捣烂绞汁50毫升顿服，加等量童便服效果更佳。③取大蒜适量，捣泥，左鼻出血贴右脚掌心，反则易之，可引热下行以止血，主治鼻衄。④取米醋数滴，用棉花搓团浸湿，塞患鼻，可敛伤止血，主治鼻衄。或取青葙子9克，水煎浓缩，药棉浸汁塞鼻，可凉血止血，主治鼻衄。⑤取人乳数滴，注入患鼻孔内，可敛伤止血，主治鼻衄。⑥取鲜小蓟适量，捣汁滴鼻，或揉烂塞鼻，可凉血止血，主治鼻衄。或取石榴花1朵，揉软塞鼻，可收敛止血，主治鼻衄。⑦取血余炭少许，研末，吹鼻内，可化瘀止血，主治鼻衄。⑧取白茅花15克，水煎服，或取仙鹤草15克，水煎服，或取生蜂蜜10克，凉水调饮，可凉血止血，主治鼻衄。⑨取黄花菜根30克，生姜3片，水煎服，可健脾止血，主治鼻衄。⑩取青蒿适量，捣汁顿服30毫升，可清暑止血，主治暑热鼻衄。

6. 食疗　①韭菜根鸡蛋：取韭菜根120克，白糖30克，鸡蛋1枚，将3味同煮至蛋熟，去渣及蛋壳，调入白糖服，每日1次，有凉血止血之功。②仙鹤草茶：取仙鹤草15克，水煎代茶饮，有清泻胃热之功，适用于胃热炽盛之鼻衄。③马勃糖：取马勃粉200克，白砂糖500克，将白砂糖加水少许置文火上煎熬至稠时，加入马勃粉搅匀，待冷后切成小块即可，每次1小块，每日3次，含化。适用于肺热鼻衄出血。④藕丝羹：将嫩藕洗净削皮切丝，放入开水中氽后捞出，将蛋清加水打匀后置武火上蒸成蛋羹，再以白糖、湿玉米粉加入沸水中勾成白色甜汁浇上即成，适用于心脾不足所致之出血证。⑤取白石榴花20朵，猪瘦肉120克，共炖烂，食肉喝汤，可补虚止血，适用于体虚鼻衄。⑥取鲜藕连节60克，冰糖适量，共炖服，常吃，可凉血止血，主治鼻衄反复发作。

生活饮食调养

1. 首先安慰病人，稳定情绪，避免急躁动怒，对衄血量不多者，应采用直坐位，或抬高头部，用冷水敷额头、颈部，或用手指紧压两侧鼻窦。若大量衄血者，应首先进行局部止血，密切观察血压、脉搏，对大出血不止、颜面苍白、脉细数无力、四肢不温、血压下降者，应立即送医院治疗。

2. 饮食宜清淡而富有营养的食物为主，不宜食用油腻烤炙食品，避免辛辣香燥之品，如蒜、辣椒、芥末及鱼、虾、蟹、羊肉之类，应多食新鲜蔬菜水果。

3. 保持室内良好通风和一定的湿度。

4. 多饮水，养成主动喝水的习惯。

5. 保持大便通畅，养成每天定时排便的习惯。

6. 戒除烟酒等不良嗜好。

7. 每天坚持早晚两次各30～60分钟的室外活动，以散步或慢跑为好，不要在马路边玩，要到空气新鲜的空场地玩。

8. 养成每天早晨用凉水洗鼻习惯，保持鼻腔湿润，戒除挖鼻和摘鼻毛的习惯。

十二、咯血

咯血是指血由肺系而来，以咯血、咳嗽或痰中带血等为主要表现，多由肺热壅盛、肝火犯肺、阴虚火旺等导致肺络受伤、肺气上逆，或气虚不摄、血溢气道所致。西医学中支气管扩张、急慢性支气管炎、肺炎、肺结核、肺癌等肺部疾患，以及三尖瓣狭窄、急性肺水肿等心血管疾病，血液病及各种原因继发播散性血管内凝血，慢性肾功能衰竭，肺出血－肾炎综合征等，以咯血为主症者均可参考本篇辨证论治，而流行性出血热、肺出血型钩端螺旋体病等传染病引起的咯血则属温热病的范畴，也可参阅本篇辨证论治。

症状　咯血是一种病证的表现，所咯之血由肺而来，可一咯即出，或伴咳嗽而出。咯血之前常有胸闷、喉痒等症，咯血可呈鲜红色，或痰血相兼，或痰中带血。血常规中白细胞及中性粒细胞升高、血沉加快，提示感染存在，痰培养可发现致病菌，痰检找脱落细胞、抗酸杆菌以及胸片、支气管镜、CT 等检查，有助于进一步明确咯血的原发病。

治疗

1. 西药　①安络血 2.5～5mg，每日 3 次，口服。②止血敏 0.5～1.0g，每日 1 次，肌肉注射。③止血芳酸 0.1～0.2g，静脉注射或静脉点滴，大量可用 0.6g，每日 1 次。

2. 中药　可分肺热壅盛型、肝火犯肺型、阴虚肺热型、气虚不摄型、瘀血阻滞型等辨证治疗。

3. 中成药　①补中益气丸 1 丸，每日 2～3 次，口服，适用于气虚不摄之咯血。②清肺抑火丸 6 克，每日 2～3 次，口服，适用于肺热壅盛之咯血。③养阴清肺丸 1～2 丸，每日 2 次，口服，适用于肺肾阴虚、虚火内生、灼伤肺络之咯血。④云南白药 2 粒，或三七粉 3 克，每日 3 次，口服，可用于多种咯血。

4. 单验方　①取生地黄汁、大蓟汁，混匀，适量内服，主治肺热伤络之咯血。②取天门冬 30 克，杏仁、贝母各 20 克，茯苓、甘草、阿胶各 15 克，共研细末，炼蜜为丸，每服 9 克，每日 3 次，主治燥热伤肺、肝火犯肺及阴虚肺燥之咯血。③取侧柏叶炭、野地黄根各30克，水煎服，每日1剂，分4次服，可清肺凉血止咳，主治肺热咳嗽，吐痰带血。④取地骨皮30克，百草霜（锅底灰）10克，水煎服，每日1剂，分2次服，可清热凉血止咳，主治气管炎发热，咳嗽吐血。⑤取芦根、白茅根、蒲公英各30克，水煎服，每日1剂，分4次服，可清热凉血止血，主治发热咳嗽，吐痰带血（肺炎咯血）。⑥取苇茎、冬瓜仁、旱莲草各30克，水煎服，每日1剂，每4小时服1次，可清肺化痰，凉血止血，主治肺脓疡初期，发热咳嗽，胸痛吐痰带脓血。取山药50克，阿胶15克，将山药煮烂捣泥，入阿胶烊化服，每日1剂，连服10天，可补肺止血，主治肺脓疡后期，吐痰带血。⑦取鲜大、小蓟各100克，血余炭10克，水煎大小蓟，冲服血余炭，可凉血化瘀止血，主治支气管扩张，咳嗽大口吐鲜血。⑧取百部15克，阿胶12克，将百部煎水，冲化阿胶，每日2剂，4小时服1次，可补肺止咳止血，主治肺结核长期咳嗽，吐痰带血丝。或取鲜芥菜叶200克，捣汁，温开水冲服，可清热凉血，宣肺豁痰，主治肺痨咯血。⑨取蒲黄炒炭3克，开水冲服，4小时1次，连服5天，或取藕节炒炭50克，陈棕炒炭10克，鲜茅根30克，水煎服，每日1剂，分4次服，可凉血化瘀止血，主治咳嗽吐血。⑩取仙鹤草、旱莲草各50克，水煎代茶常饮，或旱莲草60克，白茅根45克，水煎2次分服，可滋阴养血，凉血止血，主治咯血日久。

5. 食疗　①百合粥：取百合60克，大米250克，白糖100克，洗净大米、百合，加水适量，先置武火上烧沸，再以文火煨熬，等熟烂时加入白糖或盐即成，每天食用3~5次，用于肺痨久咳、咳痰唾血。②蜜百合：取干净新鲜百合，加炼熟的蜂蜜（百合500克，蜂蜜300~500克）与开水适量拌匀，稍于锅内闷之，再以微火烧至不粘手，放凉即成，每天食3~5次，用于阴虚痰中带血。③柿霜糖：取柿霜、白砂糖各15克，加水少许，置文火上熔炼至稠，稍凉后切成小块即成，每天3次，每次1块，用于肺热咯血。④松仁糖蘸：取白砂糖500克，加少量水溶化后置文火熬至挑起糖丝，即入松子仁250克，拌匀，稍凉后切块即成，每天3次，每次1块，用于肺脾两虚之咯血。⑤猪肺三汁汤：将猪肺煮熟，配以梨汁、藕汁、莱菔汁服用，用于咯血。⑥红烧龟肉：取龟1只（250~500克），洗净切块，去头足及内脏，用菜油反复翻炒，再加生姜、酱油、冰糖等调料及适量清水，以文火煨炖至龟肉烂熟即成，用于阴虚之咯血。⑦取仙人掌100克，切片，加白糖水煎服，用于咯血。

生活饮食调养

1. 安定病人的情绪，勿急躁，勿惊慌，咯血量多者应卧床，取半卧或侧卧位，嘱患者轻咳嗽，勿屏气，必须将血咯出，保持静卧，闭目养神。

2. 饮食宜清淡，温凉适宜，大咯血者应暂禁饮食，少量咯血者给温凉流质饮食，量少多餐，平时应给清淡有营养饮食，勿过咸、过辛辣，多食新鲜蔬菜和水果。

3. 多饮水，饮水宜少量多次，以温凉开水为好。

4. 保持大便通畅，大便时勿用力努便。

5. 保持室内空气新鲜流通，室内勿吸烟。

6. 保持充足的高质量的睡眠，睡好午觉。

7. 搞好个人卫生，饭前便后洗手，早晚刷牙，饭后漱口。

8. 在咯血减轻或停止后要适当的进行室外活动，每天早晚到空气新鲜的地方有规律的散步，以舒心养神，提高机体抗病能力。

十三、吐血

吐血是指血由胃来，经呕吐而出，血色鲜红或紫红，常夹有食物残渣，并可伴有大便色黑为主证的病证。多因胃热伤络，肝火犯胃，胃络瘀阻或脾虚血失统摄所致。西医学中上消化道出血（以消化性溃疡出血最多见，其次如肝硬化、食管炎、急慢性胃炎、胃黏膜脱垂、胃癌等病引起的吐血），以及某些全身疾病如血液病、尿毒症、应激性溃疡引起的吐血等，均可参考本篇辨证论治。

症状　有胃痛或胁痛或黄疸或癥积等宿疾，初起常有恶心，胃脘不适或疼痛，血随呕吐而出，血色多呈紫黯或咖啡色，或鲜红色，常夹有食物残渣，或见大便色黑如漆，甚则呈黯红色。脘腹有压痛，肠鸣音活跃，出血量多者心率增快，血压下降，面色苍白，呕吐物隐血及大便隐血试验阳性，纤维胃镜、X 线钡餐造影、B 型超声波等检查可进一步明确引起吐血的原发病。

治疗

1. 应急措施　①大黄粉（或醇提片）3 克，每日 3 次，口服。②云南白药 0.5～1.0 克，每日 3 次，口服。③三七粉或白及粉 3 克，每日 3 次，口服。④紫地宁血散 8 克（2 安瓿），每日 4 次，口服。或用本药 30 安瓿溶于 1500 毫升凉开水中，再放入冰箱冰至 3～4℃，每次经胃管注入胃内 100 毫升，协助患者左右转动体位，使药液与胃各部分接触，随即抽出，反复 2～3 次，然后再注入 200 毫升保留胃内，每天 1～3 次，出血停止 24 小时后，拔出胃管改为口服。本法对大出血有快速止血作用。⑤内窥镜下局部止血：急作纤维胃镜检查，找到出血灶，选用以上止血药，经胃镜活检孔由塑料管注入。本法具有直接快速止血作用。

2. 西药　①安络血 2.5～5mg，每日 3 次，口服。②止血敏 0.5～1.0g，每日 1 次，肌肉注射。③止血芳酸 0.1～0.2g，静脉注射或静脉点滴，大量可用 0.6g，每日 1 次。

3. 中药　可分热伤胃络型、肝火犯胃型、脾气虚弱型、胃络瘀阻型、阴虚火旺型等辨证治疗。

4. 中成药　①龙胆泻肝丸1袋，每日2次，口服，用于肝火犯胃之吐血。②紫地宁血散8克，每日3~4次，口服，用于胃中积热之吐血。③胃血宁口服液20毫升，每日2次，口服，用于胃溃疡及十二指肠球部溃疡引起的上消化道出血，可收敛止血。

5. 单验方　①取蚕豆苗（嫩茎叶）30克，冷开水洗净，捣汁服。②取大蓟草、白茅根、藕节各30克，煎服，也可加韭菜汁少许1次服下。③取鲜芦根90克，生侧柏、仙鹤草各30克，煎服。④取地锦草、墨旱莲各30克，煎服。⑤取白及、侧柏叶（或乌贼骨）各30克，共研细末，每天2次，每次3~6克，用温开水调服。⑥取鲜生地汁30毫升，加入大黄粉3克，每日3次，口服。⑦取乌贼骨30克，炮姜炭9克，艾叶炭6克，煎服，以温涩止血。⑧取参三七、白及、生大黄，按2∶2∶1比例配成药末，每服3~4.5克，每日3~4次，温开水调服。⑨取健康男性婴幼儿清晨小便，盛于清洁器皿中，以消毒纱布过滤后加入适量白糖，调匀备用，每次100毫升，每日3次服用，以祛瘀止血。

6. 食疗　①取仙鹤草、冰糖按1∶2用量比例制成膏滋，每次15克，每日2次，口服，用于一般吐血量少者。②取生地汁、鲜芦根汁、白及粉、藕粉各适量，温开水调成糊状口服，用于胃阴虚口干渴吐血者。③取山药、陈皮、太子参、熟地、龙眼肉各适量，炖粥服用，用于气血虚弱之吐血。④取党参、黄芪、大枣、当归、龙眼肉，与牛肉共炖，饮汤食肉，用于气血亏虚之吐血。⑤取鲜藕汁1小杯，加水适量煮沸，三七粉3克，与生鸡蛋1个调匀入沸汤中，加食盐调味服用，用于胃热或肝火未清者。⑥取银耳6克，玉竹15克，兔肉250克，加适量水同煲熟，加食盐调味服用，用于胃阴亏虚者。⑦桃仁瘦肉粥：取桃仁15克，瘦猪肉150克，粳米适量，加水共煲熟，入盐调味服食，用于胃络瘀阻者。

生活饮食调养

1. 安慰患者，保持情绪稳定，消除恐惧、焦虑心理，清心静养。

2. 吐血多者，宜卧床休息，保持安静，注意保暖，吐血严重者应绝对卧床休息，避免引起昏厥。

3. 吐血量大者，宜暂时禁食，吐血止后或量少者，也不要立即进食，一般12～24小时后，可进少量无渣流质饮食，如牛奶、藕粉之类；24～48小时后可进流质或半流质食物，并宜少食多餐，忌食粗纤维及辛辣刺激动火之品，以免再伤血络，饮食不宜过热，同时予具有养阴清热、凉血止血作用的食物，如鲜藕汁、梨汁等。

4. 对有溃疡病及肝病者，饮食应特别注意，宜清淡、细软，要少量多餐，细嚼慢咽，禁食辛辣香燥食品，不吃甜食，吃饭时要心平气和，切不要生气，宜多食新鲜蔬菜水果。

5. 保持大便通畅，养成每日定时排便的习惯，并要随时注意大便颜色。

6. 坚持有规律的有氧运动，以提高机体抗病能力。

十四、便血

便血是指血从肛门排出体外，或在大便前后，或单纯下血，或与粪便混杂而下的病证。常因饮食劳倦、情志所伤、感受湿热之邪等，导致胃肠积热，热伤脉络；或瘀阻脉络，血不循经；或气虚不摄，血液外溢下渗而成。常见于西医学中消化系统疾病，如消化性溃疡、出血性糜烂性胃炎、胃黏膜脱垂、食管与胃底静脉曲张破裂、胃癌、应激性溃疡、结肠息肉、肠套叠等病，以及某些血液病、急性传染病、肠道寄生虫病等出现便血时，均可参照本篇辨证论治。

症状 可见大便血色鲜红、黯红或紫黯，甚至便黑如柏油样，次数增多，大便潜血试验阳性。

治疗

1. 应急措施 严重便血者，应绝对卧床休息，取平卧位，并注意保暖。伴吐血者，暂禁饮食。紧急止血措施：①大黄粉（片）3克，每日3次，口服。②田七粉3克，或云南白药1克，每日4次，口服。③血宁冲剂1包，每日4次，冲服。④紫地合剂50ml，每日4次，口服。⑤紫地合剂洗胃：将紫地合剂经胃管注入胃内，每次200～400ml，并协助患者左右转动身体，使药液与胃各部接触，随即抽出，反复2～3次，然后再注入200ml保留胃内，每天1～3次。出血停止后，继续治疗24小时，然后拔出胃管，改为口服。本法对大出血者有快速止血作用。⑥紫地宁血散2支，每日3次口服。⑦芨竭散6克（白及粉4.5克，血竭粉1.5克），每日2～3次，口服。⑧内窥镜下局部止血：急诊纤维结肠镜检查，找到出血灶，选用以上止血药，经结肠镜活检孔由塑料管注入。本法具有快速直接局部用药而止血的作用。⑨气衰血脱者，即用生脉注射液10～30ml加入50%葡萄糖注射液40ml中静脉注射，每隔15～30分钟1次，连续3～5次；或用参附注射液10～20ml加入50%葡萄糖注射液40ml中静脉注射。以上药物亦可加入10%葡萄糖注射液250～500ml中静脉滴注。此外，还可用独参汤煎服，并配合输血、输液等治疗。

2. 西药 ①安络血2.5～5mg，每日3次，口服。②止血敏0.5～1.0g，每日1次，肌肉注射。③止血芳酸0.1～0.2g，静脉注射或静脉点滴，大量可用0.6g，每日1次。

3. 中药 可分胃中积热型、肝胃郁热型、瘀血阻络型、热毒内结型、湿热蕴结型、脾气虚弱型、脾胃虚寒型、气随血脱型等辨证治疗。

4. 中成药 ①人参归脾丸1丸，每日2~3次，口服，适用于脾虚不摄之便血。②热毒清4~6片，每日2~3次，口服，适用于热毒内结，三焦火盛之便血。③槐角丸9克，每日3次，口服，适用于痔疮便血。

5. 单验方 ①取侧柏叶、白及各10克，共研细末，每次3~6克，每日2次，冲服；或取乌贼骨、白及、甘草各等份，研极细末，每次3克，每日3次，冲服；或取黑木耳30克，置瓦上煅枯，拌红糖，研细末，开水送服。可止血通便，用于大便下血。②取槐花、侧柏叶、荆芥穗、炒枳壳各50克，做成内服散剂，每次6克，每日2次，温开水送服，用于肠风下血，便前出血。③取黑芝麻、黑大豆各15克，水煎服，或水煎代茶饮，可养血补血，润肠，用于大便下血。④取丝瓜1个，槐花30克，将丝瓜烧灰，与槐花共研细面，空腹米汤送服6克，可凉血止血，用于大便后下血鲜红。⑤取鲜椿根皮（去老皮，南墙下的）250克，鲜梨1个，鲜姜60克，红糖30克，水煎服，轻者1剂，重者连服4剂，可清热凉血止血，用于大便脓血混杂。⑥取槐豆10克，炒黄，泡茶饮，可凉血止血，用于大便前后下血鲜红。取地榆炭30克，研末，分4次用白开水送服，2日服完，可凉血止血，用于大便前后下血鲜红。⑦取鲜小蓟适量，洗净捣汁，稍加温，顿服250毫升，可凉血止血，用于大便下鲜血。取荸荠汁、好酒各半盅，混匀，空腹温服，可凉血止血，用于大便下鲜血。⑧取艾叶、生姜各等量，煎浓汤，每服1杯，可温经止血，用于粪后下血，色紫黯。取白鸡冠花并籽30克，炒焦，水煎服，可化瘀止血，用于粪后下血紫黯。⑨取旱莲草100克，葱白2根，将旱莲草浓煎，葱白汤送下，可凉血止血，升阳通络，用于肠风下血（便前下血，或大便与鲜血齐下）。取茜草30克，水煎顿服，可凉血止血，用于肠风下血，经久不愈。⑩取酸枣根30克，刮去黑皮，焙干，水煎取汁，温服，服1次不好，隔7

天再服1次，可收敛止血，用于便血年久不愈者。

6. 食疗 ①猪肠芫荽羹：取鲜猪大肠30克，芫荽60克，洗净煮熟，空腹1次食之，用于胃热或湿热未清之便血。②猪肠汤：取猪大肠90克，加黄连、木香末各30克，将猪大肠洗净，黄连、木香末填入肠内，扎紧两头，用米醋煮烂，分3次空腹食之，用于胃热、湿热之便血。③猪肠槐米汤：取猪大肠120克，槐米15克，同入瓦锅内，加水适量，煮3~4小时，去渣顿服，每日1次，连服数天。④丝瓜瘦肉汤：取丝瓜100克，瘦猪肉90克，放入砂锅内，加水适量，文火炖至肉烂，加食盐调味，分2次服食。⑤银耳玉竹煲兔肉：取银耳6克，玉竹15克，兔肉250克，加适量水同煲熟，加盐调味服食，用于血虚伤津之便血。⑥黄芪红枣龙眼炖牛肉：取黄芪30克，龙眼肉15克，红枣10个（去核），牛肉250克，将上料放锅内，加水适量，文火炖熟，调味后服食。⑦取好藕500克，红糖120克，将藕蒸熟切片，与红糖拌匀食用，可行瘀止血，用于大便下血。⑧取黑芝麻500克，炒焦，加等量红糖拌匀，随意吃，可养血润肠，用于大便干结带血。⑨取柿饼4个，红糖120克，入锅同煮，一并顿服，连服3天，可清热凉血，用于日久便血（俗称血屎痨）。

生活饮食调养

1. 安慰病人，消除其紧张、恐惧、烦恼等不良情绪。

2. 便血多者，应卧床休息，随时注意面色、精神变化。

3. 饮食应以软烂少渣、易消化、清淡、营养丰富的食物为宜，需少食多餐。禁食辛辣、香燥、煎炸、熏烤、盐腌食品，食物应温凉适宜，吃饭要细嚼慢咽，吃七成饱。

4. 劳逸结合，避免劳累和紧张，适当静卧养神，动静结合。

5. 注意腹部保暖，防止因受凉而刺激肠蠕动。

6. 注意饮食及个人卫生，不食生冷糜烂变质食品及剩饭剩菜，饭前便后一定要洗手，饭后漱口。

7. 戒除烟酒，不喝浓茶咖啡。

8. 坚持有规律的有氧运动，通过散步稳定情绪，调整胃肠功能，增强体质，提高抗病能力。

对读者提示 便血是指大便时便出血样粪便，色黯红有块，或与粪便混合，或呈柏油样稀便，次数多，无腹痛感觉。若大便时腹痛下坠、排出脓血样且量少质粘的脓血便、肛门灼热，属痢疾。若大便时首先便血，呈喷射样鲜红血，后再排便，或血随便出，或便后出血量少，肛门有异物感为痔疮。

十五、尿血

尿血是指小便中混有血液或夹杂血块而排尿不痛、或无症状而显微镜检查显示血尿的一种病证。由火热伤及肾与膀胱脉络，血溢于外，随尿而出，或因脾肾两亏，统摄失职，或瘀血内阻所致。西医学中肾炎、肾结核、多囊肾、肾下垂、泌尿系统肿瘤和部分尿路结石、尿路感染以及全身出血性疾病等出现的尿血，均可参考本篇辨证论治。古人所称的尿血仅指肉眼血尿，对于出血微量，仅在显微镜下发现有血尿者，也可按本篇辨证论治。还有一种叫做左肾静脉压迫综合征，属于先天性左肾静脉轻度异常，表现为从孩童时期就有血尿，但不检查不知道，可通过彩超和尿红细胞形态检查确诊，本病尿中红细胞形态正常，无须特殊治疗。

治疗

1. 应急措施　尿血量多者，当先止血，可选用如下方法：①云南白药1克，每日4～6次，口服。②生三七粉1克，每日3～4次，口服。③紫珠草50克，水煎300毫升，每日3次，口服；或紫珠草片4～6片，每日4次，口服。

2. 西药　①安络血2.5～5mg，每日3次，口服。②止血敏0.5～1.0g，每日1次，肌肉注射。③止血芳酸0.1～0.2g，静脉注射或静脉点滴，大量可用0.6g，每日1次。

3. 中药　可分风热袭表型、热毒内犯型、心火亢盛型、阴虚火旺型、脾肾两亏型、瘀血内结型等辨证治疗。

4. 中成药　①知柏地黄丸1丸，每日2次，口服，用于阴亏火旺之尿血。②人参归脾丸1丸，每日2次，口服，用于脾虚不摄之尿血。

5. 单验方　①取白茅根30~60克，水煎服，主治热证尿血。②取鲜车前草、鲜藕、鲜小蓟草各60克，共捣汁，空腹服，主治各种尿血。③取乌梅烧存性，研末，蜜丸，每次6~9克，每日服1~2次，主治各种原因的尿血。④取苎麻根15克，生地、茯苓各10克，海螵蛸9克，煎汤服，主治尿血不止。⑤取鹿茸、当归、生地、冬葵子、蒲黄各60克，共研细末，每次服6克，主治肾虚尿血。⑥取生地、白茅根各30克，女贞子、旱莲草、大蓟、小蓟、鹿衔草、槐角炭、滑石各15克，甘草6克，水煎服，每日1剂，分2~3次服，主治热结膀胱之尿血。⑦取赤小豆、薏苡仁、牡蛎各30克，玄参12克，甘草9克，红枣1枚，水煎服，主治各种原因尿血。⑧取蒲黄、冬葵子、黄芪、茯苓、生地、麦冬各30克，车前子、当归各10克，荆芥6克，水煎服，主治气血亏虚之尿血。⑨蒲灰散：取蒲灰7份（香蒲的叶洗净晾干，烧炭去毒存性），滑石3份，过筛混匀，每次10克，4~6小时1次，冲服，小儿酌减，主治各种尿血。⑩发灰散：取血余炭末，每次3克，每日2次，醋汤送服，可化瘀止血，主治血瘀尿血。

6. 食疗　①车前茅根汤：取车前草、白茅根各30克，白糖适量，水煎后去渣加白糖代茶饮，用于膀胱湿热之尿血。②荠菜鸡蛋汤：取鲜荠菜150克，鸡蛋1个，加水适量煎至1碗，打入鸡蛋煮熟，盐调味，饮汤食蛋，用于肾阴亏虚尿血，对肾结核尿血尤宜。③黄芪金樱阿胶瘦肉汤：取黄芪30克，金樱子20克，阿胶15克，瘦猪肉150克，先将黄芪、金樱子、瘦猪肉加水同煎，后去药渣加入阿胶溶化，饮汤食肉，用于脾肾虚弱之尿血。④三七炖瘦肉：取三七参10～15克，瘦猪肉适量，共放炖盅内加水少许，隔水炖至肉烂熟，饮汤食肉，用于气滞血瘀之尿血。⑤旱莲糯稻大枣汤：旱莲草、糯稻根各30克，大枣5枚，加适量水煎服，用于阴虚火旺之尿血。⑥山药粥：取山药、莲子、薏苡仁米、芡实各15克，加适量水煮成粥，早晚温服，用于脾虚血尿。⑦鳖鱼滋肾汤：取鳖鱼1只（300克以上），枸杞子30克，熟地黄15克，将鳖鱼放沸水锅中烫死，去头、爪、甲及内脏，另将枸杞子、熟地黄洗净，与鳖鱼一起用文火炖熟即成，可作佐食，亦可单独食用，用于肾虚尿血。

生活饮食调养

1. 消除忧虑、恐惧及紧张心理，稳定情绪，因忧思、焦躁等心理都会加重出血。

2. 饮食宜清淡，忌食辛辣等刺激性食物，以免辛燥动火，迫血妄行，禁食油腻厚味之品，多食五谷杂粮及新鲜蔬菜水果。

3. 戒烟酒及浓茶咖啡。

4. 多饮水，要养成定时饮水的习惯，不能等渴了再喝水。

5. 要注意休息，少作弯腰的劳动。

6. 保持大便通畅，养成定期排便习惯。

7. 适当的室外活动，以提高身体素质。

8. 注意冷暖调节，预防感冒及其他疾病的发生。

十六、紫斑

紫斑多因火热毒邪、阴虚血热、气虚不摄等所致，以血溢肌肤，皮肤出现青紫斑点或斑块，压之不退色为主要特征，并可伴有鼻衄、齿衄、尿血、便血、崩漏等症，常可反复发作。西医学的血小板减少性紫癜、过敏性紫癜，可参考本篇辨证论治。

症状 肌肤出现青紫斑点，小者如针尖，大者融合成片，压之不退色，好发于四肢，尤以下肢为甚，常反复发作，病情重者常伴鼻衄、齿衄、尿血、便血、崩漏等全身多处出血。可结合血尿常规、大便潜血试验、出凝血时间、血小板计数、血管收缩时间、凝血酶原时间、毛细血管脆性试验及骨髓穿刺检查等常规检查，有助于确定出血原因、观察疗效及判断预后。

治疗

1. 应急措施 ①各种出血证严重者，出血量多者，应予输血、输液等治疗措施，同时应绝对卧床休息。②鼻衄不止者，可外用马勃粉海绵胶塞鼻，或用血余炭末 3 克，吹于鼻孔中。③亦可选择口服止血药，如水牛角 60 克，水煎服；或紫珠草粉 5 克，每日 4 次，吞服；或阿胶 15 克，每日 1～2 次，烊化服；或田七粉 3 克，每日 4 次，吞服。④高热不退者，用紫雪丹 1～2 支或神犀丹 1 丸口服；或清开灵注射液 4 毫升肌注，或 20～40 毫升清开灵注射液加入 0.9% 生理盐水或 5% 葡萄糖注射液 300～500 毫升中静脉滴注。

2. 西药 ①安络血 2.5～5mg，每日 3 次，口服。②止血敏 0.5～1.0g，每日 1 次，肌肉注射。③止血芳酸 0.1～0.2g，静脉注射或静脉点滴，大量可用 0.6g，每日 1 次。

3. 中药 可分血热妄行型、阴虚火旺型、气虚不摄型、瘀血内阻型等辨证治疗。

4. 中成药 ①人参归脾丸 1～2 丸，每日 2 次，口服，适用于紫斑属气不摄血者。②知柏地黄丸 1 丸，每日 2 次，口服，适用于紫斑属阴虚火旺者。

5. 单验方 ①取白茅根、藕节各 15 克，白及粉 3 克，将前二味煎水取汁，入白及粉同饮，每日 1 剂，分早晚 2 次服用。②取升麻、鳖甲、玄参、生地各 10～15 克，水煎取汁，每日 1 剂，分 3 次服。③取连翘 30 克，水煎，分 3 次服。④取茜草、白茅根、槐花各 10～15 克，水煎分 2 次服。⑤取川芎、丹参、当归、红花、鸡血藤膏、赤芍、益母草各 10～15 克，水煎服，每日 1 剂。

6. 食疗　①取大枣 4 份，藕节 1 份，将藕节水煮至粘胶状，再加入大枣同煮，每日吃适量大枣。②花生：每日吃 120～180 克带衣花生米；或花生米 30 克，红枣 10 枚，水煎服，每日 1 剂。5～7 天为 1 个疗程。③红枣 15 枚，水煎服，每日 3 次，连吃 5～7 天，或红枣 10 枚，龟肉 200 克，共煮服。④芝麻油：能促进凝血，对紫斑有一定疗效。⑤取大麦 100 克，红枣 15 克，加水 500 毫升，共煮至 150 毫升左右，1 次炖服，每日 1 剂。⑥取鲜荞麦叶 100 克，藕节 4 个，煮服，每日 1 次。⑦取马兰根或全草鲜者适量，洗净捣烂绞汁，以温水冲服，或鲜红梗马兰头全草煮汁服。⑧取阿胶 30 克，或鹿角胶 10 克，加少量黄酒，水适量，烊化，每日 2 次分服。⑨取红枣 10～15 枚，兔肉 150～200 克，放锅内炖熟服用。

生活饮食调养

1. 稳定情绪，紫斑有急慢两种，急的发病急，病情重，慢性的发病慢，病程长，都要有充分的思想准备，不能急躁忧愁焦虑，要顺其自然，按医嘱治疗。

2. 饮食调养，在静心调养的基础上，饮食调养也很重要，饮食宜清淡，营养要全面，勿进食辛辣香燥油腻厚味之品，多食五谷杂粮和新鲜蔬菜水果。

3. 多饮水，每天要饮用 2000～2500 毫升，一次不要多喝，要多次少饮。

4. 戒除烟酒、浓茶及咖啡。

5. 注意劳逸结合，多注意休息，少作劳心、劳体的工作。

6. 生活规律，按时睡眠起床，保证高质量的睡眠，睡眠对调养气血非常重要。

7. 坚持有规律的运动锻炼，要以散步慢跑为主，每天坚持30～60分钟。

8. 保持大便通畅，养成每天定时排便的习惯。

十七、黄疸

黄疸是指皮肤、巩膜与黏膜因胆红素沉着所致的黄染。它不是一个独立的疾病，而是许多病的一个表现。按其发病原因，可分为溶血性黄疸、肝细胞性黄疸和瘀阻性黄疸。黄疸是临床上十分常见的表现，可发生于各年龄段，男女发病率相近，在我国多为各类肝炎导致。

症状

1. 黄疸　巩膜、黏膜及皮肤出现黄疸。黄疸在结膜和巩膜最早出现，其色泽能很好反映血清胆红素浓度。深度黄染时口腔黏膜、舌之腹面、软腭、硬腭、体腔液、泪、尿、汗、精液、痰液、乳汁也可黄染。

2. 瘙痒　足底瘙痒最明显，常表现为晨重夜轻。

3. 消化道症状　常与黄疸同时出现，如纳减、餐后腹部不适、厌油腻、恶心、呕吐等。

4. 消瘦　常常伴随黄疸而出现消瘦，或发生在黄疸之前，或随黄疸同时出现。

5. 其他体征　兼有寒战、发热，或兼有上腹部或中上腹部疼痛。

6. 尿黄　尿色黄染如浓茶样。

7. 陶土色大便　胆道梗阻病人全身出现黄疸，但大便为白陶土色。

8. 不同疾病引起的黄疸，除了黄疸的表现以外，同时还有原发性疾病的其他表现。原发病可有肝炎、胆石症、胰头癌、溶血性贫血或感染等。原发性疾病的不适症状，多为肝胆管阻塞所致黄疸的表现。

治疗

1. 西药　临床上多针对黄疸的原发病用药，而黄疸本身无需特殊治疗，但新生儿的严重黄疸可致抽搐等神经症状，必须进行光疗、换血等方法治疗。辅助用药：①维生素 C 0.2g，每日 3 次，口服。②复合维生素 B 2 片，每日 3 次，口服。③阿卡明 0.2g，每日 3 次，口服。④肌苷 400mg，每日 3 次，口服。⑤益肝灵 2 片，每日 3 次，口服。⑥联苯双酯滴丸 25mg，每日 3 次，口服。

2. 中药　中医将黄疸分为阳黄、阴黄、急黄三大类，各型治法不同。阳黄又分热重于湿型、湿重于热型、湿热并重型，急黄又有实证、虚证之不同。临床可根据病情辨证论治。

3. 中成药　①苦黄颗粒 1 包，每日 3 次，冲服，用于黄疸性肝炎。②肝苏颗粒 1 包，每日 3 次，冲服，用于肝炎引起的黄疸。③利胆片 6 片，每日 3 次，口服，用于胆囊炎或胆石病引起的黄疸。④茵栀黄颗粒 1 包，每日 3 次，冲服，用于肝炎引起的黄疸。⑤茵陈五苓丸 3 克，每日 3 次，口服，用于慢性肝炎引起的黄疸。⑥茵芪复肝颗粒 1 包，每日 3 次，冲服，用于慢性肝硬化引起的黄疸。

4. 单验方　①茵陈 60 克，大枣 7 个，煮水喝。②茵陈 60 克，夏枯草 20 克，大枣 7 个，煮水喝。③茵陈 60 克，丹参 30 克，大枣 7 个，煮水喝。

5. 食疗　①玉米 150 克，薏苡仁 50 克，共煮粥，每日 1 次，连用 1 个月。②经常饮用冬瓜汤。③夏季常食西瓜。

6. 其他疗法　①气功：各种动静气功多有帮助。练功时，以意念引气至肝区，呼气时默念“松”字，将引入之气向四周渐渐扩散，使肝区放松。此功适合于肝炎导致的黄疸病人。②针灸：主穴：至阳、胆俞、阳陵泉；配穴：阳黄选大椎、中封、腕骨，阴黄选脾俞、足三里、三阴交等，每天1次，每次20分钟，10天为一疗程。③脐疗：田螺3个，捣烂敷于脐中，专治湿热黄疸。栀子15克，白及粉6克，用一个鸡蛋的蛋清调和，做饼敷脐，每天换药1次。

生活饮食调养

1. 发现黄疸后，不要精神紧张，要及时到医院配合医生检查，尽快确定诊断。

2. 饮食要注意清淡，可进食易消化的软饭，切忌油腻、辛辣，特别注意勿食猪肉、蛋类及海产品。

3. 戒烟酒。

4. 多饮水，最好多喝白开水，保持大便畅通。

5. 劳逸结合，按时休息，保证充足的高质量的睡眠。

6. 发病期应卧床休息，恢复期可适当的活动。

对读者提示　黄疸只是个临床症状，也是一个很危险的症状，特别是无痛苦性黄疸，一定要及时到医院检查，及时确定诊断，只要原发病治疗好了，黄疸也就很快消失了，切不要麻痹。

常见病的治疗

一、感冒

感冒分普通型感冒和流行性感冒两种，一年四季皆可发病，70%～80%的是由病毒引起，细菌引起者仅占一小部分。这些病毒和细菌常寄生于健康人的鼻咽部，平常不引起发病，只有在身体抵抗力下降，如感受风寒、淋雨或局部循环发生障碍时，病毒或细菌才会乘虚而入，以致发病。

症状　感冒开始时均可出现头痛、鼻塞、流涕、咽干、喉痒，稍后恶寒发热。普通型发病缓慢，症状较轻；流行型发病较急，症状较重。临床上又可分为以头痛伴全身关节痛为主的神经型、以发热伴咽喉肿痛为主的热毒型、以发热伴咳嗽为主的上呼吸道感染型、以发热伴恶心呕吐等胃肠道症状为主的胃肠型等。中医辨证有汗为虚，无汗为实。

治疗

1. 西药 ①解热止痛：APC 0.5g，口服；或扑热息痛 0.5g，口服。或复方氨基比林 1 支，肌肉注射；或安痛定 1 支，肌肉注射。②消炎止咳：阿莫西林 0.5g，一日 3 次，口服；或利菌沙 0.5g 一日 3 次，口服；或复方新诺明 2 片，一日 2 次，口服；或罗红霉素 0.3g，一日 2 次，口服；或复方甘草片 3 片，一日 3 次，口服。

2. 中药 可分风寒型、风热型、暑湿型、表虚型辨证治疗

3. 中成药 ①银翘解毒片 6 片，每日 3 次，口服，用于头痛、发冷发热、鼻塞流涕等感冒早期。②桑菊感冒片 6 片，每日 3 次，口服，用于鼻塞、咳嗽。③藿香正气丸 1 丸，每日 3 次，口服，用于暑天感冒之头痛鼻塞、恶心欲吐、发冷发热等症。④苏羌解表颗粒 1～2 包，每日 3 次，冲服，用于头痛鼻塞、发冷发热、全身关节酸痛。⑤芪术固表颗粒 1～2 包，每日 3 次，冲服，用于体虚经常感冒或感冒失治、多日不愈者。⑥苦甘冲剂 2 包，每日 3 次，冲服，用于头痛鼻塞、咳嗽发热者。

4. 单验方 ①取生姜 15 克，葱头连须 5 个，红糖少许，煮水温服，微发汗，主治感冒初期头痛、鼻塞。②取干葱 1 根，煮水温服，主治鼻塞、恶寒。③取红皮萝卜 100 克，生姜 15 克，胡椒面少许，煮水温服，稍发汗，主治感冒咳嗽、恶心。④取鲜芦根、冬桑叶各 30 克，水煎服，主治感冒头痛、咳嗽。⑤取鲜荷叶带梗 1 片，煮水服，用于夏天感冒，头昏恶寒者。⑥取藿香 15 克，绿豆 60 克，水煎代茶饮，主治暑湿外感。⑦取生石膏、滑石各 30 克，甘草 10 克，水煎服，主治暑天外感。⑧取板蓝

根、大青叶各30克，水煎服，主治发热喉痛。⑨取鱼腥草、大青叶各30克，水煎服，主治发热咳嗽。⑩取荆芥、苏叶、贯众各10克，水煎代茶饮，可预防感冒。

5. 食疗　①生姜粥：取生姜10克，粳米50克，先将粳米入锅内加水煮成粥，加入切碎的生姜再煮片刻，睡前食用，取微汗为佳。②糖醋茶：取茶叶3克，生姜3片，红糖10克，食醋5毫升，将上4味一起入茶杯内，沸水冲泡饮。③银花山楂汤：取金银花30克，山楂10克，蜂蜜适量，将上药加水煎两次，滤出加蜂蜜拌匀服。④桑菊豆豉汤：取桑叶、菊花各10克，豆豉6克，水煎，代茶饮。

生活饮食调养

1. 注意生活规律，坚持户外活动、散步、慢跑和耐寒锻炼。

2. 多饮水，多喝白开水，要有规律的喝，不能等渴了才去喝水，正常人除吃饭外还要喝2000~2500毫升水，即一大暖瓶水。

3. 要养成早上凉水洗脸、晚上温水泡脚的习惯。

4. 注意气候变化，及时增减衣服，做到春捂秋凉，就是春天不要减衣太早，秋天不要加衣太早，以防寒热伤人。

5. 饮食宜清淡，易消化，一日三餐按时吃，食之勿急勿饱，要细嚼慢咽，吃七成饱即可。

6. 每日早晚，双手对搓至手掌心发热后，用双手掌心对面部进行按摩，搓迎香穴，即鼻子两侧。可起到预防和治疗感冒的作用。

对读者提示

1. 感冒发热一般在38.5℃以下者，不要急于用退热药，可采用休息、多喝白开水，或用葱头、生姜煎水喝，或用温水泡脚半小时，稍取微汗，千万不要去澡堂洗澡或劳动出汗，上述治疗无效者，或体温升至39℃以上者，可用口服退热药或注射退热针治疗。

2. 不要急于输液治疗。现在很多病人和医生都认为感冒无论轻重都是输液治疗好，这是不正确的，除了体温持续在 39℃以上者可考虑输液用药，一般取内服药最安全。

3. 不要急于用抗菌素治疗。现在抗菌素治感冒几乎成了常规，这样做对于大多数（70% ~80%）病人是不合适的。若盲目使用抗生素，不仅无效，反而有害。如病情需要，在应用抗生素前最好化验血常规，如白细胞增高可用，白细胞不高则不用。

4. 不要轻视感冒这一小病，一定要积极采取有效的治疗措施。如症状不见好转或加重，应到医院检查治疗，因感冒症状有时又是多种急性热病的先兆。

二、慢性支气管炎

慢性支气管炎（简称慢支），是指气管、支气管黏膜及其周围组织的慢性非特异性炎症，临床上以咳嗽、咳痰或伴有喘息及反复发作的慢性过程为特征，严重时可并发慢性阻塞性肺气肿，甚至慢性肺源性心脏病。本病多见于老年人，好发于冬春寒冷季节。

症状

1. 咳嗽、咳痰为主要症状，多为大量黏液泡沫样痰，寒冷季节，每天清晨和傍晚咳嗽加重，合并细菌感染时有脓性痰，伴畏寒，发热，气促或咳嗽加剧，部分患者可有哮喘症状。

2. 病程缓慢，症状逐渐加重，慢性咳嗽、咳痰一年中持续 3 个月以上，连续 2 年并排除其他疾病。

3. 早期无异常体征。发作期，可闻及散在干湿罗音，多在背部及肺底部，咳嗽后可减少或消失。喘息型者可听到哮鸣音或呼气延长，后期患者可有肺气肿征。

治疗

1. 西药　①控制感染：咳嗽、咳痰加重时，可口服复方新诺明2片，每日2次；或利菌沙0.375，每日4次，口服；或先锋Ⅳ 0.5，每日4次，口服。如本病急性发作，表现为发热，咳喘加重，痰呈脓性，则需用青霉素40～80万单位，肌肉注射，每日2次。②祛痰止咳：复方甘草合剂10ml，每日3～4次，缓慢吞服；或必嗽平8mg，每日3次，口服。③平喘：氨茶碱0.1～0.2g，每日3次，口服；或舒喘灵2.4mg，每日3次，口服；或特布他林2.5mg，每日3次，口服。

2. 中药　可分寒痰型、热痰型、痰湿型、阴亏型辨证治疗。

3. 中成药　①急支糖浆30毫升，或橘红丸9克，每日3～4次，口服，用于感冒初期、咳嗽痰多者。②通宣理肺丸1丸，每日3次，口服，用于咳嗽、气喘、痰多者。③二陈丸1丸，每日3次，口服，用于咳嗽痰多者。④小青龙合剂10毫升，每日3次，口服，用于感冒咳嗽。⑤祛痰灵口服液30毫升，每日3次，口服，用于咳嗽痰多者。⑥牛黄蛇胆川贝液10～20毫升，每日3次，口服，用于发热、咳嗽、气喘者。⑦蛇胆川贝枇杷膏10克，每日3～4次，含服，用于肺燥、虚痨之咳嗽、痰多气喘者。⑧平喘抗炎胶囊3粒，每日3次，口服，用于干咳气喘者。⑨桂龙咳喘宁胶囊4粒，每日3次，口服，用于咳嗽、气喘、痰盛者。⑩蛤蚧定喘胶囊4粒，每日2次，口服，用于年老久咳气喘者。

4. 单验方　①甜杏仁蒸梨：取甜杏仁10克，鸭梨1个，将鸭梨洗净挖一小孔，纳入甜杏仁，封口，隔水蒸熟后，吃梨喝汤，主治咳嗽痰多咯吐不净者。②川贝煮梨：方法同上，吃梨饮汤，主治干咳痰少。③油炸白萝卜：取白萝卜一小块，切片，放香油炸熟吃，主治痰多不易吐出者。④油炸胡萝卜：取胡萝卜一个，切片，放香油内炸熟吃，主治体虚痰多者。

生活饮食调养

1. 保持室内空气新鲜，温度适宜。干燥季节，室内应保持一定湿度，因室内干燥，可使尘埃飞扬，刺激病人呼吸道黏膜，使咳嗽加重。

2. 注意口腔卫生，坚持晨起及睡前刷牙，饭后用温盐水漱口，以减少呼吸道感染机会。

3. 注意生活规律，晨起散步、做操，经常户外活动，以接受自然光和空气的沐浴，提高机体的免疫功能。

4. 戒烟禁酒，积极防治各种呼吸道疾病。

5. 慢支合并感染时，可出现发热，乏力，全身不适，咳、痰、喘症状加重，甚至出现呼吸困难及紫绀，应及早到医院治疗，以免加重病情。

三、肺炎

肺炎也称细菌性肺炎，是肺间质的细菌性炎症，可由多种细菌引起，如肺炎双球菌、金黄色葡萄球菌、克雷白杆菌、大肠杆菌、绿脓杆菌等。肺炎是常见病，老年或机体抵抗力低下者患肺炎时，有较高的病死率。本病冬春季发病较多，各年龄段都可发生，以小儿及老年人为多，男女发病率无明显差异。

症状

1. 咳嗽、胸痛　因感染延及胸膜引起胸部刺痛，随呼吸和咳嗽胸痛加剧，亦可因胸痛使呼吸变浅速，咳嗽频繁，为刺激性咳嗽，开始有少量粘痰，逐渐呈黏液脓痰。

2. 发热　一般有突然高热，体温在数小时内升至39℃～40℃，大多数呈持续高热。

3. 恶寒、寒战　发热前多有恶寒或寒战。

4. 多汗　高热、寒战往往同时见到大量汗出，汗出之后热势不减或稍减复升。

5. 头痛、周身酸痛　与高热、寒战同时伴有头痛、周身肌肉酸痛。

6. 气急、紫绀　病变广泛的，可因缺氧引起气急和紫绀。

7. 各种细菌引起肺炎的特点　①肺炎双球菌性肺炎：起病急，寒战，高热，胸痛，咯铁锈色痰；X 线示肺叶或肺段实变；痰涂片可见肺炎双球菌。②葡萄球菌性肺炎：寒战，高热，呼吸急促，脓血痰，中毒症状显著；X 线示多发病灶，进展迅速，早期空洞、脓胸；痰涂片可见大量成堆的 G^+ 葡萄球菌。③军团菌性肺炎：高热，相对缓脉，肌痛、腹泻，精神萎靡；X 线示双侧多肺叶段浸润，进展迅速。④克雷白杆菌性肺炎：寒战，高热，全身衰弱，痰黏稠，可呈砖红色；X 线示肺叶实变，上叶多见，下缘凸出，早期空洞；痰培养为肺炎克雷白杆菌；周围血象可见白细胞计数及中性粒细胞均显著增加；病变初期 X 线可无异常改变或局限在一个肺段的淡薄、均匀阴影，后期可出现节段性或大片性实变、空洞、脓胸、气胸改变。

治疗

1. 西药　本病严重者需及时入院治疗，轻者方可门诊治疗。应当根据不同的病原菌采用敏感的抗生素，同时进行对症处理。①阿莫西林 0.5g，每日 3 次，口服。②麦迪霉素 0.4g，每日 3 次，口服。③红霉素 0.5g，每日 4 次，口服。④交沙霉素 0.2g，每日 4 次，口服。⑤氧氟沙星 0.1 ~ 0.2g，每日 2 次，口服。⑥利菌沙 0.25g，每日 4 次，口服。⑦复方新诺明 2 片，每日 2 次，口服。⑧氟哌酸 0.2g，每日 3 次，口服。⑨必嗽平 8mg，每日 3 次，口服。⑩咳必清 25mg，每日 3 次，口服。

2. 中药　可分卫分证型、气分证型、营血证型、阳脱证型及病后调理等辨证治疗。

3. 中成药　①九味羌活颗粒 2 包，每日 3 ~ 4 次，冲服，用于发热恶寒、周身酸痛者。②苦甘颗粒 2 包，每日 3 次，冲服；

或双黄连口服液 20 毫升，每日 3 次，口服，用于咳嗽发热者。③复方大青叶合剂 30 毫升，每日 3 次，口服，用于发热咽痛、咳嗽者。④祛痰灵口服液 30 毫升，每日 3 次，口服，用于咳嗽、咯痰较多者。

4. 其他疗法 ①药物外敷：取麻黄、莱菔子、干姜、细辛、杏仁各 15 克，紫苏、款冬花各 30 克，陈皮、半夏各 20 克，研成细末；或白芥子 100 克研细，和醋调匀，均匀敷于背部，隔日 1 次，每次 30 分钟。②刮痧：取胸部及背部进行刮治，以出现痧条为度。③针灸：主穴：肺俞、天突；配穴：合谷、外关、脾俞、丰隆、太冲、三阴交等。每天 1 次，每次 20 分钟，10 天为一疗程。

生活饮食调养

1. 卧床休息，保持心情平静。
2. 多喝白开水。
3. 注意防寒保暖，避免受凉和刺激性气体粉尘等吸入。
4. 忌吸烟饮酒。
5. 饮食宜清淡，避免辛辣肥甘厚味。
6. 保持室内空气流通。

对读者提示

1. 抗生素的使用要适当、足量，避免滥用及过量使用或过早停药、换药。

2. 症状消失后，由于伤津耗气，脏腑虚弱，宜继续中药调理。

四、支气管扩张

支气管扩张是指由于支气管及其周围肺组织的慢性炎症，损坏管壁，以致支气管管腔扩张和变形引起的以慢性咳嗽、咳大量脓痰和反复咯血为主要表现的疾病，多见于儿童和青年。本病常反复发作，主要由于支气管反复阻塞、炎症及先天支气管发育缺损等因素有关。

症状 根据临床表现可分为急性期和迁延期。急性期可有咳嗽和咳痰，咳嗽多为慢性、阵发性，与体位改变有关，晨起及晚上就寝后咳嗽加重。每日痰量可达数百毫升，呈黄、白色粘性或黄绿色脓性痰。将痰液静置于玻璃瓶中，数小时后分离为四层：上层为泡沫，下悬脓性成分，中层为混浊黏液，下层为坏死组织沉淀物。多数患者常有反复咯血，程度不一，多为痰带血丝、血痰，或小量咯血，亦有大量咯血。少数干性支气管扩张患者，仅有反复咯血，无明显咳嗽及咳痰症状。当扩张的支气管引流不畅时，常于同一肺叶或肺段反复发生肺炎。此时咳嗽加剧，痰量增多，并出现高热、胸痛等症状。迁延期，病情明显减轻，但在气候变化、感冒、劳累后等容易反复迁延发作。长期的慢性患者，可有杵状指、趾及贫血，甚至有肺功能衰竭。

治疗 本病急性期宜以西药为主，中药为辅，慢性期应以中药扶正固本为主，西药对症治疗为辅。反复发作，扩张严重者应手术治疗。急性期症状严重者需静脉给药，慢性期可口服治疗。

1. 西药 急性感染期用药：采用控制感染以及对症治疗的药物。①先锋Ⅳ或先锋Ⅵ0.25～0.5g，每日3次，口服。②奥复星0.2g，每日3次，口服。③希克劳0.25g，每日3次，口服。④红霉素0.375g，每日3～4次，口服。⑤罗红霉素0.3g，每日2次，口服。⑥复方新诺明片2片，每日2次，口服。

2. 中药 可分急性期、迁延期等辨证治疗。急性期又可分燥热伤肺型、热毒壅肺型、阴虚火热型，迁延期又可分肺脾两虚型、气阴两虚型。

3. 中成药 ①橘红丸1～2丸，每日2次，口服。②急支糖浆30毫升，每日3次，口服。③达肺丸6克，每日3次，口服。④犀角地黄丸2丸，每日2次，口服。⑤贝母二冬膏20克，每日2次，口服。⑥养阴清肺合剂10～20毫升，每日2次，口服。⑦云南白药胶囊2丸，每日3次，口服。⑧固本咳喘片3片，每日3次，口服。

4. 对症治疗 ①氯化铵0.3g，每日3次，口服。②必嗽平8～16mg，每日3次，口服。③达先片5mg，每日3次，口服。④氨茶碱0.1g，每日3次，口服。⑤α－糜蛋白酶5mg，每日2次，肌肉注射。

5. 单验方 ①蒲公英败酱草茶：平时可挖些鲜蒲公英（即婆婆丁）或败酱草（即苦菜）洗净晒干，泡茶喝，可预防感染。②地骨皮白及饮：取地骨皮30克，白及20克，水煎服，主治稍有咳嗽即吐痰带血丝伴潮热者。③苡米芦根饮：取苡米、芦根各30克，水煎服，主治咳嗽痰不易吐出者。④川贝三七散：取川贝、三七各10克，研细，每次3克，冲服，主治咳嗽吐血。

6. 食疗 ①苡米小豆粥：取苡米、红小豆各30克，大枣7个，洗净，同煮成粥食用。②胡萝卜粳米粥：取胡萝卜2个，粳米100克，洗净，同煮成粥食用。③萝卜粳米生姜粥：取萝卜1个，粳米100克，生姜15克，洗净，将萝卜、生姜切碎，与粳米同煮成粥食用。

生活饮食调养

1. 饮食宜清淡，低盐，低脂肪，高热量，高蛋白，适量维生素。

2. 多食新鲜蔬菜、水果。

3. 多饮水，保持大便通畅。

4. 生活规律，按时起床，定时入睡，睡足7～8小时。

5. 定时加强运动锻炼，最好坚持每天上、下午各40～50分钟的室外活动，以散步为主。

6. 注意保暖，预防感冒发热，感冒发热是引起本病的重要因素。

7. 行体位排脓，间歇做深呼吸后用力咯痰，同时用手轻拍患部促使脓痰排除，如果痰量过多，应注意逐渐咳出痰液，防止痰量过多涌出而窒息。

8. 如出现大量咯血者，应卧床休息，不要紧张和怕用药治疗，如果痰中只带血丝，可不用止血药治疗。

9. 保持房间空气新鲜，多开窗通气，减少反复发作的感染，防止病情加重。

10. 平时要控制感染，稍有不舒可服利菌沙，稍有感冒要尽快治疗。

11. 如果反复大咯血或咯血不止者，可随时到医院治疗。

五、支气管哮喘

支气管哮喘是发作性带有哮鸣音的呼气性呼吸困难，伴胸闷、咳嗽，持续数分钟至数小时不等，可自行或经治疗后缓解，各种年龄均可发病，尤以儿童及青少年多见。本病原因不十分清楚，近年研究认为是气道变应性反应炎症导致的支气管高反应性引起的，与反复感染、过敏、遗传等因素有关。

症状　多数患者发病前有鼻痒、打喷嚏、流涕、干咳等过敏先兆，继而出现哮鸣性喘息、呼气性呼吸困难，伴胸闷、心悸、咳嗽、咳痰等症状。有些患者因病情变化或治疗不当致使哮喘发作持续24小时以上，哮鸣明显，张口呼吸，大汗淋漓，严重者出现呼吸衰竭，需要及时治疗处理。

治疗　发作期需要使用药物治疗，如出现哮喘持续状态必须住院治疗。

1. 西药　一般发作的药物治疗：①舒喘灵气雾剂1～2揿，每日1～3次，喷雾吸入。②舒喘灵2.4～4.8mg，每日3次，口服。③博利康尼气雾剂1～2揿，每日3～4次，喷雾吸入，重者每次可用6揿。④博利康尼2.5～5mg，每日3次，口服。⑤异丙肾上腺素气雾剂 1～2 揿，在哮喘发作或有先兆时使用，喷雾吸入。⑥氨茶碱 0.1g，每日 3～4 次，口服。⑦茶碱缓释片 1～2 片，每日 2 次，口服。⑧必嗽平 8～16mg，每日 3 次，口服。⑨色甘酸钠 20mg，每日 3～4 次，口服。⑩酮替芬 1mg，每日 2 次，口服。

缓解期的治疗，应当以预防发作为主，主要是增强体质和脱敏。色甘酸钠预防性吸入，在好发季节前 2 周开始吸入，每次 20mg，每日 3～4 次，持续 4～6 周，往往能预防哮喘发作。也可在好发季节前 3～4 个月开始服用中成药，如蛤蚧定喘丸或七味都气丸等，每次 1 丸，每日 2 次，口服；或蛤蚧补肾胶囊 3～4 粒，每日 2 次，口服。

2. 中药　可分寒哮、热哮辨证治疗。

3. 中成药　①祛痰灵 20～40ml，每日 3～4 次，口服。②复方蛇胆川贝末 1 管，每日 2 次，口服。③止咳定喘丸 6 克，每日 2 次，口服。④蛤蚧定喘丸 1 丸，每日 3 次，口服。

4. 单验方　①取乌贼骨 15 克，焙干，研细末，红糖水冲服，主治喘促多痰。②取地龙（蚯蚓）100 克，焙干，研细末，开水冲服，每次 3 克，每日 2 次，主治哮喘痰多。③取白僵蚕（感染白僵菌病死的蚕）5 条，姜汁浸透，焙干，研细末冲服，主治喘咳痰多。④取鸡蛋 1 个，醋 100 克，以醋炖鸡蛋，每日 1 个，主治发作性哮喘。⑤取老生姜 10 克，红糖 15 克，共捣如泥，开水冲服，主治冬季发作哮喘。⑥取核桃仁 2 个，生姜 3 片，每晚睡前细细嚼食，主治冬季哮喘及预防哮喘发作。⑦取核桃仁 5 个，蜂蜜 1 匙，吃核桃，喝蜂蜜水，主治肾虚咳喘。⑧取黑芝麻、红糖各 50 克，混匀，每次 10 克，放口中细细嚼食，主治肾虚哮喘。⑨取胎盘 1 个，煮熟切片，放瓦上焙黄，研细末，每次 3 克，每日 3 次冲服，主治体虚哮喘。

5. 食疗　①灵芝大枣汤：取灵芝 6～8 克，大枣 20 枚，做汤服，每日2次。②三鲜汁：取鲜白萝卜200克，鲜梨300克，荸荠150克，洗净榨汁服，每日2次。

6. 其他疗法　哮喘发作期以药物治疗为主，在缓解期采取非药物疗法往往可以取得相当疗效。①脱敏疗法：针对情况，找出过敏原，在好发季节前3~4个月开始进行脱敏治疗，本疗法可以连续治疗数年，以降低患者对过敏原的敏感性，减少发作次数。②呼吸操：端坐椅上，两脚分开同肩宽，两手放置于大腿上，经口呼气，缓慢收腹，经鼻吸气，缓慢鼓腹，练习5~10分钟，然后两手抵住腹部，自然加压腹部，呼气后，两手离腹再吸气，反复练习5~10分钟。此法目的是为了提高肺活量及其代偿能力。③外敷疗法：取白芥子50克，麝香1克，洋金花、甘遂、细辛各30克，研为细末，和匀备用。于好发季节前2~3个月取适量粉末，加姜汁做成小饼分别敷于双侧肺俞、脾俞和脐部，用伤湿止痛膏固定，每次3~4小时，每周1次，连续进行10次。如有皮肤起泡反应，应及时停止。④针灸：取肺俞、大椎、风门、定喘穴，咳嗽加尺泽、太渊，痰多加中脘、足三里、丰隆，肾虚加肾俞、关元、太溪，用提插捻转平补平泄手法行针2~3次，留针20分钟，虚寒者加艾灸。发作期每日治疗1次，喘平后隔日1次，10次为一疗程。休息1周继续1~2疗程。⑤气功：常用内养功，重在练气、养气、运气。清晨及深夜，在空气清新的林地，全身放松，可坐可站，采取深深吸入、缓慢呼出的方式，意想引气入肺，然后拍胸吐气，意想把病气呼出体外，每次30~60分钟，每日2~3次。

生活饮食调养

1. 保持良好的生活习惯，不吸烟，不饮酒，按时休息。

2. 不发作时，加强户外活动，呼吸新鲜空气，增加抗寒能力，避免感冒引发的哮喘。

3. 保持良好的心理状态，不悲观，不抑郁，不忧愁。

4. 注意饮食调养，少食辛辣、油腻或过咸、过甜的食品，多食粗杂粮、新鲜蔬菜和水果，保持营养平衡，提高身体素质，增强抗病能力。

5. 避免一切有害物质的刺激，特别是煤烟、气雾、农药等。

6. 避免接触一切宠物，特别是小猫、小狗和鸟类。

7. 避免接触一切新鲜花草，特别是春秋季节要特别注意。

8. 室内尽量不要装饰和增添新家具。

9. 保持室内空气流通，勤开窗通风。

10. 避免到人多的地方和吸烟的场所活动。

六、肺源性心脏病

肺源性心脏病（简称肺心病）是由于肺、胸部或肺动脉慢性病变所致的肺循环阻力增高，进而导致右心肥厚、扩大，最后发展成为右心衰竭的心脏病，是以心肺功能障碍为主的全身性疾病。发病年龄多在中年以上，约 90% 的病因是慢性支气管炎、支气管哮喘及阻塞性肺气肿。另外，支气管扩张，严重肺结核及其他肺间质病、纤维化、胸膜胸廓病也可成为本病病因，诱发因素为呼吸道感染，故冬春季发病率较高。

症状 根据本病病变发展特点，临床表现可分为功能代偿期和失代偿期。

1. 功能代偿期 有长期咳嗽、咯痰或哮喘史，逐渐加重出现胸闷、心悸和紫绀的表现，有明显肺气肿体征，如桶状胸，肋间隙增宽，叩诊过清音，听诊双肺呼吸音低，可闻及干湿性罗音，心音遥远，可有肺动脉瓣区第二心音亢进，三尖瓣区收缩期杂音，肝浊音界下降。

2. 功能失代偿期 表现心衰和肺性脑病，如心悸、胸闷、呼吸困难、尿少、腹胀、食欲不振、下肢浮肿、头痛、烦躁不安、精神错乱、意志障碍、震颤或抽搐、嗜睡，进而出现昏迷。

在代偿期体征基础上，出现血压上升，呼吸、心率加快，皮肤潮红、紫绀，球结膜充血、水肿，对光反射迟钝，颈静脉怒张，肝颈静脉回流征阳性，肝肿大并压痛，腹水，下肢浮肿。X 线检查：右肺下动脉扩张，横径≥15mm，提示肺心病，右心室肥大即确诊。血常规：红细胞和血红蛋白增高，合并感染时白细胞计数可增高。尿常规：心力衰竭时，尿常规可见少量蛋白、管型及红细胞。

治疗

1. 一般治疗　持续低流量吸氧，休息，勤拍背以利痰液咯出，有心衰者需限制水纳的摄入。

2. 西药　①消炎抗感染：阿莫西林 0.5g，每日 3 次，口服；或红霉素 0.5g，每日 4 次，口服；或利菌沙 0.25g，每日 4 次，口服；或复方新诺明 2 片，每日 2 次，口服。患者往往使用过大量抗生素，细菌多产生耐药性，应当根据痰菌药敏试验的结果，选用高敏抗生素。②解除支气管痉挛，促进痰液排出：氯化铵 0.3g，每日 3 次，口服；或复方甘草合剂 10～20ml，每日 3 次，口服；或氨茶碱 0.1g，每日 3 次，口服。③控制心力衰竭：(1) 利尿剂：双氢克尿噻 25～50mg，每日 1 次，口服。氨苯喋啶 50mg，每日 1 次，口服。(2) 强心剂：地高辛 0.25mg，每日 1 次，口服。(3) 血管扩张剂：开搏通 12.5mg，每日 3 次，口服。

治疗原则：早期发现，积极治疗，坚持长期治疗，控制呼吸道感染，改善肺功能，纠正心力衰竭。

3. 中药　可分痰浊阻肺型、痰热壅肺型、脾肾阳虚型、肺肾阴虚型等辨证治疗。

4. 中成药　①止咳化痰定喘丸 2 丸，每日 2 次，口服。②二陈丸 6～10 克，每日 2 次，口服。③金匮肾气丸 10 克，每日 2 次，口服。④金水宝胶囊 4 粒，每日 3 次，口服。⑤黑锡丹 0.5

克，每日2次，口服。

5. 单验方 ①麻杏芦根汤：取炙麻黄10克，杏仁12克，芦根30克，水煎服，主治咳喘痰多。②百合杏仁陈皮汤：取百合30克，杏仁、陈皮各15克，水煎服，主治心悸咳嗽。③止咳清热汤：取地骨皮、石膏各30克，桑白皮15克，甘草10克，水煎服，主治咳喘发热。④清肺利湿汤：取苡米30克，茯苓、杏仁、葶苈子各15克，大枣7个，水煎服，主治咳喘心悸胸闷。

6. 食疗 ①苡米大枣粥：取苡米30克，大枣10个去核，混合煮粥喝。②萝卜生姜粳米粥：取萝卜1个切丝，粳米30克，生姜3片，同煮粥喝。③百合苡米粥：取百合、苡米各30克，混合同煮粥喝。

7. 其他疗法 ①针刺：取天枢、肺俞、大椎、太渊、大陵、神门、定喘、膻中、丰隆等穴，每次3~5穴，每次20分钟；有寒象者可用补法并加灸，有热象者可用泻法。两周为一疗程，可重复3~4疗程。②按摩：患者取坐位，自锁骨下缘至第12肋，用手掌根由内向外横擦，左右交替，约5分钟，然后，患者取坐位或俯卧位，施者用手掌根在脊柱两侧至上而下反复摩擦5分钟。③呼吸锻炼：端坐椅上，经口呼气，缓慢收腹，经鼻吸气，缓慢鼓腹，每天练习15分钟。

生活饮食调养

1. 饮食宜清淡、低盐、低脂、高蛋白质，保持每日饮用250ml牛奶，多食新鲜蔬菜、水果、鱼类及豆制品。

2. 戒烟酒，不喝浓茶、咖啡类饮料。

3. 适量饮水，保持大便通畅。

4. 生活规律，按时睡觉起床，保证高质量的足够的睡眠。

5. 避免到人多的地方活动。

6. 保持室内空气新鲜，常开窗通风。

7. 定期到空气新鲜的地方作深呼吸，最好是鱼口式吸气，使双肺充分扩张，增加肺活量。

8. 每天有规律的散步，不要在马路边走，要到旷野空气好的环境，以快慢步交替走到全身微出汗或稍觉心慌为止。

七、肺脓肿

肺脓肿是指由于细菌感染引起的组织化脓性病变，其致病菌包括需氧和厌氧的革兰阳性与阴性球菌和杆菌，常为混合性感染。本病早期一般先有化脓性炎症，继而局部坏死形成脓肿的脓腔。发病方式为原发吸入性和血源感染性两种，后者是脓毒败血症的一个合并症。典型病人表现可分为初起、成痈期、溃破期、恢复期四期，多发于青壮年，男多于女。目前随着抗生素的普遍使用，本病发病率已明显下降。

症状　原发吸入性肺脓肿典型的表现为高热、咳嗽、咯大量脓臭痰以及肺部体征。

1. 发热　骤然高热、畏寒，体温可达39℃～40℃，呈弛张热型。

2. 咳嗽、咯痰、咯血　初起咳嗽痰白量少，发病1周左右痰量骤然增多，为黄绿色脓痰，有恶臭气味（厌氧菌感染），每日痰量可达300～500ml。脓痰静置后可分为3层：上层为泡沫状黏液，中层为稀黏液，底层为脓块（坏死组织），有时痰中带有血丝或出现中等量咯血。

3. 血源感染性肺脓肿并发于脓毒血症的基础上，全身中毒症状明显，体温呈阶梯型升高，咳嗽、咯痰出现较晚，肺部体征常不明显。

检查　①周围血象：白细胞总数增高，可达$20\sim30\times10^9/L$；中性粒细胞显著增高，有核左移现象；血沉加快，病程长者可出现贫血。②X线检查：原发吸入性肺脓肿早期炎症阶段呈片状浓密阴影，边缘模糊；脓肿形成后可见脓腔缩小或消失，仅残留少许纤维条索影。血源感染性肺脓肿一般多在两肺外周呈多发性小片状炎性浸润阴影，大小不等，有时有空洞和液平。

治疗

1. 西药　患者病情较重，多需入院治疗。本病以抗菌、排痰、对症处理为主，必要时需手术。抗菌素多静脉给药，至恢复期可以口服抗菌素。急性期以抗菌、排痰、引流及支持对症为主，后期以对症、扶正固本为主。如经正规内科治疗3个月，脓腔仍不缩小，感染不能控制或并发支气管扩张、脓胸等并发症时，需手术治疗。

对症治疗可选用：①阿莫西林0.5g，每日3次，口服。②麦迪霉素0.4g，每日3次，口服。③红霉素0.5g，每日3次，口服。④交沙霉素0.2g，每日3次，口服。⑤利菌沙0.25g，每日3次，口服。⑥复方新诺明2片，每日2次，口服。⑦氟哌酸0.2g，每日3次，口服。⑧必嗽平8mg，每日3次，口服。⑨咳必清25mg，每日3次，口服。

2. 中药　可分初期（风热犯肺）、成痈期（热壅血瘀）、溃脓期（瘀毒成脓）、恢复期（又分正虚邪恋、气阴两伤）辨证治疗。

3. 食疗　①取桃仁15克，粳米60克，将桃仁捣烂加水研汁，以汁煮粳米为稀粥，一日内分2次服用。功效活血化瘀，消肿散结，止嗽通便，主治肺胀肿痛。②取薏苡仁60克，大枣7个，煮粥食用，功效消肿排脓，主治肺胀肿痛。

4. 体位引流　根据病灶的位置采取不同的体位，使患侧肺叶的脓液能通过重力引流而排出，每日2~3次，每次15分钟。

生活饮食调养

1. 卧床休息。

2. 保持室内空气流通清新，温度适宜，环境清洁。

3. 饮食宜清淡，忌油腻厚味，多食蔬菜水果。

4. 戒除烟酒。

5. 多喝白开水。

6. 恢复期可适当到室外活动。

八、返流性食管炎

返流性食管炎是指异常胃内容物甚至十二指肠液经贲门返流入食管，引起食管黏膜充血、水肿，甚至糜烂等炎性改变。其病因与食管下端括约肌功能降低，食管黏膜屏障功能被破坏，食管对返流物的廓清能力降低和胃排空障碍有关。

症状

1. 烧心、返酸　常发生在进食后，当饮用咖啡、果汁、酒后加重，服用胃肠动力剂或制酸剂后常能缓解。

2. 胸骨后疼痛或心窝部疼痛　常与进食有关，平卧弯腰可诱发或加重，多在餐后半小时至两小时出现，疼痛时长时短，多为烧灼样钝痛，服用胃肠动力剂或制酸剂后常能缓解。

3. 饱胀、嗳气　病人往往有上腹部饱胀感，嗳气多与返酸同时发生，亦可单独出现，有时有酸馊味。

4. 吞咽困难　多出现在疾病的晚期病情严重时，由于长期反复发作引起食管下端狭窄而导致吞咽困难。

检查　食管吞钡X线检查：平卧吞钡后观察，如钡剂返流入食管可诊断本病。吞钡X线检查还可以观察到食管蠕动减弱，运动不协调或不规则收缩等现象，可以帮助诊断。

治疗

1. 西药　①抑酸药：雷尼替丁150mg，每日2次，口服。法莫替丁20mg，每日2次，口服。奥美拉唑20mg，每日1次，口服。铝碳酸美1g，每日3次，口服。②促胃动力药：胃复安10~20mg，每日3次，口服。吗丁啉10mg，每日3次，口服。莫沙比利5~10mg，每日3次，口服。抑酸剂同促胃动力药合用可增加治疗效果，可各选一种合用，疗程为1～2个月。③黏膜保护药：硫糖铝1g，每日3～4次，口服。氢氧化铝凝胶10ml，每日4次，口服。胶体果胶铋50mg，每日3次，口服。胃膜素0.4g，每日3次，口服。

2. 中药　可分肝胃不和型、脾虚胃热型、脾虚气滞型、肝郁化热型等辨证治疗。

3. 其他疗法　①针灸：取膻中、内关、脾俞、胃俞、合谷、足三里等穴，每次3～5穴，有寒象者可用补法，有热象者可用泻法，不留针，同时可配耳针，取胃、脾穴。2周为一疗程，可重复3～4疗程。②推拿：可选脾俞、胃俞、关元、气海、三焦俞、中脘穴，用推、揉、拿、抖、点按等手法治疗。3周为一疗程，可重复2～3疗程。③磁疗：用磁珠外贴于耳穴（胃穴、脾穴等）、内关、足三里等穴，每次2～3穴，2周为一疗程，可重复3～4疗程。④气功：通过气功锻炼，以意念引导食管内容物下行，防止胃内容物返流，宜于每日清晨及饭后进行半小时锻炼，亦可结合自身情况选择其他适宜的功法进行锻炼。

生活饮食调养

1. 注意稳定情绪，因此病经常返酸、烧心，易引起心烦意乱。

2. 注意饮食调养，以清淡素食为主，少食多餐，低脂，少食甜食及辛辣油腻的食物。

3. 多喝水，特别是每天早晨一大杯温开水，作为对食道及胃肠的一次冲洗，平时宜小口频饮，保持食道的滋润。

4. 每觉烧灼时，频频吞咽唾液。

5. 吃饭要细嚼慢咽，注意七成饱，特别是晚饭不吃荤，不吃饱。

6. 戒烟酒，不吃糖，不喝浓茶。

7. 坚持晚饭后卧床休息半小时后，到室外散步1小时。

8. 每天早晚坚持揉腹按摩5分钟。

九、慢性胃炎

胃炎是消化系统中常见病，有“十人九胃”之说，对人体健康有较大影响，因此，了解一些胃病的医学常识，增强自我防治能力是很有必要的。

胃，位于腹腔的左上方，是食物的转运站，可以分泌胃液，胃液与食物混合，通过胃的运动，对食物进行消化研磨，并输送到小肠进行营养物质的吸收，然后通过大肠排除废料。

胃病的发生与情绪及饮食不当有关，这两种病因是人最难控制的，所以发病率很高。

症状　一般表现为上腹撑胀，怕凉，嗳气吐酸，腹痛，烧灼，临床分四型。

1. 急性单纯性胃炎　属于中医的气滞伤食，表现为急性发作性的上腹痛、胀，恶心呕吐。

2. 浅表性胃炎　属于中医的虚寒气滞，表现为上腹胀痛，怕凉喜暖，吐酸烧心。

3. 萎缩性胃炎　属于中医的气滞伤阴，表现为口干渴，喝水多，腹部胀痛，吐酸烧灼，大便干结。

4. 糜烂性胃炎　属于中医的湿热内蕴，表现为上腹灼热疼痛，口苦有臭味，腹胀嗳气，或恶心欲吐。

提示　凡是有上述症状者，一定要定期到医院作钡餐或胃镜检查。另外还有消化道溃疡及胃部的肿瘤、胃下垂等病另述。

治疗　可分单纯性胃炎、浅表性胃炎、萎缩性胃炎、糜烂性胃炎等辨证治疗。

1. 单纯性胃炎　中医辨证为气滞伤食，应立即休息，暂禁食，可饮用少量白开水。中成药可用藿香正气水或十滴水10ml，每日3次服用。西药可用颠茄合剂10ml，每日3次，口服，或

654－2 10mg 即服。

2. 浅表性胃炎　中医辨证为虚寒气滞，中成药可用温胃舒1包，每日3次，口服。西药可用西咪替丁0.2g，每日3次，口服；或胃仙－U 1片，每日3次，口服。

3. 萎缩性胃炎　中医辨证为气滞伤阴，中成药用摩罗丹2丸，每日2次，口服；加味左金丸6克，每日3次，口服；六味安消胶囊3粒，每日3次，口服。西药可用胃膜素2g，每日3次，口服；西咪替丁0.2g，每日3次，口服。

4. 糜烂性胃炎　中医辨证为湿热内蕴，中成药用胃苏冲剂1包，每日3次，口服；养胃舒冲剂1包，每日3次，口服。西药用奥美拉唑20mg，每日1次，口服。

6. 单验方　①取老姜、红糖各250克，老姜捣碎取汁，与红糖混合熬成膏，每日早晚各服1匙，主治虚寒型胃痛。②取白胡椒7粒，红糖30克，将胡椒捣碎，以红糖水冲服，主治胃脘冷痛。③取海蛤壳或鸡蛋壳100克，放炭火上焙干，研细末，每日3次，每次1匙，冲服，主治胃酸过多。④取蜂蜜15克，温开水冲服，每日早晚各服1次，主治胃酸缺乏。⑤取鲜鲫鱼1条（150～200克），不破肚连鳞，放瓦片上焙干，研细末，每次1匙，每日3次，主治胃脘隐痛吐酸。⑥取生芝麻10克，洗净放口内细嚼吞下，主治胃痛伴离心吐酸。⑦取生花生米10个，放口内细嚼吞下，主治胃痛吐酸。⑧取乌贼骨60克，研细末，每日3次，每次3克，冲服，主治胃痛吐酸。⑨频频吞咽唾液，可润胃止酸。

生活饮食调养　胃病的治疗关键靠患者自己来完成，“三分治、七分养”对胃病来说是很有道理的。

1. 首先对自己的胃病要有正确的认识，以平常心情来对待。胃病与精神紧张、情绪波动有密切关系，越是紧张，往往症状越重，症状越重，越紧张，形成恶性循环，不利于疾病的康复，所以，保持精神愉快，避免精神紧张、情绪波动是关键。

2. 要适当休息，劳逸结合，养成生活规律的良好习惯。要保证足够时间的高质量的睡眠，使脑力得到充分休息。

3. 有消化不良症状时，应摄入软食或易消化的食物，无症状或处于缓解期的患者可以逐步恢复正常的饮食，一日三餐，定时定量，吃饭不可过急，不可一次吃得太饱，一般保持七分饱，品种应多样，饭菜比例应为 1∶2，即两份菜，一份饭，这样才能保持身体的酸碱平衡。饮食能热勿凉，少吃或不吃酸食、甜食，不宜喝浓茶、咖啡，含糖的食品或豆制品会引起胀气、腹部不适等，牛奶对胃病的好处是暂时的，长期大量饮用对刺激胃酸的分泌、对胃病的康复不利，所以也不是非喝不可。

4. 要戒烟，吸烟是胃病难以治愈的重要原因之一，烟草中的尼古丁随唾液进入胃内，破坏胃黏膜，故应该彻底戒除。

5. 尽量少饮酒，最好不饮。因酒精对胃黏膜有明显的刺激作用，易激发恶性变，特别是啤酒更不能喝，因啤酒会引起腹胀，加重病情。

6. 适当安排运动时间，最好吃完饭后卧床休息半小时再活动。运动以散步为最佳，所谓“饭后百步走，活到九十九”并非是吃完饭立即就活动。

7. 水果不能随便吃，最好在饭前 2 小时吃，因水果不在胃内消化，直接进入小肠进行消化吸收，如果饭后直接吃水果，水果和饭混合在一起，不仅不利于食物的消化，还能增加胃的负担，容易引起腹胀。

8. 尽量少吃盐腌、煎炸、烟熏火烤和罐头食品，不新鲜的食品及剩饭菜最好不吃，也不要吃太热的食品，以免影响胃病的康复。

十、消化道溃疡病

消化道溃疡病是指发生于消化道的良性溃疡。本病起病缓慢，病程较长，以青壮年居多，男性多于女性，病因是由于胃黏膜保护能力下降或胃黏膜损伤因素增加，导致胃酸－胃蛋白酶对消化道黏膜的自身消化而引起，此外，幽门螺杆菌感染也是溃疡病发生的原因。本病的发生与遗传因素、地理环境因素、精神饮食因素也有一定关系。

症状

1. 疼痛　反复发作的慢性周期性节律性上腹部疼痛，周期性与季节有关，节律性与进食关系密切。十二指肠溃疡，疼痛多发于两餐之间，进食后缓解；胃溃疡疼痛多在进餐后1小时内发作，以后逐渐缓解，于下次进餐后再次出现。疼痛的性质主要为灼痛、胀痛、饥饿样不适感、上腹部饱胀感、隐痛、刺痛甚至绞痛。

2. 伴随上腹痛发生的同时还有反酸、烧心、嗳气、恶心、呕吐的表现。

3. 部分患者表现为非典型症状，症状较轻或无症状，约有1/4～1/5的患者以上消化道出血甚至穿孔为首发症状。

检查：纤维胃镜：内镜下可见圆形或椭圆形溃疡面，边缘光滑，底部平整。幽门螺杆菌检测多数患者呈阳性。X线钡餐造影：可见胃部有一个或多个龛影，边缘清晰，黏膜光滑，缺损小于2.5cm。

治疗

1. 可分肝胃不和型、胃阴不足型等辨证治疗。①肝胃不和型：西药：盖胃平2片，1日3次，口服；法莫替丁40mg临睡前1次服。中成药：快胃片2片，1日3次，口服；或洁白胶囊2粒，1日3次，口服；或胃苏冲剂1包，1日3次，口服。②

胃阴不足型：西药：乐得胃2片，1日3次，口服；或胃仙－U2片，1日3次，口服；或盖胃平2片，1日3次，口服；或奥美拉唑20mg，每日1次，口服。中成药：摩罗丹1丸，1日3次，口服；或胃复春3克，1日3次，口服。

2. 单验方　①取土豆2个如鸡蛋大小，洗净切碎捣烂取汁温服，主治消化道溃疡。②取煅牡蛎30克，研细，每次3克冲服，每日3次，主治消化道溃疡。③取藕节10个，炒黑成炭，用小蓟煮水冲服，每次3克，每日3次，主治溃疡出血。④取生花生米数粒，反酸时随时嚼细吞咽，主治溃疡吐酸。

生活饮食调养

1. 稳定情绪，保持心理平衡。消化性溃疡是一种心身性疾病，长期抑郁、焦虑和精神紧张，对本病防治都非常不利，也是恶性变的主要因素。

2. 饮食调养。应按时吃饭，吃饭时要细嚼慢咽，进食以细软易消化为宜，切勿过饱过急，不要吃甜食、零食，注意饭菜品种搭配，多菜少饭，保持酸碱平衡，饮食能热勿凉，能少勿多，忌食辛辣刺激性食物。

3. 注意饮食卫生，尽量少食生熟凉拌菜及剩饭剩菜。

4. 避免进食盐腌油炸烟熏食品，因为这些食品有致癌物质。

5. 坚持饭前洗手，饭后漱口。

6. 减少饮食中盐分的摄入，每日控制在3～5克。

7. 食用新鲜蔬菜水果，适量饮用牛奶等制品，增加肉鱼类蛋白质的含量。

8. 戒除烟酒。因烟酒会加速溃疡的发展，易发恶性病变。

9. 坚持有规律的适当运动。定期有规律的散步不仅可以减少思想负担，促进胃肠蠕动，而且可以助消化，有利疾病康复。

10. 多饮水，保持大便畅通，同时要注意大便的颜色，如便黑或有血样便，要尽快到医院检查治疗。

11. 规律生活，保持高质量的睡眠。睡眠休息对溃疡病的愈合有很重要的作用。

12. 按时服药。治疗消化道溃疡的西药分为制酸剂、胃黏膜保护剂、胃动力增加剂及抗幽门螺杆菌药物，中药亦有多种，要及时制止反酸，促进溃疡面的愈合，切不可随便停药，或吃吃停停，以免延误治疗。

13. 定期复查。不论病情好坏都要定期复查，最好是作胃镜检查。

十一、胃下垂

胃下垂属胃无力症，多见于消耗性疾病患者及无力型体质者。胃肌松弛，胃脏下垂，直接影响消化功能。胃下垂的病因除少数因先天性固定内脏的韧带松弛外，多为胃功能低下所引起。

症状 病人多有食后腹胀、上腹部坠胀疼痛、消化不良、食欲不振、便秘等症状，部分患者伴有头晕、目眩、神疲乏力、手足出汗等植物神经功能紊乱症状，绝大多数胃下垂病人是长期取坐位，平时又缺少体育活动的瘦长体形者，饱餐后剧烈运动或长期行走亦是本病的诱发因素。胃下垂是内脏下垂的一部分，可能同时伴有肾脏等内脏下垂。

治疗

1. 西药 无特殊治疗药物，可对症选用。

2. 中药 可按中气下陷辨证治疗。

3. 中成药 ①补中益气丸 9 克，每日 3 次，口服。②大便干结者，可选用六味安消胶囊 3～6 粒，每日 2～3 次，口服。

4. 单验方 ①取黄芪 60 克，粳米 30 克，先将黄芪煎煮 1～2 小时后去渣取汁，与粳米同煮，吃米喝汤，1 日 1 剂，主治脾虚下陷。②取黄芪 30 克，党参 15 克，大枣 7 个，水煎代茶饮，主治脾虚下陷。③人参六味汤：取人参、生姜、茯苓、陈皮各 3

克，苍术9克，枳实1.5克，水煎，每日分3次服。

5. 食疗　①鲫鱼黄芪汤：取鲫鱼1尾（约250克），黄芪30克，炒枳壳10克，将鲫鱼洗净，将黄芪、枳壳用纱布袋包扎好，和鲫鱼一起加水煮，待鱼熟烂后，食肉饮汤。②龟肉汤：取乌龟肉250克，炒枳壳20克，将龟肉和枳壳共煮熟去药渣，加盐调味食用。③猪肚白胡椒：取猪肚250克，白胡椒15克，将猪肚洗净切片，同白胡椒共煮熟后分2次或3次服食。④炖童子鸡：取童子鸡1只，干姜、公丁香、砂仁各3克，将童子鸡宰杀后去毛洗净（保留内脏），切成小块，把干姜、公丁香、砂仁装入纱布袋和鸡块一起炖煮，分2次吃完。⑤猪肝粥：取猪肝适量，粳米100克，将猪肝洗净，切片，放入锅中煸炒；粳米淘净，加水和猪肝共煮粥，空腹食用，每日1次，半个月为1疗程。⑥猪肚枳壳砂仁汤：取猪肚250克，炒枳壳20克，砂仁5克，将猪肚洗净，切成丝，和枳壳、砂仁（用纱布袋包扎好）一起加水煮熟，趁热食猪肚饮汤。

6. 其他疗法　①按摩疗法：自己用手掌在腹部作顺时针方向按摩，压力以自我感觉适宜为度，两手反复交替做6~9次。与针灸配合，效果更佳。②腹肌力量训练：延长呼气，充分紧缩腹肌；最大限度静力性腹肌收缩与放松交替进行；仰卧起坐。

生活饮食调养

1. 饮食宜细软、营养丰富的食品，要少食多餐，众类搭配，应以主食少，蔬菜多，进食时细嚼慢咽，以利消化。

2. 少食过硬及油炸、熏烤、盐腌等油腻食物，如炸牛排、炸猪排、蚕豆及肥肉等。

3. 禁喝浓茶、咖啡及含咖啡因的饮料。

4. 坚持饭后平卧休息半小时再做其他劳动。

5. 严禁饭果同饮，因为水果与饭食混合会引起腹胀，加重病情。

6. 坚持有规律的散步，促进胃肠功能的恢复。

7. 保持心情舒畅，这种慢性病要进行积极有效的治疗。

十二、胃肠神经官能症

胃肠神经官能症是神经官能症的胃肠表现，多见于中青年，女多于男。该病病因和病机尚不明确，精神因素与本病关系密切，长期精神紧张，情绪压抑，饮食不当等均可成为诱因。本病呈慢性过程，可反复发作。

症状

1. 起病大多缓慢，病程多经年累月，有的呈持续性，有的呈反复发作性。

2. 以胃部症状为主者，称胃神经官能症，患者表现为神经性呕吐、嗳气、厌食以及腹部饱胀，疼痛不适等；以肠道症状为主者，称肠神经官能症，患者常出现腹痛、腹胀、肠鸣、腹泻和便秘等。

3. 患者同时伴有神疲乏力、失眠、多梦、记忆力下降等，病情常随情绪波动而变化。如果接受精神治疗，如暗示疗法可暂时缓解。

治疗

1. 西药　①为了稳定神经功能，保证睡眠，可适当选用镇静剂，如佳乐定0.4mg，每晚临睡前口服；谷维素30mg，每日3次，口服。②腹痛者，可服用普鲁本辛15～30mg，每日3次，口服；阿托品0.5mg，肌肉注射。

2. 中药　可根据具体症状辨证治疗。

3. 中成药　①逍遥丸3克，1日3次，口服。②舒肝和胃丸3克，每日3次，口服。

4. 食疗　①萝卜陈皮粥：取红萝卜1个，陈皮少许，切碎，用粳米100克同煮成粥，每晚当饭吃。②竹叶石膏粥：取鲜竹叶

30克，生石膏60克，柿蒂10个，粳米100克，先将竹叶洗净，与石膏、柿蒂同煎，取汁，去渣，再与粳米一起常法煮粥，加糖调味，每日早、晚温热服食。③栗子莲子粥：取栗子、莲子各30克，大枣10枚，粳米100克，共煮粥，加白糖适量调味，每日早、晚温热服食。④火腿粥：取火腿肉30克，粳米50克，葱4根，姜4片，将火腿肉洗净，切成小丁，同粳米一起常法煮粥，粥熟后加入葱、姜末、精盐和味精调味后温热服食。⑤醋蛋疗法：取生姜50克，打碎后取姜汁，在姜汁中打入鸡蛋1只，加入香醋15毫升，搅匀后，慢慢服用。

5. 其他疗法　①耳穴疗法：先洗净耳廓，将胶布剪成0.5×0.5厘米大小的方块，然后将王不留行籽粘附在小方块胶布中央，贴敷于大肠、小肠、肺、胃、脾的耳穴上，每天自行按压10次，隔天更换。左、右耳穴可交替贴敷。②握药疗法：取半夏10克，陈皮10克，研为细末，加葱白6克，鲜生姜10克，共捣如泥为丸，握于手中，一般以手汗微出为度。此疗法通过药物直接作用于手中的经络、穴位，取其发汗、消导而收效，加之于手掌的温度和湿度，更能促进药物吸收。③药带疗法：取苦参、赤石脂、白及各15克，黄柏12克，黄连10克，将上述药物捣碎、炒，装入纱布袋中制成药袋，缚于少腹部，3~5天换药。

生活饮食调养

1. 用优美的环境景观和适当的文体活动，调整病人的心理活动，使其情绪稳定，生活规律，身心愉快，树立起战胜疾病的信心。

2. 劳逸结合，尤其是脑力劳动者，不宜过度集中精力工作，要适当加以休息。

3. 饮食宜清淡、少盐、低脂、易消化，忌食刺激性食物，如辣椒、大蒜等。

4. 多饮水，多食新鲜蔬菜及水果，保持大便畅通。

5. 戒除烟酒，不喝浓茶及咖啡。

6. 生活规律，保证充足的高质量的睡眠。睡眠对此病很重要。

7. 有规律的适当运动，以散步为主，通过散步调整心态，稳定情绪。

十三、慢性结肠炎

慢性结肠炎又称慢性非特异性溃疡性结肠炎，是一种原因不明的直肠和结肠慢性炎性疾病，临床主要表现为腹泻，黏液脓血便，腹痛和里急后重，病情轻重不等，多反复发作。本病可发生于任何年龄，以20~50岁为多见。

症状 本病起病多缓慢，病情轻重不一，腹泻是主要症状。轻者每日3~4次，或腹泻和便秘交替出现；重者每日达10余次，粪便清稀如水样，或排出脓血便、黏液血使，常伴有里急后重，有“腹痛→便意→排便→缓解”的特点。腹痛一般多为隐痛或绞痛，常位于左小腹或少腹，有时可能扪及痉挛的结肠；有时可伴有食欲不振、腹胀恶心、呕吐、消瘦、乏力、发热、贫血、水电解质平衡紊乱、结肠蛋白质丢失所致的低蛋白血症及营养障碍等，严重时可并发中毒性巨结肠、结肠穿孔，直肠、结肠癌变。内窥镜检查：直肠黏膜充血、水肿、出血及颗粒状溃疡，病重和病期长者，溃疡较大而深，晚期肠壁增厚，肠腔狭窄，假息肉形成。

治疗

1. 西药 ①抗菌药物：首选胃肠道不易吸收的磺胺类药物。水杨酸偶氮磺胺吡啶（SASP）疗效较好，能缓解症状，适用于轻症或重型缓解期，每次1.5~2.0g，每日4次，1~2周病情好转后改为每次1 .0g，每日4次，缓解后每次1.0g，每日2次。

②免疫抑制剂：近期疗效较好，而远期疗效尚未确定，一般适用于磺胺类药物无效者，或急性发作期或暴发型的病人，可用强的松10～20mg，每日2～3次。③对症治疗：腹泻、腹痛明显者，可给小量阿托品、普鲁本辛、易蒙停等。

2. 中药　可分肝脾不和型、湿热内蕴型、脾胃虚弱型、肾阳虚弱型等辨证治疗。

3. 中成药　①附子理中丸1丸，一日3次，口服，用于慢性腹泻。②黄芪建中丸1丸，一日3次，口服，用于体虚腹泻。③香连丸3克，一日3次，口服，用于腹胀、腹痛、腹泻。④双益止泻口服液10毫升，一日3次，口服，用于肝郁脾虚型泄泻。⑤补脾益肠丸6克，每日3次，口服，用于腹泻日久不愈者。⑥葛根芩连片6片，一日3次，口服，用于大便时腹痛泄下脓血者。⑦云南白药3克、锡类散0.5克，温水冲化，直肠给药，每晚1次，用于久泻脓血便者，更有利于药物的吸收。

4. 单验方　①取大蒜2头，捣成泥，与面条混合吃或烧熟吃。主治急性肠炎腹泻。②取鲜马齿苋250克，大蒜2头，将马齿苋煮熟拌蒜泥吃，主治急性肠炎。③取萝卜子（莱菔子）30克，生姜3片，水煎服，主治伤食腹泻。④取车前草或车前子、白扁豆各30克，水煎服，主治伤食水泻。⑤取炒白扁豆30克，滑石15克，甘草10克，生姜3片，水煎服，主治夏季伤暑泄泻。⑥取鸡内金、山药各100克，炒焦研末，每次3～6克，每日3次，冲服，主治脾虚腹泻及小儿腹泻。⑦取山楂、大枣各10克，煮烂吃，主治脾虚泄泻。⑧取红糖30克，鸡蛋2个，红糖水煮鸡蛋，喝水吃蛋，主治虚寒泄泻。⑨取石榴皮10克，糯米30克，加水共煮至米熟，汤米同吃，主治久泻。⑩取炮姜、米壳（大烟壳）各10克，水煎服，主治久泻。

5. 食疗　①荔枝粥：取干荔枝15枚，山药、莲子各15克，粳米100克，先将前3味加水煎煮，去渣取汁，后入粳米，常法煮粥，温热服食。②姜汁牛肉饭：取鲜牛肉100克，姜汁适量，酱油、花生油各少许，将牛肉洗净剁成肉泥，放碗内加姜汁拌匀，入酱油及花生油，再搅拌，待锅内米饭将熟时，把姜汁牛肉倒入米饭上摊开，蒸熟即成。③羊肉黄芪羹：取羊肉250克，黄芪30克，乌梅15克，食盐少许，先将黄芪、乌梅入锅加清水1000毫升，浸透，煎20分钟，去渣留汁，加入羊肉（切成小块）、食盐，文火炖至肉烂熟，食肉喝汤。④无花果炖猪肉：取无花果干品50克，瘦猪肉250克，将猪肉洗净切块，加水适量，入无花果，瓦锅隔水炖熟，调味食用。⑤鸡肉馄饨：取野鸡肉、葱、姜、花椒粉、盐各适量，淮山药50克，将野鸡肉洗净，剁成肉泥，加调味品，拌匀做成馅包馄饨，锅内水中加淮山药先煮沸5～10分钟，再入馄饨煮熟，即可食用。⑥芪参猪肚汤：取猪肚250克，党参、黄芪各15克，将猪肚洗净，党参、黄芪用纱布袋包扎，纳入猪肚内，一起加水煲汤，然后取出参、芪，把猪肚切成丝装盘即成。

6. 其他疗法 ①灌肠疗法：急性期：黄柏、苦参、五倍子、大黄、白及粉（冲）各适量，加水浓煎成100毫升，纱布过滤，每晚保留灌肠。慢性期：党参、生地、鳖甲、龟板、五倍子、明矾各适量，加水浓煎成100毫升，纱布过滤，每晚保留灌肠。氢化考的松100毫克，溶于0.25%的普鲁卡因100毫升中，每晚保留灌肠。锡类散0.2克，溶于0.25%的普鲁卡因50毫升中，每晚保留灌肠。②药熨疗法：取大蒜适量，肉桂20克，干姜、大黄各30克，补骨脂、吴茱萸各15克，先将五药捣为细末，再入大蒜同捣烂，和匀，装入药袋，置于下腹部，用热水袋温熨30分钟左右。

生活饮食调养

1. 保持情绪乐观、心情舒畅，减少顾虑，避免精神紧张及烦恼。

2. 生活规律，保证高质量的睡眠，避免夜生活。

3. 注意劳逸结合，在保证休息的前提下，可适当配合一些体育运动，如散步、太极拳、气功等，有利于疾病的恢复。

4. 饮食调养是至关重要的，应适时定量，切忌暴饮暴食，要细嚼慢咽，饭菜宜熟烂、温热，尽量减少粗纤维对消化道的刺激，要吃热食，对油腻、生冷、有刺激性的食物要少吃。

5. 要戒除烟酒，多喝水。

6. 注意腹部保暖，特别是夏季温热，夜间要护好肚脐，防止寒从脐入。

对读者提示 不要随便使用抗菌药物，更不要长期使用，以免引起菌群失调。要坚持中药治疗及饮食调养。

十四、胰腺炎

急性胰腺炎是外科常见的急腹症之一，是由于胰管引流不畅，胰管内压突然增高或胆汁、十二指肠液返流导致胰泡损伤，胰酶被激活而造成的胰腺急性炎症，中医称之为“胰瘅”。本病发病原因主要是酗酒、暴饮暴食、胆或胰管内结石和手术后炎症，其发病率与病人年龄和环境因素相关，大城市中的病人趋于年轻化，病人胰腺病变轻重不等，轻者胰腺以充血、水肿为主，病情有自限性和可逆性特点，病人数日后即可完全恢复；重者胰腺出血、坏死，易并发急性腹膜炎、休克和呼吸衰竭，危及病人生命。

急性胰腺炎反复发作或病情迁延就可转为慢性胰腺炎，其并发症包括胰酶的减少，病人体重减轻和腹泻，胰腺纤维化导致糖尿病，少数病人还有甲状旁腺功能亢进，最严重的并发症是胰石症，病人有严重的持续性腹痛，可能会因此导致对麻醉药上瘾。

由于胰腺炎起病急，病情变化大，必须及时诊断和治疗。

症状

1. 腹痛　常在饱餐、油腻饮食或狂饮后，腹痛可突发于上腹部，疼痛呈持续性，也可阵发性加重，或腹部压痛，肌紧张、反跳痛均明显，有时腹痛可向左肩、两侧腰背部放射，疼痛或似钝痛、钻痛，或似刀割样痛或绞痛，难以缓解，但严重的胰腺坏死伴有休克时，腹痛反而不明显。

2. 腹胀　病人常伴有排气、排便中止，是因腹膜炎、胃肠麻痹所致，肠鸣音减弱或消失。

3. 恶心呕吐　呕吐物为胃内容物及胆汁。病人早期即可出现恶心、呕吐，呕吐后腹痛不缓解。

4. 皮肤瘀斑　偶见病人皮肤有出血斑点，大多左侧腹部及腰部有蓝－棕色斑或脐周围皮肤有蓝色改变，为胰腺渗出液沿组织间隙溢至皮下所造成，称“格雷特纳”症。这类病人预后较差。

5. 休克　在发病早期或者后期均可发生，病人面色苍白，脉搏加快，出冷汗，四肢湿冷，表情淡漠，血压下降或烦躁不安，常提示出血性胰腺炎，病情严重。

6. 其他　如果胰腺感染或组织坏死，病人体温会中等度升高。如合并胆管炎或胆石症常出现黄疸。如果形成胰腺周围脓肿或假性囊肿，则可在腹部触及包块。

7. 胰酶检查　血清淀粉酶一般在发病1～2小时后升高，正常值为180单位，24小时升至高峰，以后渐下降，约3天内恢复正常，超过300单位结合临床即可确诊。尿淀粉酶在发病8～12小时后升高，持续数日恢复正常。一般超过500单位即有诊断价值，但胰腺严重坏死者可不升高。

治疗

1. 西药　①输入平衡盐溶液，以补充体内大量渗液，但应参考血压、脉搏、血球压积、尿量等调整补液量。②可选用抑制胰液分泌的药物：善得定0.1mg，皮下注射，每日3次；或5－氟尿嘧啶500mg，静脉滴注，每日1次。③一般早期不用抗生素，为预防感染，可用广谱抗生素、甲硝唑等。④补钙：血钙降低者，每日补充10%葡萄糖酸钙10～30ml。⑤镇痛：镇痛可防止因剧痛引起休克，可用杜冷丁50～100mg肌注，每4～6小时1次，也可与阿托品0.5mg合用，必要时以普鲁卡因针0.5～1.0g溶于10%葡萄糖注射液500～1000ml中静脉滴注。

2. 中药　可根据病情急慢辨证施治。

3. 中成药　重症胰腺炎可用心腹气痛丸，1～2粒，每日2～3次，化服。轻症可用九气拈痛丸，6克，每日2～3次，吞服。

4. 手术治疗　如果出现休克，病情严重者，可随时采取手术治疗。

生活饮食调养

1. 急性发作期应禁食，平时宜低脂肪、高蛋白质饮食，避免生冷油腻和刺激性食物，吃饭宜慢，要细嚼慢咽，切忌暴饮暴食，可多食蔬菜水果，保持碱性饮食。

2. 发作期和缓解期，都要稳定情绪，切忌急躁、忧愁、紧张。

3. 平时多饮水，保持体内各腺体的畅通，防止阻塞及结石形成。

4. 保持大便通畅，最好每日上下午各一次。

5. 加强体育锻炼，提高身体素质，慢跑和散步都能增强胃肠活动，促进毒素的排泄。

6. 生活规律，按时吃饭、睡觉，不轻易熬夜，要按时起床，长期赖床可影响胃肠消化功能。

十五、胆囊炎与胆石症

胆囊炎、胆石症在我国是一种常见病、多发病，其发病率仅次于阑尾炎，居第二位，发生率达人群的10%左右，可发生于任何年龄，但以30~50岁为多见，且有逐年增高趋势，女性罹病要比男性高出近一倍，胆囊炎的发生，90%是由结石引起，病人感染与结石常同时存在，临床表现与治疗相似，故合并叙述。

胆囊炎、胆石症的病因十分复杂。胆囊分泌、吸收和运动功能的变化均与胆结石形成有关，几乎全部的胆固醇类结石和半数左右的胆色素类结石均发生在胆囊内，胆结石的病因主要是病人肝脏代谢发生紊乱，分泌胆固醇超饱和的肝胆汁，成核因子与抗成核因子的平衡被破坏以及病人胆囊动力的下降，使病理性胆汁有充分的时间在胆囊内形成结石，近年来，有的学者认为细菌感染和其代谢产物都直接或间接地参加了胆结石的形成，此外，病人免疫功能好坏也与胆结石形成有关。

胆结石形成后，一旦结石阻塞胆囊胆管，导致胆汁淤积，高浓度的胆盐就会损害胆囊黏膜，从而引起炎症，由此可见，胆囊炎、胆结石常为因果关系，而逆行性细菌感染、胰液返流、胆囊功能异常亦可引起非结石性胆囊炎。急性胆囊炎反复发作就可转为慢性，影响病人工作、生活。

目前有许多安全、有效的非手术方法治疗胆囊炎、胆结石，但无法避免结石复发。胆囊炎、胆结石病人都可考虑外科手术治疗。近年来，随着外科技术的改进，以及腹腔镜手术的开展，使胆囊切除术变得较为安全，病人的痛苦也大为减少，但到目前为止，没有任何资料表明预防性胆囊切除术是可取的，所以对胆囊炎、胆结石的病人应予综合治疗。

症状 典型症状有腹痛、发热、黄疸等，三者同时存在时，被称为夏柯氏三联征。其中，胆囊炎、胆结石的主要症状为腹痛，可见右上腹压痛和腹肌紧张有包块，墨菲氏征阳性。起病常在进食油腻食物或劳累后，表现为中上腹和右上腹剧烈绞痛，阵发性加重，痛常向右肩、右背部放射，急性化脓性胆囊炎、胆管炎绞痛一般呈持续性，胆道结石导致阻塞和炎症时，常感右肋下疼痛，并向胸背部放射，病人还可出现恶心、呕吐，病情严重的还会有畏寒和发热，急性胆囊炎发热较轻，一般在38℃～39℃，无寒战，化脓性胆管炎则常有寒战和高热，体温可超过40℃。

急性胆囊炎、胆结石一般无黄疸，但在感染严重或结石排出过程中，约10%～15%的病人可因胆总管阻塞而出现轻度黄疸。如果病情未予控制，则胆囊病变可进一步发展，会形成胆囊积脓、坏死，甚至穿孔而导致弥漫性腹膜炎，或引起胆源性肝脓肿、膈下脓肿。此外，病人全身中毒症状明显，寒战、高热，白细胞计数剧增，并可出现皮肤、黏膜黄染，病情危重，即为夏柯氏三联征。这时近半数病人会出现烦躁不安、神志障碍、昏迷、感染性休克。

胆囊炎、胆结石的诊断主要依靠临床病史、症状和医生体检发现。辅助检查：B型超声波检查可提供清晰的切面图像，安全、简便、经济，对胆囊炎、胆结石的诊断准确率达95%以上，一般的基层医院都开展此项检查。化验：白细胞计数和中性粒细胞增高，胆道梗阻和急性感染时，胆红素和转氨酶、黄疸指数也增高。

治疗

1. 西药　主要以抗菌消炎、解痉止痛为主，如阿托品或654－2、杜冷丁针、硝酸甘油片等解痉止痛类，抗生素可用头孢类、氨基糖甙类或喹诺酮类联合抗厌氧菌类药物应用。

2. 中药　可分急性发作期、缓解期、平稳期等辨证治疗。

3. 中成药　①胆宁片6片，每日3次，口服。②消炎利胆片6片，每日3次，口服。③复方胆通片4片，每日3次，口服。④肝胆结石片6片，每日3次，口服。⑤鹅去氧胆酸片4～6片，每日3次，口服。⑥熊去氧胆酸片4～6片，每日3次，口服。

4. 针刺治疗　此法对结石排出和炎症消退有一定的效果，常用的针刺穴位有阳陵泉、中脘、太冲、胆俞等。

5. 手术疗法　凡肝胆管结石有严重梗阻感染，并发感染性休克和其他合并症者；胆道系统梗阻和感染长期反复发作，经积极的中西医结合非手术治疗无效者；X线造影或临床疑有胆道机械性梗阻者（如疤痕狭窄、结石嵌顿等）；胆石症发作频繁，或胆囊积水积脓，或急性坏死性胆囊炎，胆囊穿孔等，均应考虑手术治疗。

生活饮食调养

1. 稳定情绪，特别是发生胆绞痛时，越是紧张，疼痛就越严重，应稳定情绪，平心静气的接受各种治疗措施，缓解平稳期，更要静心调养，无忧无愁，顺其自然。

2. 生活规律，每天三顿饭一定要按时吃，改掉不吃早饭的不良习惯，每顿饭保持七成饱，每天按时入睡，保持高质量的睡眠。

3. 饮食宜清淡，忌油腻、辛辣、香燥，多吃新鲜蔬菜和水果。

4. 多喝水，保持体内充足的水分，有利于胆石的排出，要主动饮水，不能等渴了再喝水。

5. 保持大便畅通，每天1～2次最好，如果2天不排便就要采取排便措施，患者在不吃中药的时候，可每次泡点大黄水喝，或服其他润肠通便药，保持大便每天1～2次。

6. 劳逸结合，不要过劳，不能出汗过多，适当的选择运动项目锻炼身体，通过运动促使胆石的排出，以慢跑和散步为好，时间保持30～60分钟，不可过短，也不可过长。

十六、胆道蛔虫病

胆道蛔虫病是肠蛔虫病引起的严重并发症之一，约80%见于儿童和青年，中医称之为“蛔厥”。胆道蛔虫病的发病率与肠蛔虫病的感染率有关，蛔虫喜碱恶酸，有钻孔癖性，当肠道功能紊乱、饥饿、饮食不节、驱虫不当、妊娠、高热时，肠内环境不适宜蛔虫生活，便向上窜动，胆道有病变时，胆道口括约肌功能失调，更有利于蛔虫窜入胆道，引起本病。蛔虫一旦钻入胆道，除可引起绞痛症状外，还会引起穿孔、感染等一系列并发症，此外，蛔虫虫体或虫卵可作为核心形成结石，这种结石主要是胆色素结石，约25%的肝外胆管结石与胆道蛔虫病有关，而肝内胆管结石则有35%与此有关。活蛔虫可自行退出胆道，死虫体也可排出。目前中西医结合治疗胆道蛔虫病有较好的疗效。

症状　病人表现为症状严重而体征轻微是胆道蛔虫病的特点，主要症状是突发性剑突下剧烈阵发性绞痛，呈“钻顶”感，由于腹痛剧烈，患者往往手按上腹蜷曲肢体，辗转不安，或伏卧床上翻滚，身出冷汗，疼痛间歇时又平息如常，腹痛常突发而又忽止，并可向右肩背部放射，发作时屡有剧烈恶心呕吐，往往吐出蛔虫，这有助于诊断，严重的可合并胆道感染，病人则可表现持续性腹痛，阵发性加剧，并出现畏寒、高热和黄疸，伴有胆囊和肝脏的肿大。

治疗

1. 西药　可选用肠虫清片、左旋咪唑片等驱虫。但西药驱虫在腹痛期间不能使用，以免刺激蛔虫。腹痛时可用阿托品0.5mg、加非那根25mg，肌肉注射，无效时可用杜冷丁针50～100mg，肌肉注射。并发胆道感染时，应用青霉素、庆大霉素或其他广谱抗生素抗感染。

2. 中药　可用乌梅汤以安蛔止痛。

3. 中成药　乌梅丸 9 克，每日 3 次，空腹服用，连服 3 ~ 5 天。

4. 其他疗法　①针刺疗法：主穴，取胆囊穴、鸠尾、胆俞、阳陵泉。配穴，疼痛明显者取迎香透四白、人中、合谷；呕吐取内关。主配穴各选 1 ~ 2 穴，强刺激，留针 20 ~ 30 分钟。②食醋疗法：具有安蛔止痛作用，一般为米醋 50 克，加等量温开水顿服，每日 3 ~ 4 次。呕吐剧烈者可含服生姜片。③拔火罐：在剑突下压痛部位拔火罐 20 分钟，有止痛作用。④按摩疗法：以右手拇指紧贴右肋下胆囊区，沿肋缘下推压到剑突下，然后沿腹白线向下推压 1 寸许，连续按摩 7 ~ 8 次。本法有止痛及促进排虫的作用，适用于儿童患者。⑤吸氧疗法：氧气对驱虫和镇痛均有效，病人一般左侧卧位，头低足高吸氧 1 ~ 2 小时后改为右侧卧位，每日 1 ~ 2 次。

5. 手术疗法　腹痛不止，并有寒战发热，黄疸加深及局部肌紧张，压痛剧烈时，则为合并胆道感染，病人宜考虑手术治疗。手术方法采用剖腹切开胆总管取虫，“T”管引流，如胆囊合并炎症，可同时行胆囊切除术。

生活饮食调养

1. 进行精神安慰，本病越急躁、紧张就越发作，故要沉住气，发作时积极治疗，不发作时静心休养。

2. 平时注意饮食调养，吃饭宜细嚼慢咽，注意冷热，特别是冷食不要多吃，应注意饮食的酸碱平衡，因蛔虫喜碱恶酸，故应多吃蔬菜，少吃主食，菜和主食按 7∶3 搭配为佳。

3. 注意饮食卫生，不吃生冷食品。

4. 搞好个人卫生，饭前便后要洗手。

5. 注意腹部保暖，特别是吃饭时，不要把凉饭和冷气咽下去。

6. 定期服驱虫药。

7. 保持大便通畅。

8. 注意劳逸结合，防止过度疲劳而发病。

十七、阑尾炎

阑尾是一个细小狭长的盲管，容易被粪石、寄生虫等梗阻，加上细菌的侵入，因此易引起阑尾急性炎症。急性阑尾炎是外科最常见的急腹症，约占外科住院病人的10% ~15% 。中医将其归属“肠痈”范畴。急性阑尾炎分为四型：1. 急性单纯性阑尾炎；2. 急性化脓性、坏疽性阑尾炎；3. 阑尾周围脓肿（阑尾包块）；4. 阑尾穿孔致弥漫性腹膜炎。然而急性阑尾炎也可以转化为慢性阑尾炎。

症状

1. 腹痛　腹痛是阑尾炎最常见且最显著的症状，典型的腹痛多始于上腹或脐周，经数小时到24 小时左右，转移到右下腹部，转移性右下腹痛是急性阑尾炎的特点，约70% ~80% 的病人有此典型症状。单纯性阑尾炎多呈隐痛或钝痛，程度轻；化脓性、梗阻性阑尾炎多呈阵发性剧痛或胀痛；坏疽性阑尾炎多呈持续性跳痛；慢性阑尾炎则表现反复发作右下腹隐痛，其特点为右下腹局限性固定压痛点，常因剧烈运动、行走而加重，腹痛程度与炎症程度呈正比，腹痛突然减轻或向周围扩散，常提示阑尾穿孔。

2. 胃肠道症状　在腹痛早期可伴有恶心、呕吐，时有便秘或腹泻。

3. 腹膜刺激征　当腹膜壁层受到炎症刺激时，右下腹部有压痛、反跳痛、肌紧张，阑尾穿孔后更为明显。阑尾周围形成脓肿时，右下腹可摸到有触痛的包块，但老人、小儿、肌肉萎缩的衰弱者或特别肥胖者，肌紧张可不明显，值得警惕。

4. 全身症状　单纯性阑尾炎体温一般37℃ ~38℃之间，化脓性或坏疽性阑尾炎在38℃～39℃之间，少数坏疽性阑尾炎伴寒战、高热，体温可达40℃以上。急性阑尾炎症状出现有一定顺序，先是上腹、脐周或全腹部，伴食欲不振，并可由便秘转为腹泻，随后有恶心呕吐，数小时或十几小时后疼痛转致右下腹，呈局限性疼痛，继而可有发热，脉搏增快等。

5. 体格检查　反跳痛：用手指在阑尾部位（麦氏点，右髂前上棘与脐连线上的中、外三分之一交界处）渐次重压，迅速放手，此时病人感到该区腹内剧烈疼痛，即为阳性。若反跳痛与肌紧张平行存在，则表示有腹膜炎可能，同时可有腹胀和肠鸣音消失。

6. 实验室检查　急性阑尾炎时白细胞计数及中性粒细胞增高，白细胞计数多在10～20×10^9/L，但少数人可正常。

治疗

1. 西药　主要以抗菌消炎为主，抗菌素可选用头孢类、氨基糖甙类、喹诺酮类及抗厌氧菌类药物联合应用。

2. 中药　可根据急性期或慢性期辨证施治。

3. 中成药　①巴黄丸1～2粒，每日3次，口服，用于急性阑尾炎。②肠痈丸3克，每日3～4次，口服，用于慢性阑尾炎。

4. 外治法　①取大蒜、芒硝各30克，共捣成糊状，在右下腹衬一层绵纸，敷上大蒜芒硝糊，敷2小时后取下，改敷金黄膏或玉露膏，每日更换1次。②金黄膏或玉露膏：外敷每日1次，适用于阑尾脓肿或包块。③取皮硝60克，外敷肿块处，每日更换1次，适用于阑尾周围脓肿。④取仙人掌、生黄豆捣成泥糊状，外敷右下腹部，适用于阑尾包块或脓肿。

5. 手术疗法　适用于急性化脓性、坏疽性阑尾炎，急性阑尾炎并发腹膜炎，小儿、妊娠、老年人化脓性、坏疽性阑尾炎，慢性阑尾炎急性发作，阑尾蛔虫病，可施阑尾切除术或阑尾脓肿切开引流术。

6. 其他疗法　①体针：取穴：阑尾穴、上巨虚、足三里，强刺激手法，每日 2 ~4 次。②耳针：取穴：阑尾、阑尾点、神门、大肠、交感，选 2 ~3 穴，强刺激后留针 30 分钟。

生活饮食调养

1. 无论是急性或慢性阑尾炎，都要沉住气，任何急躁、紧张等不良情绪都能加重病情。要保持心情稳定，积极采取各种措施治疗。

2. 此病关键是预防，一是不能吃得过饱；二是吃完饭后要休息，不要急于做剧烈活动；三是吃米饭时特别要注意，不要将带壳的稻米吃下去；四是要保持大便通畅。

3. 饮食宜清淡，禁油腻辛辣香燥食品，要细嚼慢咽，吃七成饱。

4. 生活要规律，按时吃饭、休息，不要不吃早饭，也不要三顿饭做两顿吃，要保持充足的睡眠时间。

5. 平时养成主动饮水习惯，不要等渴了才喝水。

6. 每天保持 1 ~2 小时的室外活动，以散步或慢跑为好，以提高身体素质。

十八、便秘

便秘指的是大便次数减少和/或粪便干结难解，一般 48 小时无排便常提示有便秘存在，便秘多由于排便动力缺乏，肠道受刺激不足，肠黏膜的应激力下降，肠内容物运送受阻，功能紊乱，排便反射消失等原因所致。另外，老年人、缺少运动者、产妇、长期卧床者也易发生便秘。

症状　大多数患者唯一的主诉是大便干结，排便困难。结肠痉挛引起便秘时，排出的粪便呈羊屎状，由于用力排出坚硬的粪块，可引起肛门疼痛、肛裂，有时可诱发痔疮，个别患者排便时由于粪块嵌塞于直肠腔内难于排出，有少量稀水样粪便绕过粪块自肛门流出，而形成假性腹泻，部分患者可有腹痛、腹胀、恶心、食欲减退、神疲乏力、头晕等症状，常可在降结肠和乙状结肠部位扪及粪块或痉挛的肠段。

治疗

1. 西药　①甘油或石蜡油 10～30 毫升，睡前服用。②果导片 2 片，每日 2 次，口服。③甘油栓或开塞露，纳入肛门通便。

2. 中药　可分热秘、冷秘、气虚、血虚等辨证治疗。

3. 中成药　①三黄片 2～4 片，每日 3 次，口服。②麻仁丸 1 丸，每日 3 次，口服。③五仁润肠丸 1 丸，每日 2 次，口服。④苁蓉通便口服液 10 毫升，每日 2 次，口服。⑤六味安消胶囊 4～6 粒，每晚睡前顿服。⑥复方芦荟胶囊 1～2 粒，每晚睡前口服。

4. 单验方　①取黑木耳 10 克，煮烂连水服，每日 1 次顿服，可润肠通便，主治习惯性便秘。②取花生米 500 克，煮熟常吃，可润肠通便，主治习惯性便秘。③取地瓜 500 克，煮熟吃，可润肠，主治习惯性便秘。④取香油 25 克，蜂蜜 50 克，开水冲服，可润肠通便，主治便秘。⑤取菠菜 250 克，捣烂煮吃，可滋阴润燥通便，主治便结不通。⑥取豆油 200 克，煮开温服，可润肠通便，主治腹痛便结不通。⑦取萝卜 500 克，蜂蜜 100 克，将萝卜捣汁，与蜂蜜混合服用，每次 50 毫升，每日 2 次，可消食化积，润肠通便，主治食积便秘不畅。⑧取鸡蛋 2 个，醋 50 毫升，蜂蜜 30 克，沸水冲服，每日晨起服 1 次，可养阴润肠，主治体弱便秘。⑨取黑芝麻 30 克，捣碎，加蜂蜜冲服，可养血润燥，滑肠通便，主治老年便秘。

5. 肛门塞药　①肥皂块：削成花生米大小，便前沾水塞入肛门内。②腌咸菜：削成花生米大小，便前沾水塞入肛门内。

6. 食疗　①菠菜猪血汤：取菠菜 200 克，猪血 150 克，盐少许，将菠菜、猪血洗净后同煮，然后加盐，熟后食用。②猪心柏子汤：取猪心1个，柏子仁15克，将柏子仁纳入猪心内，清水炖熟，3天吃1次。③肉苁蓉粥：取肉苁蓉15克，精羊肉100克，粳米50克，将肉苁蓉入锅加水煎汤，去渣，取汁备用，羊肉切片加水500毫升，煮烂后，入粳米、药汁，共煮粥，每日早、晚温热服食。④黄芪蜜茶：取黄芪15克，蜂蜜30克，将黄芪入砂锅，加清水500毫升，煎至300毫升，去渣取汁，入蜂蜜和匀，煮开1~2沸，不拘时代茶饮。⑤郁李仁粥：取郁李仁10克，粳米100克，蜂蜜、生姜汁各适量，将郁李仁浸泡退皮，研为膏，粳米煮粥，待煮熟后入郁李仁膏、姜汁、蜂蜜，空腹饮之。⑥决明润肠茶：取草决明30克，将草决明炒至适度研碎，用沸水冲泡5~10分钟，代茶饮，每日1剂，不拘时饮服。

生活饮食调养

1. 保持心情舒畅，气通则便行，气阻则便涩，每天要有个好心情，遇事想的开。

2. 饮食调养，对习惯性便秘很重要，饮食要清淡细软，多食粗杂粮、新鲜蔬菜水果、含粗纤维多的食品。

3. 多饮水，特别是早上一杯水，一定要喝好，养成主动饮水的习惯，不要等渴了才喝水。

4. 保持充足的睡眠时间，避免精神紧张。

5. 养成每天排便的习惯，最好是早上起床先喝一杯水，然后按摩腹部，上下各按摩100~200下，无论有无便意，都要去蹲厕排便。

6. 每天定时到户外锻炼，以散步或慢跑为好，早晚各30~60分钟，以增强胃肠活动。

7. 若2天不排大便，就应该采取排便措施，不能对此不在意，所谓“一天不排便，危害大无边”。

十九、疝气

疝气，属于中医病名，实质上是指肠腔的一段突出于腹壁、腹股沟或从腹腔下进入阴囊的疾病，相当于西医所称的腹外疝，多见于新生的小儿和中老年男子，女性亦可发生，其发生与该处腹壁正常强度减弱和腹内压力过高有关，如先天性解剖缺陷、慢性咳嗽、慢性便秘、晚期妊娠、排尿困难、婴儿经常啼哭、举重以及腹内肿瘤所造成。一般多考虑手术治疗，对于一周岁内的小儿考虑暂时保守治疗。西医一般可分为腹股沟斜疝、腹股沟直疝、股疝及切口疝、脐疝等。临床上发现，腹股沟斜疝发生于婴幼儿到老年的各种年龄层次，男性多于女性，右侧多于左侧，双侧约占15%，腹股沟直疝多见于40岁以上男性，60岁以上老年患者多为双侧性，股疝则以成年女性多见。

症状：本病大都发生在腹股沟，其次脐腹，腹部较少见，患部有肿物隆起，嘱患者咳嗽时扪按肿物处有冲击感，卧时肿物可入腹，立则复出，有的患者在平卧或用手推后可以回复，有的仅能部分回纳，肿物日渐增大后，可致患侧阴囊或疝囊下坠，以致行走不便。

治疗

1. 西医主张手术治疗，可高位结扎，修补，但新生儿、婴儿及年老或有其他慢性疾病患者不宜手术。

2. 中药　可按气滞型、寒湿型、气虚型辨证施治。

3. 中成药　①补中益气丸9克，每日3次，口服。②黄芪丸5粒，每日2~3次，口服。

4. 其他疗法　①针刺：取穴：气海、三阴交、章门、期门，补泻手法。②丁字带固定会阴部或市售疝托外用。③垫棉法：取厚棉垫一块，大小稍超出疝突物面积，敷于患处，再用阔绷带扎紧，可以帮助回纳疝块，适用于新生疝。④热敷法：生香附60

克（研粗末），食盐60克，酒醋炒热，布包频熨患处。⑤取荔枝核8枚，红糖少许，煎汤服，每日1～2次，口服。⑥手法复位：适用于嵌顿疝，在用热熨、针刺后再行手法回纳，如无效则应行手术治疗。⑦小茴香60克，煎水热敷局部，适用于小儿疝气。

生活饮食调养

1. 保持心理平衡，任何恼怒、紧张、焦躁等不良刺激，都会加重病情，要心平气和的接受治疗。

2. 此病发生后全在于患者及家属的留意，干活不要憋气，咳嗽时要用手按着下腹部，一旦发觉坠下时，要用手轻轻揉按回去，不要用力过强，也不要过急，只要不肿痛，慢慢的就按回去了。

3. 饮食宜清淡，忌食油腻、辛辣香燥、刺激性食品，宜多食五谷杂粮及新鲜蔬菜水果，吃水果一定不要果食同食或饭后即食，那样容易引起腹胀，加重病情。吃任何食物都要细嚼慢咽，吃七成饱。

4. 多饮水，保持大便通畅，不要过于用力努便，只要水喝足了，加上多吃蔬菜水果，每天就可自然排便，一旦2天不排便，就应采取排便措施。

5. 生活规律，不要熬夜及过度疲劳，三顿饭一定要按时吃，要按时睡觉，早上不要赖床，早上睡着不起对身体不利。

6. 加强锻炼身体，提高身体素质，保持每天1～2小时室外活动为好，不要过度活动。

二十、药物性肝病

在治病过程中，使用治疗剂量的药物而引起肝损害的疾病，称为药物性肝病。肝脏是药物浓集、消化、代谢的主要器官，又是机体免疫的重要器官之一。药物进入机体，可引起直接或间接肝损害。本病属医源性疾病，目前能引起不同程度肝损害的药物至少有200种以上，是临床上较常见的肝病。

症状 一般损害多在用药1～4周内出现，初发症状可有发热、皮疹、瘙痒等。它的肝脏症状表现为乏力、纳差、上腹不适、恶心、发热、尿色变深、黄疸、肝大、肝区疼痛等。肝外表现为皮肤黏膜损害、关节痛、皮疹、心肌炎、肾脏及血液系统损害、淋巴结增生。

检查：肝功能检查：GPT、GOT、γ－GT增高，总胆红素增高，TTT（+），ZnTT（+），PT延长，白蛋白减少，球蛋白增高，白球比倒置。尿常规：尿胆原常阳性，如果药物同时损及肾脏，尿中常有红细胞和蛋白等。

治疗

1. 西药 ①肝泰乐0.1g，每日3次，口服。②维生素C片0.2g，每日3次，口服。③复合维生素B片2片，每日3次，口服。④益肝灵70mg，每日3次，口服。⑤甘草甜素片2片，每日3次，口服。⑥联苯双酯滴丸15mg，每日3次，口服。⑦肌醇0.5g，每日3次，口服。⑧肌苷0.2～0.4g，每日3次，口服。

2. 中药 可分肝气郁结型、肝郁脾虚型、肝胆湿热型、气滞血瘀型等辨证治疗。

3. 中成药 ①肝苏颗粒1包，每日3次，口服。②心肝宝胶囊4粒，每日3次，口服。③人参健脾丸6克，每日2次，口服。

4. 其他疗法 ①催吐、洗胃：如为一次大量误服药物应及时进行催吐、洗胃、导泻，促进药物排出。②针刺：体针：主穴：取足三里、太冲、阳陵泉。配穴：有黄疸者加内庭、肝俞、胆俞；发热配大椎、曲池；呕吐加内关；腹胀加天枢。手法以泻法为主，或平补平泻。耳针：取肝、胆、交感、内分泌、脾胃、肝炎点，每次选3~4穴，中等刺激，每日1次，7~10天为一疗程。③灸法：取肝俞、胆俞、脾俞、足三里、膻中、太冲、阳陵泉等，每日1次，每次5壮，15天为一疗程。④推拿、按摩：选用肝俞、胆俞、期门、阳陵泉、太冲等穴，可重用推揉背腰理气法，推揉胸胁疏肝法，配用远端取穴利胆法等手段。

生活饮食调养

1. 要养成好的习惯，大病去医院，小病自我调养，不要乱吃药，特别是不要乱吃不明真相的、不了解成分的药物。

2. 吃任何药品都要随时注意药物反应。

3. 不要多种药物放在一起吃，特别是过去没有吃过的药，更不要同常吃的药品放在一起吃。

4. 吃药如感不适要随时停药，并要想法把吃进去的药物吐出来。

5. 要随时调理情绪，保持正常心态。

6. 不要随意糟蹋自己的身体，如酗酒、熬夜。

7. 饮食要注意清淡，多吃五谷杂粮及新鲜蔬菜、水果，避免暴饮暴食及过食肥甜咸辣。

8. 生活要有规律，定时睡觉起床，每天作适当的运动，提高自身的抗病能力。

二十一、乙型肝炎

乙型肝炎是由乙型肝炎病毒引起的以肝脏炎症损害为主要表现的一种传染性疾病，在经济发展水平较低、卫生条件较差的地区发病率更高。其传染源主要是乙肝患者和乙肝病毒携带者，传播的主要途径为乙肝病人的血液或体液（唾液、乳汁、羊水、精液等分泌物），可直接通过破损的皮肤、黏膜进入人体而造成感染。据流行病学调查显示，在国内发病率约占人口的1%左右（即每100人中就有1个乙肝病毒感染者）。

症状 本病在临床上有急、慢性乙型肝炎和乙肝病毒携带者之分，而大部分都属于乙肝病毒携带者，这些人在临床上没有症状，一般都是在健康查体时发现的，肝功能正常。有一部分病人有乏力、厌食、腹胀、腹泻或便秘、小便发黄等症状，肝功能检查提示谷丙转氨酶、谷草转氨酶增高，多为急性乙型肝炎。慢性乙型肝炎早期临床症状与急性乙型肝炎相似，随着病情的进展，病人可出现面色灰暗、皮肤起痤疮、肝脏肿大且质地较硬、脾肿大、皮肤黏膜有出血倾向、蜘蛛痣、肝掌等体征。

治疗

1. 对于无任何症状而且肝功能正常的乙肝病毒携带者，根据不同的病理改变，通过临床化验结果制定治疗措施。如果单纯表面抗原阳性，其他检查（肝功能、腹部B超等）均正常，则无须治疗。如果乙肝表面抗原（HBsAg)、乙肝e抗体（HBeAb）和乙肝核心抗体（HBcAb）三项指标同时显示阳性时，称为“小三阳”，此时如果肝功及乙肝病毒DNA检查都正常，也不需要治疗。如果肝功及乙肝病毒DNA有改变，应根据变化程度，由医生确定治疗方案。如果出现大三阳，即乙肝表面抗原（HB-sAg)、乙肝e抗原（HBeAg）和乙肝核心抗体（HBcAb）三项指标同时显示阳性时，称为“大三阳”，此时如果有明显的肝炎症状，肝功转氨酶增高，乙肝病毒DNA阳性，表明病毒在肝内的复制、繁殖十分活跃，该患者具有较强的传染性，需要及时给予隔离和治疗。如果肝功能正常，B超提示肝脏无异常，又没有症状，这样的患者暂时也不需要药物治疗，但要求定期复查。

2. 乙肝病毒DNA（乙肝病毒脱氧核糖核酸，即HBV-DNA)，是每个乙肝病毒携带者必须检查的项目，包括定量、定性两种，若增高或呈阳性者，说明不仅有乙肝病毒感染，而且病毒在复制，有传染性，可服用拉米呋啶（贺普丁)，能使DNA转阴，但停药后易反弹，因此至少需要服用一年以上。

3. 对于急性乙型肝炎，在治疗上应强调隔离休息，合理饮食，适当增加营养，对症治疗，用药的原则是保证不伤肝，选择1~2种有效的中西药物，以促进肝细胞功能的恢复。对疾病早期出现消化道症状较重、尿量减少兼有黄疸者，可适当静脉滴注葡萄糖，促进损伤的肝细胞恢复。黄疸明显者，可用茵栀黄注射液加入5%葡萄糖液中滴注。

4. 对慢性乙型肝炎的治疗原则，强调三分治疗七分调养。精神要愉快，生活要有规律，注意合理安排饮食。要绝对忌酒，少食厚味之品，反对过度营养而致肥胖，除出现黄疸和肝功能异常者应卧床休息外，一般在症状不明显、肝功能有改善时，可适当的活动。注意动静结合。用药切忌过多过杂，切勿乱投医，滥用药。

5. 目前的保肝药和恢复肝功能的药物可分为以下几类 ①维生素类，常用的有维生素C、复合维生素B等。②促进肝脏解毒的药物，如肝太乐、还原型谷胱甘肽等。③促进能量代谢的药物，如三磷酸腺苷、辅酶A等。④促进蛋白质合成的药物，如各种氨基酸制剂、血浆等。⑤促进胆红素代谢与排泄的药物，俗称降黄疸药物，如门冬氨酸钾镁、茵栀黄注射液、丹参注射液等。⑥抗纤维化药物，如复方鳖甲软肝片等。⑦降酶药物，如五味子制剂（联苯双酯等）、山豆根制剂（肝炎灵注射液）、强力宁等。⑧免疫增强药物，如胸腺素（肽）、转移因子、免疫核糖核酸、左旋咪唑等。

6. 目前治疗乙型肝炎常用的西药品种很多，比较有影响的有干扰素和拉米呋啶。①干扰素本质上是人体细胞在遭受病毒感染等因素刺激后所分泌的一种蛋白质。乙型肝炎患者自身产生干扰素的能力低下，使用外源性干扰素可增强机体抗病毒的作用，并对免疫功能有调节作用。但短时间内不能起效，需要注射半年以上才能见效，有些人感到不方便而放弃治疗。副作用有发热、疲乏、脱发、白细胞减少等表现。对小三阳及转氨酶增高者效果不好，对糖尿病及肯定系母婴垂直传播的病毒携带者原则上不用。②贺普丁（拉米呋啶）是核苷类抗病毒药，它能抑制乙肝病毒的逆转录酶活性，可降低病人血液中乙肝病毒 DNA 的浓度，经过 3 个月至 6 个月的治疗，DNA 的转阴率可达 90% 以上，但停药后容易复发，因此要求连续服用 1 年以上，经济条件较好者可使用。国外主张一旦用该药治疗，应连续服用 3 年。副作用有疲乏和头痛等不适。

7. 中医治疗原则上是保肝、防变，多以益气活血、化瘀排毒、行气消食为主，主要是提高患者的机体自身免疫功能，防止毒邪攻肝，达到保肝防变的目的，常用的中成药有乙肝宁冲剂、乙肝清热解毒冲剂、乙肝灵片等。现在还没有发现哪一味中药对乙肝大、小三阳有直接的转阴作用，社会上所宣传的秘方能治乙肝，并保证短期能转阴的都是骗人的，千万不要轻信广告。

8. 常用的中药有 ①益气活血药，常用黄芪、焦白术、党参（力参或西洋参、）茯苓、桂枝、当归、丹参、泽兰、川芎等。②化瘀排毒药，常用赤芍、水蛭、土元、三棱、莪术、半枝莲、白花蛇舌草、大黄等。③行气消食药，常用木香、青皮、橘核、川朴、槟榔、陈皮、鸡内金、焦山楂等。应找有经验的医生处方治疗。

对患者的提示

1. 对乙肝表面抗原阳性者不可轻视。目前全国乙肝表面抗原阳性者（也叫乙肝病毒携带者）约有 1.2 亿人，这些人中不少是经母婴垂直传播造成感染的，携带者大多数没有肝炎症状及体征，肝功能检查正常，只是乙肝表面抗原阳性。由于治疗乙肝尚无特效药，故大多数表面抗原阳性者不治疗，就连一些医生也认为不必治疗，这就造成许多乙肝病人的失治，以致发展成肝硬化、肝癌而后悔已晚。

2. 乙肝表面抗原阳性者是乙肝病毒赖以生成的宿主，这些人是乙肝的重要传染源。临床上真正的健康携带者很少，绝大多数乙肝病毒携带者的肝脏都有或轻或重的炎性改变，但由于肝脏的代偿能力很强，故化验时往往肝功能表现正常，加之自己没有从思想上重视，有点小的不适也不在意，而耽误了治疗。国内曾有人对乙肝病毒携带者进行肝脏穿刺作病理检查，结果发现只有10%的病人肝组织正常，70%为轻型肝炎和非特异性反应性肝炎，20%为明显活动性肝炎，有的甚至已经有肝硬化。

3. 对乙肝表面抗原阳性者不能不在乎，也不能太紧张。首先要记住自己是乙肝病毒携带者，在生活饮食各方面都不要放松，但也不要心理过于紧张，到处乱求医。当前国内外对这种病没有特效药，除了少数患者可以自动转阴外，尚没有能转阴的药品，凡是说多长时间能转阴的药物都是骗人的。只要身体无不适感，肝功能正常，就可安心生活，并注意生活饮食调养。

4. 对乙肝的预防和预后完全取决于个人的体质，对机体抗病能力强的，即机体免疫调节机能正常的，就能抗御多种疾病，包括乙肝病毒，生活中有许多夫妻一方患病而另一方健康的例子。这就说明只要保持旺盛的机体功能，再加上不断的锻炼和饮食调养，就能抗御一切外来病毒和细菌的侵袭。

5. 对有乙肝病人的家庭，还是提倡分餐制，对进餐用具最好分开放置并经常消毒。

生活饮食调养

1. 保持心情舒畅，任何忧愁、思虑、恼怒等不良情绪对身体健康都是有害的，特别是对乙肝病毒携带者更不利。

2. 保持充足的营养，按肝病三高一低的饮食原则，即高蛋白、高糖、高维生素、低脂肪的要求，作好饮食调节，主食要粗细搭配，多吃些带麸皮的食物，如玉米、豆类、小麦，副食要荤素混合，少荤多素，一般以一斤蔬菜配一两瘦肉烹饪最好，每天不离豆制品。忌食动物脂肪及白砂糖，只要吃足五谷杂粮及水果，就能达到高糖的要求。提倡早上喝粥、晚上喝汤（多指萝卜、青菜作成的咸汤）的饮食习惯，每餐七成饱即可。

3. 注意劳逸结合，不要过度劳累，适当参加劳动，一些力所能及的工作最好自己做，脑力劳动者每天要安排 1 ~ 2 小时的室外活动，以散步为最好。保持充足的睡眠时间，晚上 10 点钟前一定上床休息，早上 5 ~ 6 点钟起床。

4. 要喝足水，不能等到渴了再喝，要主动定时喝水，每天保持喝 6 ~ 8 杯水。

5. 要学会科学吃水果，有些人对吃水果无所谓，想什么时候吃就什么时候吃，这是不对的。水果是随季节而成熟的，水果成熟的季节，就是人体最需要这种水果的时候，吃了对人体有益。特别是肝病患者，更要记住随季节吃水果，反季节的水果对人体无益。有句谚语“打春的萝卜、立秋的瓜”，即说明季节食品的重要性，打春后的萝卜、立秋后的瓜就尽量不要吃了，否则对人体有害。另外，水果不能在饭后吃，而在饭前 2 小时吃为最好。除吃水果外，夏天要多吃黄瓜，秋冬天多吃萝卜。

6. 要绝对忌酒，不管什么酒都不能喝。

二十二、肝硬化

肝硬化是一种或多种病因长期反复作用引起的慢性进行性弥漫性肝脏纤维化损害的一种疾病，临床上表现为多系统病变，尤以肝功能损害和门脉高压为主要表现。早期可无症状，晚期常出现上消化道出血、腹水、肝性脑病等严重并发症。肝硬化按病因分为肝炎、血吸虫、酒精中毒、工业毒物或药物等引起。

症状 临床上一般将肝硬化分为肝功能代偿期和失代偿期。

1. 代偿期 症状较轻，缺乏特异性，可有乏力、食欲不振、恶心、上腹部不适、腹胀、腹泻等，其中乏力和食欲不振最为突出，往往于劳累后出现或加重，休息或治疗后缓解。肝脏可轻度肿大，表面尚光滑，质地偏硬，无或有轻度或中度肿大，肝功能正常或轻度异常。

2. 失代偿期　主要是肝功能严重损害、门静脉高压及各种严重并发症的表现。

3. 肝功能损害的表现　肝脏肿大，质地中或硬，全身消瘦、乏力、纳差，甚至厌食、恶心、腹胀、腹泻，不规则低热，精神不振，严重时有鼻衄、龈衄等。男性患者常有性欲减退、睾丸萎缩、乳房发育，女性患者有月经失调、闭经、不孕等。上肢及头面部常出现蜘蛛痣和/或毛细血管扩张。

4. 门静脉高压表现　脾脏多为轻、中度肿大，质地中等，晚期质硬，上消化道出血时可暂时缩小。腹水多见，量少至大量，少量时不易发现，大量时腹大如蛙腹。此外还可见腹壁和脐周静脉曲张。

检查　代偿期血尿常规一般正常，肝功能正常或轻度异常。腹水检查：一般为漏出液。B 型超声检查：早期肝肿大晚期肝缩小，肝表面不平，呈锯齿状或波浪状，脾增大，门静脉和脾静脉增粗，有腹水时可见液性暗区。食管吞钡 X 线检查：食管静脉曲张时 X 线可见虫蚀样或蚯蚓状充盈缺损；胃底静脉曲张时可见菊花样充盈缺损。

治疗

1. 西药　一般采取积极休息，合理营养，保肝，抗病毒，缓解硬化及对症治疗等综合手段治疗。可选用：①维生素 C 0.2g，每日 3 次，口服。②肝太乐 0.1g，每日 2 次，口服。③肌苷 0.2g，每日 3 次，口服。④益肝灵 70mg，每日 3 次，口服。⑤联苯双酯滴丸 15mg，每日 3 次，口服。⑥复合维生素 B 2 片，每日 3 次，口服。⑦肌醇 0.5g，每日 3 次，口服。⑧有腹水者，轻者双氢克尿噻 25mg，每日 2 次，口服，氨苯喋定 50mg，每日

2 次，口服。重者安体舒通 100mg，每日 3 次，口服，速尿 20mg，每日 3 次，口服。

2. 中药　可分肝郁气滞型、肝郁脾虚型、气滞血瘀型、肝肾阴虚型等辨证治疗。

3. 中成药　①大黄蛰虫丸 1 丸，每日 1～2 次，口服。②鳖甲煎丸 1 丸，每日 1～2 次，口服。③益肝灵片 2 片，每日 2 次，口服。

4. 单验方选用　①取大枣 250 克，黑豆 500 克，黑矾 50 克，将大枣、黑豆焙干研细，与黑矾混合，每次 5 克，1 日 3 次冲服，主治早期肝硬化。②取鱼甲、鸡内金各 250 克，焙干研细，每次 4 克，1 日 3 次冲服，主治肝硬化。③取土元、大黄各 100 克，焙干研细末，每次 2 克，1 日 3 次冲服，主治肝硬化稍有腹水。④取田螺 1 个，麝香 0.1 克，共捣碎敷肚脐，主治肝硬化腹水。

5. 食疗方　①红小豆大枣粥：取红小豆 30 克，大枣 7 个，煮粥吃。②苡米大枣粥：取苡米 30 克，大枣 7 个，煮粥吃。③冬瓜皮粘米粥：取冬瓜皮 30 克洗净，粘米 30 克，煮粥吃。

6. 其他疗法　①针灸：实证取期门、列缺、太冲、商丘等；虚证取水分、章门、脾俞、足三里，或灸脾俞、中脘、气海等，实泻虚补。②脐疗：取皮硝 6 克，栀子、巴豆、杏仁、葱根各 7 个，白面适量，白酒少许，共捣烂调匀，摊纱布上敷脐，隔天 1 次。

生活饮食调养

1. 饮食调养。本病饮食调养很重要，宜进食高蛋白质饮食，且以优质动物蛋白为主，每天半斤鲜奶，多食鱼类、瘦肉、豆制品、蛋类等，主食米粥、红小豆苡米粥，发面馒头、花卷。肝硬化病人易致维生素缺乏，故亦应进食富含维生素类的新鲜蔬菜和水果，如菠菜、西红柿、胡萝卜、冬瓜、黄瓜、橘子、苹果等，忌用酒及油炸盐腌熏烤食品以及剩菜剩饭等，避免硬食，切勿暴饮暴食，要细嚼慢咽，勿吃饱，有腹水者限制盐的摄入。

2. 保持精神稳定，勿急勿躁，不悲观，不忧愁，慢性病要心平气和积极采取各项治疗措施。

3. 病情稳定后要采取适当的活动，以散步为好。

4. 不要乱用药，特别是对肝脏有损害的药物。

二十三、糖尿病

糖尿病是一组病因不同的内分泌－代谢病，而以高血糖为其共同主要标志。因胰岛素分泌绝对或相对不足和靶细胞对胰岛素敏感性降低，引起糖、蛋白质、脂肪代谢紊乱和继发水、电解质紊乱，临床上出现烦渴、多尿、多饮、多食、疲乏、消瘦等表现，然而，相当部分病人并无上述临床症状。严重时发生酮症酸中毒或其他类型的急性代谢紊乱。

症状

1. 代谢紊乱症期　胰岛素分泌绝对或相对不足是导致代谢紊乱症群的主要因素，胰高血糖素分泌增多加重代谢紊乱的发展。①胰岛素依赖型（1型）：本型糖尿病多发生于青少年，起病较急，病情较重，烦渴、多饮、多尿、多食、消瘦、乏力等症状明显或严重，有酮症倾向，以致出现酮症酸中毒。胰岛素分泌功能显著低下，病人的生存依赖外源胰岛素，且对胰岛素敏感。②非胰岛素依赖型（2型）：本型糖尿病多发生于40岁以上成年和老年人，较多病人体型肥胖，起病缓慢，病情较轻，不少病人甚至无代谢紊乱症状，在非应激情况下不发生酮症。血浆胰岛素水平正常、较低或偏高，故在治疗上不依赖胰岛素。严重代谢紊乱可表现为高渗性糖尿病昏迷或乳酸性酸中毒。

2. 糖尿病慢性病变　糖尿病人（不论是1型或2型）常伴有动脉粥样硬化性心及脑血管等疾患、糖尿病肾病、神经系统病变、眼部病变等多种并发症。

3. 感染等合并症　疖、痈等皮肤化脓性感染常见，泌尿等感染中以肾盂肾炎和膀胱炎较常见，尤其多见于女性病人。

检查　尿糖测定：尿糖阳性为诊断糖尿病的重要依据，每日尿糖总量通常与代谢紊乱程度相一致，因而也是判断治疗控制程度的指标之一。血糖测定：空腹及饭后血糖升高是诊断糖尿病的主要依据。口服葡萄糖耐量试验：对有糖尿病可疑而空腹或饭后血糖高于正常但未达到糖尿病诊断者，须进行口服葡萄糖耐量试验。

治疗

1. 西药　1 型糖尿病需终身胰岛素治疗。2 型糖尿病可根据病情及体型选用下列药品：①磺脲类：主要适应症是单用饮食治疗不能获得良好临床或生化控制的 2 型糖尿病，这类药物有格列苯脲、格列齐特、格列喹酮、格列吡嗪、格列美脲等。②双胍类：主要适应于症状轻、体型肥胖的 2 型糖尿病人，这类药物有降糖灵、二甲双胍等。③σ－葡萄糖苷酶抑制剂：主要适用于餐后高血糖的病人，常用的药物有阿卡波糖。如果口服降糖药效果不好，或重症糖尿病出现酮症酸中毒、急性感染等情况，则宜采用胰岛素治疗，但要在医生指导下进行。

2. 中药　可分肺胃燥热型、肾阴亏损型、阴阳两虚型等辨证治疗。

3. 中成药　①消渴丸 4～8，每日 2～3 次，口服。②参芪降糖颗粒 3 克，每日 3 次，冲服。③六味地黄丸 6 克，每日 2 次，口服。④金匮肾气丸 6 克，每日 2 次，口服。

4. 单验方　单验方只可作为糖尿病的辅助治疗，不能作为糖尿病的依靠药物用，否则容易延误病情。对单验方不能盲目使用，因为有些方只是个人的经验，像西瓜治疗糖尿病，吃梨治疗糖尿病等，这些都没有科学根据。在服中西药物治疗的同时，服用单验方，可起到消除症状，促使血糖稳定的作用，下面介绍几种有实用价值的单验方：①冬瓜皮白霜：用玻璃片轻轻刮下冬瓜皮上的霜，每次取2~3克，冲服，每日3次。功效清热润燥，补肾摄精，主治口干喝水多者。②木耳扁豆粉：取此两味各等份，研细末，每次取9克，冲服，每日3次。功效益气养阴，主治口干便秘者。③萝卜汁：取红皮萝卜捣碎取汁，每次100~200ml，每日早晚各服1次。功效清热降火，健胃生津，主治口干渴者。④取翻白草10~20克，水煎服或泡茶喝。功效清热降火，主治口干渴，喝水多者。⑤取红薯叶30~50克，水煎服或泡茶喝。功效生津止渴，主治口干渴，喝水多者。⑥取嫩豌豆苗200~300克，捣烂绞汁，每日口服2次。功效和中下气，生津除热，主治腹胀口渴。⑦取蚕茧5~10个，煮水作茶喝。功效生津止渴，主治口干多饮者。⑧取玉米须30~50克，煮水作茶喝。功效生津止渴，利小便，主治口干渴，喝水多，面目浮肿者。⑨取菟丝子10~20克，煮水作茶喝。功效补肾缩小便，主治尿频者。⑩取西瓜皮250克，去外老皮吃。功效清热除烦，主治口渴心烦者。

5. 食疗　①生地粥：取生地30克，加水煎汤，煮沸15分钟后滤渣，入粳米100克，常法煮粥，每日早、晚温热服食。②杞子炖兔肉：取枸杞子15克，兔肉250克，一起放入砂锅内炖熟，加油、盐适量，喝汤吃肉，隔日1次，常食。③田螺水：取田螺适量，养于清水中去污水和泥秽，换清水再浸一晚，取其水煮沸，每日饮此水。④炒苦瓜：取鲜苦瓜100克，切片，加油、盐适量，炒吃，1日3次，连食10天。⑤玉米乌龟汤：取乌龟1只，洗净，除去内脏、头、爪，与玉米须60~120克（干须减半），加水文火煎煮，饮汤吃肉。⑥泥鳅荷叶末：取泥鳅10条，干荷叶3张，将泥鳅阴干或烘干，研为细末，与干荷叶（研末）混匀，每服10克，温开水送服，每日2次。⑦清蒸鲫鱼茶：取活鲫鱼1尾（约250克），绿茶10克，将鲫鱼去肠杂，洗净，绿茶填塞鱼肚内，置盘中，隔水清蒸，至烂熟，不加调味品，淡食。⑧降糖汤：取太子参、麦冬各30克，桑椹子、枸杞子、生地、制黄精各15克，加水煎汤，每日1剂，晨起空腹饮汤。

6. 按摩疗法　患者俯卧，家人在胰俞、肝俞、肾俞穴处以拇指用力按摩5分钟，继之仰卧，按揉中脘、天枢、气海穴各2分钟，最后取坐位，按摩双侧太冲、涌泉穴各2分钟，每天1~2次。

生活饮食调养

1. 饮食调养。饮食调养是糖尿病的基础治疗，不是什么主粮都不能吃，而是要控制主粮的量，主粮就是饭，每天控制在250~300克左右，多以粗杂粮为主，精米细面也能吃，但要和粗粮搭配吃。副食以蔬菜为主，每人每天500~800克，油以植物油为主，并不得超过25克，肉类为瘦肉，每人每天50~100克，蛋类每人每天1个，豆制品可以多吃，有条件每天可喝鲜奶250ml，盐对糖尿病人也很重要，一定要低盐，每人每天不得超过6克（包括酱油），少吃油炸烟熏腌制食品。总之，饮食要清淡、低盐、低脂、无糖、限量、定时，吃七成饱。

2. 一定要戒烟戒酒。

3. 适度的运动。运动疗法也是治疗糖尿病的一项重要措施，适度的有规律的运动，能增强体质，提高抗病能力，可使肌肉组织和其他组织对胰岛素的敏感性增加，减轻糖尿病患者体内组织对胰岛素的抵抗，增加糖的利用，改善糖代谢，使血糖下降。有些轻病人用运动锻炼配合饮食治疗，可以使血糖稳定在正常水平，即使中重度的糖尿病病人，只要恰当地进行运动，也有利于疾病的康复。所以，糖尿病病人可根据病情、年龄与爱好，选择适当的运动项目，如散步、慢跑、广播操、太极拳、蹬楼梯、骑自行车等，最安全的就是散步。在运动量上要有个度，不能随心所欲，那样达不到运动的目的。以每日早晚各运动 20～40 分钟为宜，这样才能使运动治疗达到“火候”。运动时间的掌握极为重要，既不能运动时间太长，也不能运动的时间太短，否则达不到降低血糖的目的。从生理角度讲，糖尿病病人运动开始的 5～10 分钟，达不到降糖的目的；运动时间 20～30 分钟，降糖作用最佳；运动时间超过 40 分钟，虽然可使血糖降低，但血中的脂肪增加，会加重糖尿病病人病情的发展。所以，糖尿病病人的运动时间以 20～30 分钟为宜。要以自我感觉无心悸气喘为度，运动量要逐渐加大，使心肺功能有一个适应的过程，运动后要缓慢停止，这样有利于心肺的调整。糖尿病病人什么时候运动好？有些病人担心运动时机掌握不好，会诱发低血糖，这个不用担心，但要注意不要在胰岛素和口服降糖药发挥最大效应时进行运动锻炼，以饭后 1～2 小时后进行运动锻炼为好。不要空腹进行，早上进行运动锻炼前也应先吃点食物。为了做到有备无患，病人在运动锻炼时身上可备几块糖果以便应急。但必须指出，不是所有的糖尿病病人都适应运动锻炼，像 1 型糖尿病病人血糖没有得到很好控制之前，有视网膜病变的病人，有心、肝、肾、肺功能不全，以及严重感染的和严重并发症的病人，应注意不要活动量过大。总之，糖尿病病人长期坚持运动，不仅能稳定血糖，降低体重，增强体力，心功能指数上升，肺活量增大，摄氧量增加，还可使患者精力充沛，有良好的自我感觉，提高生活质量。

4. 稳定情绪，避免心理紧张。糖尿病的发生、发展，与过度的精神紧张、人际关系不良、突发生活不幸等社会及心理上的不良刺激有关，所以在糖尿病的防治中，心理情绪的调节与饮食治疗具有同等的重要作用。糖尿病患者普遍存在三种不良情绪在干扰着糖尿病的治疗效果，一是初次查出病的紧张恐惧心理，担心这种病治不好；二是治疗过程中的焦虑、急躁心理，急于把血糖降下来；三是病情反复则出现悲观忧愁心理。这些不良情绪都会促使病情的发展，对糖尿病这种病既要重视它，因为目前还没有根治方法，治疗不好，会出现合并症而伤人；又要轻视它，只要坚持正规治疗，把血糖稳定在正常水平，就能和正常人一样工作、学习，所以保持良好的心理状态，不急不躁，不悲不惧，无忧无虑，顺其自然，持之以恒，尤其要有乐观情绪，对控制病情、延缓并发症的发生、发展有积极作用。

5. 保持生活规律，按时吃饭，按时睡觉，劳逸结合。

6. 保持充足的高质量的睡眠，休息好对稳定血糖有重要的作用。

7. 保持大便通畅，大便通畅是稳定血糖的重要条件。一般大便干结，血糖就持高不降。大便以每天 1～2 次为好，一般两天不大便就要采取排便措施。

8. 养成主动饮水的习惯，不要等渴了才喝水，要坚持一天喝好 6 杯水，即早上起床 1 杯，三顿饭前各 1 杯，下午 2 时上班前 1 杯，晚上睡前 1 杯，这是必须坚持的。

对读者提示

1. 糖尿病目前还没有根治药品，需要终身治疗，凡是说能根治的都是骗人的。中西医结合治疗是目前糖尿病患者的最佳选择。

2. 要做理智的糖尿病人，要相信科学，多学点糖尿病防治知识，不上当，不受骗，到正规医院接受专业医生的治疗和指导，切勿盲目轻信广告、传言，什么祖传秘方根治糖尿病、不需要控制饮食及水果之类，那都是骗人的。

3. 糖尿病的防治不能单纯依靠药物，必须饮食、运动、心理、药物同时进行，才能达到良好的治疗效果。饮食疗法是根本。

4. 判断糖尿病的好坏不能单凭尿糖，必须定期查血糖，切勿怕麻烦。

5. 要想血糖稳定好，四定一乐为最好，四定即吃饭定时定量，吃药定量按时，运动要定项目、定时间，血糖、血压要定期检查；一乐就是情绪乐观。

6. 要警惕无症状糖尿病的侵害，凡是具有以下情况的人一定要定期检查血糖：不明原因体重减轻者；妇女分娩过巨大胎儿（体重超过4000克）者；有过妊娠并发症者，如多次流产、死胎等；年龄超过50岁者；肢体溃疡久治不愈者；40岁以上有糖尿病家族史者；肥胖，特别是腹部肥胖者；高血压、高血脂者；经常好发低血糖反应者；会阴部瘙痒者；无原因的视力减退者；经常好发疮疖者；手足肢端麻木疼痛者；皮肤瘙痒者。

二十四、冠心病心绞痛

心绞痛是由于冠状动脉供血不足而引起的以心前区疼痛为主要表现的疾病，是冠心病的主要类型，是十分常见的心血管疾病。一般认为它发病与高血压、高脂血症、糖尿病、肥胖、吸烟、社会心理因素有关。

症状

1. 表现为劳力性或自发性胸骨后或心前区疼痛，放射到咽、左肩部、左上肢、背部、上腹部，疼痛部位及放射区域在一个时期内是固定不变的。疼痛的性质主要为压迫、憋闷、堵塞、窄缩样感觉，疼痛一般持续3~5分钟，很少超过15分钟，当去除诱因或含服硝酸甘油1~3分钟见效。发作时可有面色苍白，冷汗、心悸、胸闷、头晕、呼吸困难、疲劳无力等症状，一日可发作数次，也可数日、数月发作一次。

2. 心绞痛的分型　如果心绞痛由劳累而引起，则称为劳力性心绞痛；如果心绞痛是静息时自发产生，则称为自发性心绞痛。如果两种情况同时存在，则称为混合性心绞痛。

检查　许多患者平时多无特殊表现，需在发作时检查才能发现异常。心电图：发作期在以R波为主的导联可出现ST段水平或下斜压低，伴或不伴T波倒置者，发作时变直立称为伪改善。发作过后可恢复。动态心电图（Holter）：ST段呈水平或下斜型（j点后0.08秒处）压低≥1mm（0.1mV），持续时间≥1min，两次发作间至少相隔1分钟。

治疗 目前治疗冠心病心绞痛虽然有了许多新技术，但是药物治疗仍然是重要手段，其目的有二：一是通过扩张冠状动脉，增加血氧供应，或者减少心肌血氧的消耗，从而达到终止心绞痛的目的；二是长期缓慢地扩张冠状动脉，使堵塞血管的周围动脉扩张、增粗，逐渐建立心脏侧支循环，改善心肌缺血状态。为此，心绞痛的治疗贵在坚持长期服药。有人顾虑，长期服药会产生耐药性，一旦病情恶化就无药可用了，其实这种担心是不必要的。因为治疗心绞痛的药物种类很多，只要各种药物合理交替使用，就可减少耐药的机会。如果病情恶化，发生了急性心肌梗死，这些常用药物也就不适宜了。

1. 西药 治疗心绞痛较有效的药物大致分为3类。①硝酸盐类：如硝酸甘油，用于心绞痛突然发作时，舌下含服可快速缓解胸痛；还有作用持续时间较长的如硝酸异山梨酯、单硝酸异山梨酯，均可用于预防心绞痛的发生。有些人初期服用上述药物会产生头痛、头胀，这是因为药物同时引起脑血管扩张的结果，只要减少用药量如先从1/3或1/2片用起，以后逐渐增加到常用量，或者先在饭后服药，减缓药物吸收的速度，待习惯后再改为空腹用药，就可避免。如果夜间易发生心绞痛，可采用硝酸甘油贴片，这种药膜每24小时更换一次，将药膜贴在胸前，药物可以缓慢均匀地被吸收，避免病人夜间起床服药。②钙离子拮抗剂：如异搏定、心痛定等，适用于合并心律失常或血压偏高的患者。③β-受体阻滞剂：如心得安、氨酰心安、倍他乐克等，可用于心率较快的心绞痛病人。

2. 中药　可分气滞血瘀型、气虚血瘀型、痰浊闭阻型、痰瘀交阻型、气阴两虚型等辨证治疗。

3. 中成药　①复方丹参片3片，每日3次，口服；或复方丹参滴丸10粒，每日3次，口服。2个月为一疗程。②冠心苏合丸1丸，每日2次，口服；片剂2~3片，每日3次，口服。③心通口服液20毫升，每日2次，口服。④速效救心丸4~6粒，每日3次，口服。⑤麝香保心丸2~3粒，每日3次，口服。⑥通心络胶囊2~4粒，每日3次，口服。⑦心宝丸2~4粒，每日3次，口服。⑧血栓心脉宁胶囊4粒，每日3次，口服。⑨养心氏2~4片，每日3次，口服。⑩地奥心血康胶囊1~2粒，每日3次，口服，6个月为一疗程。

4. 食疗　①丹参枣：取丹参30克，红枣15枚，生姜10片，将丹参与红枣、生姜同煎，待枣半熟时，用牙签将枣扎孔数十个，枣煮熟后取出，去皮食之。以上为1日量，可缓解冠心病心绞痛的发作。②薤白粥：取薤白15克，粳米100克，加水煮成粥，每日一次，用于冠心病胸中满闷者。③人参三七蛋羹：取红参粉2克，三七粉1克，鸡蛋2个，将鸡蛋打碎放入药粉，加入少量盐、味精，掺水搅匀，放锅内蒸成蛋羹，每日1次食之，可用于体虚冠心病者。

5. 其他疗法　①耳穴穴位治疗：主穴：心、皮质下、神门、交感。配穴：内分泌、肾，每次选3~5个穴位，用王不留行籽压埋，每日按压2~3次。②穴位贴药：将活血止痛中药制成膏药，贴在内关、膻中、心俞、厥阴俞及心前，隔日1次，贴24小时，15次为一疗程。③穴位按压：心绞痛时指尖用力按压至阳穴，可缓解疼痛。④气功：心绞痛缓解期及心肌梗死恢复期，可选练强壮功或放松功，取卧式或坐式，意守丹田，自然呼吸，每日作功2~3次，每次30~60分钟。

生活饮食调养

1. 饮食调养。冠心病心绞痛基本是吃出来的病，也叫富贵病，饮食调养很重要，饮食宜清淡，不要暴饮暴食，要以五谷为养，五菜为充，做到总量控制，每餐吃七成饱，要低盐、低脂，盐每天不能超过6克，脂肪不超过总热量的30%，少吃肉，多吃鱼，特别是海鱼，但不要吃带鱼、鱿鱼及螺、蚌类和动物内脏、鱼子。要多吃粗粮，特别是玉米、小米、荞麦，多吃蔬菜水果。

2. 保持情绪稳定和心理平衡。精神紧张和情绪激动可使血压增高，诱发急性心梗，要培养豁达开朗的个性，保持良好的心境，不论遇到高兴还是悲伤的事，情绪都不要大起大落。

3. 合理生活。每个人都要培养一种业余爱好，如养花、绘画、书法等，要广交朋友，使生活充实。年轻人学习、工作比较紧张，亦要做到劳逸结合，生活要有规律，从日常生活的一点一滴做起，持之以恒，养成良好的生活习惯，这样才能防患于未然。

4. 适量运动。适量运动可以对血脂、血糖、血管硬化等诸多心血管危险因素产生积极的影响，有氧代谢运动是以锻炼耐力为目的轻度持续性运动，方式多样，如快步走、慢跑、太极拳、骑自行车等。要根据每个人的不同情况采用不同的锻炼方式。每次运动时间30~60分钟，每周3~5次。需要特别指出，冠心病人进行运动可促进冠状动脉侧支循环的建立，改善心肌缺血缺氧的情况，改善心脏功能，促进心脏病的康复。锻炼要循序渐进，不要急于求成，锻炼时间以下午为宜，要选择较温柔的运动项目，不要参与竞争性的运动，如打乒乓球等，也不要从事旋转、跳跃、爆发力、屏气等运动，以免发生意外。

5. 戒烟限酒。烟中的尼古丁能引起冠状动脉痉挛，诱发冠心病急性发作，所以要戒烟；长期大量饮酒可使人心率增快、血压增高，可使血管受损，不宜提倡。

6. 适量喝水。每天喝好三杯水，即睡前半小时1杯，午夜2时左右1杯，早晨起床后1杯，以20℃～30℃的凉开水，每杯200～300毫升为宜，这是三杯安全水。

7. 防止便秘。如大便秘结，排便时屏气用力会增加腹压，影响血压，故平素应多吃水果、蔬菜和含纤维素多的食物，必要时还可服缓泻剂，以保持大便畅通。

8. 避免劳累。冠心病人做什么事都要量力而行，不要好强逞能，以免发生意外。

9. 每天一个苹果，因苹果内含有人体所需的能预防冠状动脉粥样硬化的抗氧化剂——类黄酮，每一个苹果含30毫克以上，不吃苹果的人只能从一般食物中得到这种物质19毫克左右，这个剂量不能达到防治动脉粥样硬化所需要的类黄酮的剂量，因此，防治冠心病，每天吃一个苹果就有益。

10. 每天静养20～30分钟，以平心静气，静坐，全身松弛，可降低血压，稳定情绪，对于心脏有一种保护作用。

对读者提示

1. 冠心病的治疗也存在一些不合理做法　①滥用静脉点滴药物。现在许多医生一旦考虑患者为冠心病或确诊为冠心病，不管病情是否需要，都先静滴复方中药注射液，谓之降低血液黏稠度，这样做既达不到治疗目的，又给患者造成了直接经济损失，或引起其他不良反应。②抗心绞痛药物应用不规范。一种是口服药物应用不规范，给患者复方中药片，而不给硝酸酯类药物（如消心痛）。另一种是静滴硝酸甘油10微克/分，不根据病情递增药量，或递增药量不够，导致疗效不够满意。规范的抗心绞痛治疗，应该给予单硝基、二硝基类药物（如消心痛、鲁南欣康），必要时加用钙拮抗剂（如合心爽）、或β－受体阻滞剂（如倍他乐克）、抗血小板凝聚药物（如阿斯匹林），同时治疗冠心病的危险因素，如高血脂患者应降脂治疗，高血压患者应降压治疗，糖尿病患者应控制血糖、减轻体重等等。

2. 正确运用药物治疗冠心病要遵循下列几项原则 ①根据病情采用中西药搭配治疗。②按照心绞痛的发病规律用药。如心绞痛易发生在夜间，那么就不要把药物集中在白天服用，可以适当延长服药间隔的时间，将最后一次药放在睡前服，或睡前贴用硝酸甘油贴片。③可以采用预防性用药。如心绞痛发生在排便及各种活动时，如刷牙、饭后、讲演、赶车、看球赛等，可在从事上述活动之前半小时服药，达到预防心绞痛发生的目的。

3. 如果中西药物治疗无效或病情加重，可到医院进一步检查，采取其他治疗方法，如介入手术等。

二十五、慢性心功能不全

各种慢性病变或长期心室负荷过重，以致心肌收缩力量逐渐减弱，使心脏不能排出与静脉回流及身体组织代谢所需相称的血液供应，称为慢性心功能不全。由于慢性心功能不全皆伴有各器官明显瘀血、充血的表现，因此又称为充血性心力衰竭。基本病因是心肌收缩力减低，心脏负荷加重，心室舒张期顺应性减低。诱发因素：急性呼吸道感染，严重心律失常（如阵发性心动过速或房颤），妊娠与分娩，过度劳累，精神刺激，过量或过快输液，贫血或大失血，电解质平衡失调，肺栓塞，感染性心内膜炎等，以及各种负性肌力药过量，如心得安、奎尼丁、异搏定、利血平等。本病发病率约为1%，男女发病率相当，五年生存率为5%。这是一种比较常见，对人们健康危害十分严重的疾病。

症状 根据病变部位可分为慢性左心衰及慢性右心衰或全心衰。

1. 慢性左心衰竭 主要为肺循环充血的表现。①呼吸困难：是其最突出的症状，按程度不同可分为：⑴劳力型呼吸困难：开始时仅发生在重体力劳动时，休息后可自行缓解。⑵端坐呼吸：左心衰竭严重时，患者即使平卧休息，也感呼吸困难，因而被迫采取半卧位或坐位。⑶夜间阵发性呼吸困难：有些左心衰竭患者，常在夜间熟睡后突然憋醒，被迫坐起，可伴阵咳，咯泡沫痰或呈哮喘状态，故又称心源性哮喘。轻者坐起后数分钟即可缓解，重者则可发展为肺水肿。②咳嗽、咯痰：咳嗽多于劳动或夜间平卧时为重，痰液常呈白色泡沫样浆液性。③咯血：一般为痰中带血。

2. 慢性右心衰竭　主要为体循环静脉瘀血的表现。①上腹部胀满：是右心衰竭较早的症状，可伴有食欲不振、恶心、呕吐及上腹部压痛。②水肿：是右心衰竭较晚的表现。临床上出现凹陷性水肿之前可先见体重增加，水肿最初局限于身体下垂部位，如脚踝及胫骨前部等，仰卧病人则多以背部最为显著。心力衰竭的早期水肿多在晚间明显，晨起消退；后期全身水肿，并可累及各浆膜腔而产生胸水及腹水。③肾瘀血：常表现尿少与夜尿增多，尿中有红细胞、少量蛋白和透明、颗粒管型。

3. 全心衰竭　同时具有肺循环与体循环静脉瘀血的临床表现。多先有左心衰竭，随后累及右心，逐渐发展为全心衰竭。

检查　X线检查：左心衰竭时，左室增大，肺门阴影增深，肺纹理增强；肺水肿时，肺部有蝴蝶形云雾状阴影，近肺门处更明显。右心衰竭时，右房及右室增大，上腔静脉增宽而肺野清晰。心电图检查：心力衰竭侧心室肥厚及ST－T改变。超声心动图检查：心力衰竭侧心室内径增大，室壁活动振幅减弱。

治疗

1. 西药　①利尿剂：双氢克尿塞25mg，每日2～3次，口服。速尿20～40mg，每日1～2次，口服。氨苯喋啶50～100mg，每日3次，口服。使用原则：利尿剂应间断使用，使机体在利尿后水电解质平衡有一个恢复过程。一般以噻嗪类为首选，必要时加用潴钾利尿剂，袢利尿剂，如利尿酸、速尿，多用于急性肺水肿或顽固性心力衰竭。利尿期间需记录出入水量，观察体重变化，定期监测血电解质和肾功能。②血管扩张剂的应用：硝酸甘油0.3～0.6mg，每4小时1次，舌下含服。消心痛5～10mg，每4～6小时1次，口服。肼苯哒嗪25～50mg，每日3～4次，口服。使用原则：使用血管扩张剂时，需密切观察病情及用药前后的心率、血压变化，谨防血管过度扩张。③强心剂的应用：地高辛0.25mg，每日1次，口服。使用原则：使用洋地黄类制剂要防止过量，如近期用过该药物，尤需慎用。地高辛经6～8日后可达有效浓度，如要较快达到有效血浓度，需在医师指导下使用。应用洋地黄要注意剂量个体化，对于老年人，低血钾，心肌损害，肝、肾功能损害者，要特别谨慎，以免中毒。

2. 中药　可分心肺气虚、瘀血内阻型，脾肾阳虚、水气凌心型，肺肾两虚、痰浊射肺型，心肾双虚、阳气虚脱型等辨证治疗。

3. 中成药　①生脉注射液20毫升，或黄芪注射液20毫升，加入液体内静脉滴注，每日1次。②稳心颗粒1包，每日3次，冲服。③心可舒4片，每日3次，口服。

4. 单验方　①取西洋参10克，水煎代茶饮，主治心悸口干。②取力参10克，水煎代茶饮，主治心悸怕冷。③黄芪茯苓桂枝汤：取黄芪、茯苓各30克，桂枝15克，水煎服，主治心慌气喘怕冷。④桂圆大枣汤：取桂圆30克，大枣7个（去核），水煎吃肉喝汤，主治气短心悸。⑤莲子黄芪大枣汤：取莲子15克，黄芪20克，大枣7个（去核），水煎代茶饮，主治心悸气短。

5. 食疗　①桂圆小米粥：取桂圆肉、小米各30克，冰糖少许，煮成粥，早晚皆可吃，主治本病睡眠不好者。②大枣红小豆粥：取大枣10枚（去核），红小豆30克，同煮成粥，晚上食用，主治本病下肢浮肿者。③莲子银耳粥：取莲子 15 克，银耳 30 克，冰糖少许，煮粥吃。④百合粳米粥：取百合、粳米各 30 克，同煮成粥，加蜂蜜食用，主治气喘心悸便秘者。

6. 其他疗法　①限制体力劳动，严重者必须卧床休息，以减轻心脏负担。②限制水、钠摄入，减轻心脏负担，促进水肿的消退。③针灸：主穴有内关、间使、心俞、神门、足三里等；配穴为膻中、肺俞。腹胀配足三里、中脘；尿少配肾俞、三阴交；心烦失眠配安眠穴。手法为补泻兼施，不留针。耳穴取心、肾、脾等穴。每日 1 次，留针 20 分钟，10 次为一疗程。④体育疗法：在心功能较好的时候，积极进行各种适宜的体育锻炼，如慢跑、太极拳、甩手操等，以增加心肺功能。⑤气功：常用内养功、自强功，重在练气、养气、运气，可采取吸 - 呼 - 停方式呼吸，引气入患病部位，意念治疗疾病，然后吐气，意念把病气呼出体外，每次 30 ~ 60 分钟，每日 2 ~ 3 次。

生活饮食调养

1. 饮食宜清淡、低盐、高蛋白，以少而精、易消化为原则，每天可食 6 餐，以细、软为好，勿食硬食，要细嚼慢咽，食后静养半小时再活动，多食新鲜蔬菜水果、豆制品、蛋、瘦肉类，每天睡前喝半斤鲜奶。

2. 保持心情愉快，慢性病要静心调养，不急不躁，心平气和，保持精力和信心。

3. 心功能较好时要适当活动，以散步为主以增加心肺功能。

4. 平时注意调养，减少感冒，避免各种感染。

5. 戒除烟酒，少到人多的场合活动。

6. 按时休息，保持高质量的睡眠。

二十六、病毒性心肌炎

病毒性心肌炎系病毒感染引起的以心肌炎性病变为主要表现

的疾病，一般认为本病早期经病毒直接作用为主，后期及慢性期与免疫反应有关，其致病病毒以柯萨奇病毒、埃可病毒、脊髓灰质炎病毒等为常见。

症状

1. 病毒感染表现　发病前1～3周有上呼吸道或消化道感染的病史，表现为发热、全身酸困、乏力、咽痛、易出汗或腹痛、腹泻。

2. 心脏受累的表现　病人常感心悸、胸闷、心前区隐痛，可有心律失常，严重者可在短期内迅速出现心力衰竭或心源性休克，个别的可因严重的心律失常而猝死。

检查　实验室检查：血中白细胞计数升高，血沉可增快，部分病人血清GOT、LDH、CPK及其同功酶升高，尤以CPK升高意义较大。心电图检查：最常见非特异性的ST段移位、T波平坦、双相或倒置。可出现各种心律失常。

治疗

1. 西药　目前缺少特异性药物，主要以保护心肌、抗病毒、对抗心律失常药为主，严重者可用激素。①抗病毒药物：吗啉胍0.1～0.2g，每日3次，口服。金刚烷0.1g，每日2次，口服，使用不超过10天。②激素：强的松40～60mg，每日1次，口服。③促进心肌代谢药物：肌苷0.2～0.4g，每日3次，口服。辅酶Q_{10} 20～60mg，每日3次，口服。维生素C 0.2g，每日3次，口服。复合维生素B 2片，每日3次，口服。

2. 中药　可分热毒侵心型、阳虚气脱型、气阴两虚型、痰湿内阻型、心脉瘀阻型、阴阳两虚型等辨证治疗。

3. 中成药　①养心氏3片，每日3次，口服，用于心气虚心慌气喘。②速效救心丸6～10粒，每日3次，口服，用于胸闷心悸。在心绞痛发作时舌下含化10粒，可起到急救的作用。③麝香保心丸2～4粒，每日3次，口服，用于冠心病心慌气短、胸闷心痛。亦可作为急救药使用。④补心口服液 10～20 毫升，每日 3 次，口服，用于心慌气短乏力者。

4. 其他疗法　①针灸：体针：主穴取内关、巨阙、膻中，配穴取足三里、郄门、神门、心俞、通里等穴。每日 1 次，留针 20 分钟，10 次为一疗程。耳针：取心、胸、肺、皮质下、神门、肝、肾、胆等穴。②推拿：取内关、足三里、神门、脾俞、心俞、中府、丰隆、阳陵泉等穴，用拇指探准穴位，一紧一松地点按，由轻至重，每穴 1 至 2 分钟，每日 1 次，7 次为一疗程。③气功：可选用黄帝内视法、南北规中引及内养功、放松功等疗法，亦可采用侧卧式静功、静式功法等。④刮痧：取背部膀胱经第一侧线，从第一胸椎到第五腰椎，采用刮痧疗法，并配合刮手少阴和手厥阴经。

生活饮食调养

1. 养成良好的卫生习惯，做到饭前便后洗手，早晚刷牙，饭后漱口。

2. 注意心理调养，避免忧愁、惊恐，保持平常心态。

3. 饮食宜清淡，勿食油腻、厚味，切勿暴饮暴食，每餐七成饱。

4. 多饮水，以自来水或淡茶水为好，每天保证 6 杯水，约 2000～2500 毫升。

5. 多食新鲜蔬菜水果，每天不得少于 500 克蔬菜，250 克水果，水果不能随便吃，最好是饭前 2 小时吃，一般是下午 2 点及晚上 8 点为好。

6. 保持大便畅通，每天 1～2 次，要主动、顺其自然排便，养成定时排便的习惯。

7. 坚持适当的户外锻炼，每天 30～40 分钟，锻炼耐寒能力，避免常发感冒。

二十七、高血压病

高血压病又称原发性高血压，临床表现为原因不明的体循环动脉血压持续增高，可伴有不同程度的脑、心和肾等脏器病变，多数学者认为与人的焦虑、紧张、应激状态、劳累、兴奋及年龄、饮食、职业、家族（遗传）、环境等因素有关。其发病机理可能是大脑皮质长期受内外不良刺激，使得维持正常血压的调节功能失衡而导致动脉血压升高的结果。

症状

1. 成人高血压　收缩压≥140mmHg 和/或舒张压≥90mmHg。临界高血压是指血压值在上述两者之间。

2. 根据起病和病情进展缓急，分为缓进型和急进型两类，临床绝大多数为缓进型。①缓进型高血压，起病隐匿，病程进展慢，故亦称良性高血压，早期多无症状，偶于体格检查时发现血压升高，或在精神紧张、情绪激动，或劳累后有头晕、头痛、眼花、耳鸣、失眠、乏力、注意力不集中等表现，症状与血压增高程度未必一致，可能由高级神经失调所致。早期血压仅暂时升高，随病程进展血压持久增高，并有脏器受损表现，如脑部表现和心脏表现。②急进型高血压，也称恶性高血压，占高血压的1%左右，可由缓进型突然转变而来，也可起病即为恶性型，多见于青年和中年，血压显著升高，舒张压多在130mmHg以上，有乏力、口渴、多尿症状，视力多迅速减退，眼底见视网膜出血及渗出，常有双侧视神经乳头水肿，迅速出现蛋白尿、血尿及肾功能减退，有氮质血症。

3. 高血压分级　1级高血压（“轻度”），收缩压≥140～159mmHg，舒张压≥90～99mmHg；2级高血压（“中度”），收缩压≥160～179mmHg，舒张压≥100～109mmHg；3级高血压（“重度”），收缩压≥180mmHg，舒张压≥110mmHg。单纯收缩期高血压，收缩压≥140mmHg，舒张压＜90mmHg。若患者的收缩压与舒张压属不同级别时，则以较高的分级为准；单纯收缩期高血压也可按照收缩压水平分为1、2、3级。

检查 尿常规检查：可阴性或有少量蛋白和红细胞，急进型高血压病人中常有大量蛋白、红细胞和管型，肾功能减退时尿比重降低，尿浓缩或稀释功能减退。血生化检查：血中肌酐和尿素氮增高。胸部X线检查：心脏未受累前可见主动脉迂曲延长，其升、弓或降部扩张。发生高血压心脏病时见左心室增大；发生心力衰竭时，心脏可明显增大，肺瘀血；发生肺水肿时，肺门显著充血，呈蝴蝶型阴影。心电图和心向量检查：心脏受累的病人可见左心室肥厚或兼有劳损，P波可增宽或有切凹，P环振幅增大，特别是终末向后电力更为明显，偶有心房颤动或其他心律失常。眼底检查：随病程的发展，可见视网膜动脉痉挛、硬化、出血或渗出、视神经乳头水肿等。其他：可有血清胆固醇、甘油三酯和β酯蛋白增高，血浆肾素活性和血管紧张素Ⅱ增高、正常或降低。

治疗

1. 西药 ①洛汀新10mg，每日1次，口服。②洛活喜5mg，每日1次，口服。③利血平0.25mg，每日3次，口服，疗效出现后逐渐减量到0.125mg，每日2次，或0.25mg，每日1次维持量。④降压灵8mg，每日2～3次，口服。一般情况下，利血平与降压灵只选一种服用。利血平降压作用较温和，但少数病人长期使用有鼻塞、胃酸增多症状，因此，胃溃疡病人要慎用。如果使用利血平不能耐受时，可改服降压灵。⑤如果服用利血平、降压灵效果不显著时，可间歇性加用双氢克尿噻，每次25mg，每日1～2次，服1～2日即停，3～4天后再服用1～2天，不宜长期服用，以免出现低血钾症。⑥复方降压片1～2片，每日2～3次，对一般高血压均适用。⑦心律快者，可用倍他乐克。⑧

可适当选择血管扩张药，如消心痛、心痛定等。

2. 中药 可分肝阳上亢型、痰浊内阻型、肝肾阴虚型、阴阳两虚型等辨证治疗。

3. 中成药 ①天麻丸6克，每日3次，口服。②杞菊地黄丸6~9克，每日3次，口服。③六味地黄丸6~9克，每日3次，口服。④牛黄降压片3片，每日3次，口服。⑤复方罗布麻片4片，每日3次，口服。

4. 食疗 ①凉拌海蛰皮，可加一些荸荠，佐少许醋、香油、味精。②凉拌芹菜，加香油、低盐、味精少许。③黑木耳6克，清水浸一夜，再清蒸半小时，加蜂蜜20克，睡前食用。④蜜渍山楂，每天可吃10个。⑤醋泡花生米，每天可吃10~20个。

5. 茶疗 高血压患者除坚持药物治疗外，常用中药泡茶饮用也有辅助治疗作用。①山楂茶：山楂所含成分可以增进消化、降低血脂、扩张血管、降低血压，每次用1~2枚泡水代茶饮用。②枸杞茶：枸杞除了降低血压、降低胆固醇和防止动脉硬化外，还有补益肝肾、润燥明目等作用，一般每日用量9克，泡水服用即可。③菊花茶：所用的菊花即甘菊，其味不苦，以杭州大白菊或小白菊为佳，每次用3克泡茶服用，1日3次。也可用菊花加金银花、甘草同煎代茶饮用，有平肝明目，清热解毒之功效。④槐花茶：将槐树的花蕾晒干，用开水浸泡后代茶饮用，有治疗高血压的奇特效果。同时，槐花也有收缩血管、止血的功效。⑤荷叶茶：荷叶的浸剂和煎剂可扩张血管、清热解暑，有降血压的作用。荷叶还是减肥良药。家庭中常用的方法是：用鲜荷叶半张洗净切碎，加水适量，煎后放凉代茶饮用。⑥莲心茶：莲心即莲子中间青绿色的胚芽，其味极苦，取莲心3克，开水冲泡代茶饮用，除能降低血压外，还能清热、安神、强心。⑦玉米须茶：玉米须有很好的降血压作用，同时还具有利尿、止血、止泻和健胃等功效。临床上应用玉米须治疗因肾炎引起的浮肿和高血压，疗效明显。泡茶饮用，每次25～30克，1日数次。⑧决明子茶：决明子具有降压作用，用15～20克决明子泡水代茶饮用，1日数次，效果好。

6. 其他疗法　①敷脐疗法：取吴茱萸（胆汁制）、白矾（醋制）、地龙各100克，龙胆草提取物6克，朱砂50克，罗布麻提取物10克，环戊甲噻嗪12.5克，共研为极细末，然后洗净患者的脐部，用时将3克药末敷于脐部，再用纱布等敷料覆盖固定，隔5天换药1次。②洗足疗法：⑴取钩藤20克，切碎，加少量冰片，用布包好，每日晨起和晚上睡前放入盆内，加温水洗脚，每次30～50分钟，可不断加热水以保持水温，每天1包，10天为一疗程。⑵取夏枯草30克，钩藤、菊花各20克，桑叶15克，加水煎煮，然后将滤过的药液倒入盆内洗脚，以浸入患者的双踝部为宜，水温保持在50℃～60℃，每日1～2次，每次10～15分钟，同时可按摩双足的涌泉穴。③药枕疗法：取野菊花、灯心草、夏枯草、石菖蒲、晚蚕砂各等份，加工成粗末，作枕芯，使用时最好将药枕对着风池、风府和大椎穴。④外敷疗法：取白花蛇、甘遂、三七、菊花各3克，地龙10克，白芥子、元胡各6克，葛根、黄芩12克，共研细末，然后用适量鲜生姜汁拌匀成膏，做成直径2厘米，厚0.5厘米的药饼，中心撒少许麝香末，置于双侧心俞、肝俞、肾俞、关元穴，外用薄塑料覆盖，最后用胶布固定，每次敷药5小时左右，隔天敷1次。④气功降压：气功疗法是治疗和控制高血压病的良好方法。练气功可以降低血压，减轻症状并巩固疗效，通过练气功，能纠正人体平衡失调。练功时必须放松，自然，意守丹田，或意守涌泉，意念下行则气血下沉，血压降低。⑤吹卯时风法：即是在清晨5～7时进行腹式呼吸。先吐（口呼）后纳（鼻吸），一吐一纳为一息，49息为一功，每天早晨至少做一功，对降低血压有益。

生活饮食调养

1. 稳定情绪，清静养神，减轻精神压力。中医讲“静则神藏，躁则消之。”清静安宁的心理状态，是医治高血压病的“心药”。急躁、紧张、易怒是导致高血压病甚至中风的主要因素，遇事不顺心时，要闭上双目，摒除杂念，全身放松，保持安静。清静养神对医治高血压病能起到很大的辅助作用。

2. 调节饮食。俗话说“病从口入”，好些高血压病是饮食不节造成的，因此既要强调基本吃素，又要强调合理营养。饮食宜清淡，多吃五谷杂粮及新鲜蔬菜、水果，少食油煎、火烤、盐腌、肥腻的食物，如肥肉、羊肉、动物性脂肪及内脏、鱼子等，不吃辛辣刺激性食品，低盐，不吃糖，可以多吃高蛋白饮食，如鱼、大豆之类，并要控制饮食，每顿吃七成饱，防止过度肥胖。

3. 生活起居调理。要合理安排工作和休息，即使离退休的老年人也要遵守劳逸适度的原则，过劳过逸都不利于健康，应有条不紊，克服随意性，不要熬夜，要保证高质量的睡眠，养成午睡的习惯，定时进餐，定时大便，保持大便通畅，定时就寝，睡前温水浴足半小时，最好在10点前入寝。要注意生活环境的色彩，蓝色、绿色、白色有利于血压下降，红色或赭色可引起血压升高。应避免噪音，可以适当听听音乐，不要长时间的看电视，要尽可能保持安静舒适的环境，注意室内空气流通，室内光线不宜太强，以柔和为宜。注意少讲话，说话太多会伤气，能使血压升高。

4. 戒除烟酒。尽管现在有些人提出小量饮酒可能减少冠心病发病的危险，但是饮酒和血压升高和高血压的发病率有一定的关系，因此不提倡用小量饮酒预防冠心病，应提倡高血压患者戒酒。高血压患者戒烟也是很重要的，因尼古丁也会使血压增高，加快高血压病变。

5. 增加体力活动。高血压患者适当运动是很重要的，一般以有氧运动为好，具体可选择步行、慢跑或太极拳、门球、气功，任选一项，每天定时活动30~60分钟，以全身发热、微出汗为好。

6. 顺应自然，避免过寒过热。在严寒季节注意防寒，室内保暖，避免骤冷刺激，因“寒性收引”，可使微小血管痉挛而导致血压升高。临床上常见到因突如其来的寒潮而引起高血压加剧，甚至导致脑中风、心肌梗死者。除此之外，还要注意避免烈日下暴晒，对于“上热下寒”的高血压病人，往往是头脑部位特别怕热，双足冰凉又畏寒。针对这种情况，中医养生学提出“冷脑、暖足”意见，是说头部不要过分保暖而是要适当的冷一些，双足则必须加倍保暖。

7. 注意节欲养精。高血压病往往是阴精不足，虚火上炎，如果不注意节制房事，则会损伤肾精，使得阴精不足，从而导致高血压病缠绵难愈，正如古人所说“上士别床，中士异被；服药百囊，不如独睡”。

提示高血压患者服药应注意

1. 采用联合用药。除部分轻型病人外，大多数病人都应采用联合复方用药，且剂量和组合都应个体化，其优点是可产生协同作用，减少每种药物的用药剂量，抵消副作用。

2. 降压不宜过快。有些人一旦发现高血压，恨不得立刻就把血压降下来，甚至随意加大用药剂量，这样容易发生意外，尤其是血压水平较高的中老年重度高血压患者，极可能引发心脑血管严重病变。

3. 不可时服时停。有的病人用降压药时服时停，血压一高吃几片，血压一降，马上停药。突然停药，极易使血压反弹，血压时高时低，就象气候时热时冷，对健康更为有害。因此，药物治疗应坚持不懈，时服时停不但是治疗失败的重要原因，而且还易引发意外。较严重的高血压，可以说是一种终身疾病，应长期坚持治疗。当治疗取得满意疗效后，可逐渐减量，使治疗量维持在一个较低而又能控制血压稳定的水平，但这个过程必须缓慢进行。

4. 忌睡觉前服药。当人入睡后，新陈代谢降低，血液循环减慢，血压也会有一定程度下降。如果睡前服药，两小时后是药效高峰期，此时血压下降，血流变缓慢，血液黏稠度升高，极容易导致血栓形成，引发中风或心肌梗死，因此切忌在睡前服药。

5. 忌擅自乱用药物。降压药有许多种，作用和降压机理也不完全一样。有的降压药可能对这一类型高血压有效，有些降压药可能对另外类型高血压有效。降压类型不对路，降压作用就不能充分发挥，有时还误以为降压药不灵。所以，高血压病人的药物治疗，应在医生指导下进行。

6. 忌不测血压服药。有些病人平时不测血压，仅凭自己感觉服药。感觉较好时就少服些，感到头晕就加大剂量。其实多数时候，自我感觉与病情轻重并不一致，如血压过低，大脑供血不足也会出现头晕，这样继续大剂量用药就很危险。所以应定时测量血压，及时调整剂量，巩固与维持疗效。

7. 忌无症状不服药。有很大一部分高血压患者平时无头痛、头晕等症状（称隐性高血压），检查身体或测血压时才发现高血压，因为无症状就不在意而不服药，或服药后有某些不适而索性停药，久不服药，极容易使病情加重，血压再升高，很可能会诱发心脑血管疾患。事实证明，无症状高血压危害更大，所以一经发现，即应在医生指导下坚持用药，使血压稳定在正常水平。

8. 忌随便改变治疗方案。不要轻易改变治疗方案，如需更换药物时，最好不要突然停药，尤其是普萘洛尔、美洛托尔等 β 受体阻断剂，更应缓慢停药，以免产生血压反跳。

二十八、甲状腺机能亢进症

甲状腺机能亢进症简称甲亢，是指甲状腺机能增高，分泌激素增多所致的一组常见的内分泌疾病。病因多种，病理呈弥漫性、结节性或混合性甲状腺肿和多种脏器及组织由甲亢引起的病变，包括由于甲状腺激素过多作用于全身各脏器所发生的一系列病理、生理变化。临床上呈高代谢症群，神经、心血管等系统兴奋性亢进，甲状腺肿大等特征；弥漫性者大多伴有不同程度的突眼症。

甲状腺内有一种细胞叫滤泡细胞，它生产的物质叫甲状腺素，包括四碘甲状腺原氨酸（T_4）和三碘甲状腺原氨酸（T_3）。正常水平的甲状腺激素主要功能是促进人体的生长发育，调节人体的新陈代谢。若这类物质产生过多，则引起全身代谢异常增强：蛋白质分解过多，引起消瘦、乏力；脂肪分解加强，则出现易激动、烦躁、多动、多语、紧张、手足震颤；心血管系统则加倍劳动，从而导致心慌、心跳加速、心律紊乱；甲状腺肿大压迫气管，引起呼吸困难；累及喉返神经，则引起声音嘶哑；由于甲状腺激素的作用，肠胃蠕动加剧，引起饥饿、多食、腹泻；累及眼眶内组织引起突眼，就象“金鱼眼”或“青蛙眼”；影响生殖系统，女性则月经不调、闭经，男性则阳痿、早泄等。

检查 测定基础代谢率（BMR）常增高，放射性^{131}碘甲状腺摄取率增高，三碘甲状腺原氨酸（T_3）抑制试验呈不抑制反应，血清中T_3和甲状腺素的浓度均增高。

治疗

1. 西药 ①甲基或丙基硫氧嘧啶，每天300～600mg，分3～4次服，待症状稳定后，每天50～100mg。②他巴唑或甲亢平，每天30～60mg，分3～4次服，待症状稳定后改维持量，每天5～10mg。

2. 中药　可分痰湿凝结型、肝火亢盛型、气阴两虚型等辨证治疗。

3. 中成药　①四海舒郁丸9克，每日3次，口服。②龙胆泻肝丸3克，每日3次，口服。③天王补心丹6~9克，每日3次，口服。

4. 食疗　①干烧冬笋：取冬笋300克，切成梭子块，置入油锅低温炸成金黄色，捞出控油，再放入空锅中，加清汤、料酒、酱油、白糖、味精等调料，及枸杞子、麦冬各10克，鲜菊花6克，生栀子3克，用猛火烧开后改用文火，烧至卤汁干，即可食用。②炖甲鱼：取甲鱼1只（500~1000克），枸杞子、女贞子各10克，肥知母6克，炖烂熟后，去药渣，加调味品，食肉喝汤。③五味粥：取酸枣仁、麦门冬各10克，五味子6克，嫩莲子、龙眼肉各20克，先将酸枣仁、五味子捣碎与麦门冬同煮，浓煎取汁，莲子发胀后，去莲心，入水中煮烂待用。取粳米100克，常法煮粥，至八成熟时，兑入酸枣仁等浓煎药汁，加入莲子、龙眼肉，煮熟即可。食用时可加红糖调味。④鲫鱼炖豆腐：取鲫鱼1尾（约250克），豆腐2块，油、盐、葱、味精各适量，共炖汤服食。⑤五汁饮：取雪花梨1只，鲜藕1节，甘蔗6段，荸荠15只，水萝卜1只，各自切碎捣汁后，兑入杯中搅匀饮服。

5. 按摩　用拇指按摩内关穴2分钟，接着用拇、食指捏合谷穴，用力提拿数十次，然后仰卧，双手中指抵住膻中穴揉捻1分钟，沿两侧肋间隙推去，反复操作2分钟，最后按摩双下肢的三阴交、太冲穴，每天1~2次。

生活饮食调养

1. 保持心情稳定。甲亢属于身心疾病，常有心烦意乱，多疑等，不利于疾病的康复。要事事想的开，多向好处想，不要钻牛角尖，心平气和待人，并要有三心，即信心、恒心、耐心。

2. 生活规律，按时吃饭、睡觉，保持高质量的睡眠。

3. 注意劳逸结合，避免过度的脑力劳动和体力劳动。

4. 饮食宜清淡，低盐、低脂、低糖，多食粗杂粮、新鲜蔬菜、水果以及营养丰富的瘦肉、鸡肉、鸡蛋、淡水鱼。忌辛辣烟酒刺激品及含碘高的食品。

5. 多饮水，要养成主动饮水习惯，不要等到渴了再喝水，每天有计划的喝好 6～8 杯水，约 2000～2500ml，以白开水为好，饮绿茶也行，少喝矿泉水、可乐饮料等。

6. 保持大便通畅，要养成每天定时排便的习惯。

7. 每天有规律的进行一定时间的运动锻炼，以散步慢跑为好，通过散步或慢跑来调节心理，疏通气血，增强体质。

对读者提示

1. 平时觉得头晕、心慌、出汗、易饥饿、吃的多、消瘦者，应及时到医院检查甲状腺功能。

2. 一旦确定是甲亢，就要在医生的指导下，坚持服药，不能随便换药或停药。甲亢的药物治疗可分控制、减量和维持 3 个阶段。开始是控制阶段，根据病情的轻重使用丙基硫氧嘧啶 100～150mg，每日 3 次，或他巴唑 10～15mg，每日 3 次，直至甲亢症状缓解和 T_3、T_4 恢复正常水平，此阶段大约需要 1～2 个月。之后进入减量阶段，每 2～3 周减一次，每次减丙基硫氧嘧啶 50～100mg，或他巴唑 5～10mg，经过 2～3 个月，当病人病情控制良好，每日丙基硫氧嘧啶 50～100mg，或他巴唑 5～10mg，即可转入维持阶段，维持治疗阶段至少要 1～2 年。

3. 甲亢患者服药期间，无论在用药的任何阶段，当遭受感染或精神创伤时，需加大药物用量，待病情稳定后再逐渐减量。

4. 甲亢病人在治疗过程中，每隔 2～4 周应检查甲状腺功能（如 T_3、T_4、TSH），同时结合病人甲状腺肿大及突眼的变化情况作为调整用药剂量的参考依据。另外，抗甲亢的药物可致白细胞减少，严重者可造成粒细胞缺乏，这种情况大约发生在初次用药后2～3个月或再次服药1～2周，因此，在开始的控制阶段，应每周检查一次血常规，当发现白细胞减少时，应立即找医生调换药物。

5. 在接受药物治疗前后，都要检查肝功能，以便及时发现药物性肝损害。

6. 甲亢和单纯地方性甲状腺肿不同，不宜长期大量食用含碘丰富的食物（如海带、昆布、海藻等）。

二十九、中风后遗症

中风，又称脑血管意外，是脑部或支配脑的颈部动脉病变引起的局部性血液循环障碍，导致偏瘫，意识障碍，失语等症状的急性或亚急性脑血管疾病。

症状 脑出血或脑梗塞患者发病半年至一年后为后遗症期。此时多数患者有程度不等的后遗症，反应迟钝，记忆力减退，健忘，智力衰退，痴呆，性格改变，说话不流利，口角歪斜，偏瘫，瘫侧上下肢无力，手指屈伸困难，肌肉萎缩，浮肿，患肢麻木，走路呈划圈步态，有的肢体屈曲挛缩或强直，吞咽困难。缺血性中风的症状，因病变血管部位不同而异，一般后遗症相对较轻、较少。

治疗

1. 西药 ①常用脑细胞营养剂：促进血液循环和脑功能恢复的药物，如胞二磷胆碱、脑复康、脑益嗪、维脑路通、维生素C、维生素B_1、维生素B_{12}等。②对因高血压脑动脉硬化出血者，要将血压控制在120～160/90～100mmHg之间，或病前的血压水平，常用络活喜、洛汀新，一般每日服1片。

2. 中药 可分气虚血滞、脉络瘀阻型，肝阳上亢、脉络瘀阻型，风痰阻络型，肾虚精亏型等辨证治疗。

3. 中成药　①大活络丹1丸，每日3次，口服。②华佗再造丸3～6克，每日3次，口服。③血塞通胶囊2粒，每日2次，口服。④脑心通胶囊4粒，每日3次，口服。⑤人参再造丸1丸，每日3次，口服。⑥消栓通络片4片，每日3次，口服。⑦脑血康滴丸10粒，每日3次，口服。

4. 单验方　①取芹菜1000克，洗净捣碎取汁，每次30毫升，每日3次，主治半身不遂、心烦头晕。②取海蜇头30克，荸荠2个，水煎代茶饮，主治中风痰火偏盛。③取地龙10条，洗去泥，捣汁，加白糖少许调服，主治半身不遂。④取水蛭30克，地龙20克，蜂蜜500克，将水蛭、地龙洗净，捣成汁状，拌蜂蜜搅匀，加热煮沸，每次2匙，每日2次，主治半身不遂、肢体强痛。⑤取生杜仲500克，白酒2000克，浸泡7天后，每次30～50毫升，每日3次口服，主治半身不遂、肢软疲乏。⑥取桑椹子、制首乌各30克，水煎1小时当茶饮，主治半身不遂、体弱便燥。

5. 食疗　①杏菊饮：取杏仁（去皮尖打碎）、菊花各6克，用沸水冲泡代茶饮，也可煎煮几沸饮之。②芹菜粥：取粳米50克，芹菜适量（洗净切段），如常法煮粥，米将熟时入芹菜煮至极烂，晨起作早餐食之。③莲子茯苓糕：取莲子肉、茯苓、麦冬各等份，白糖、桂花适量。先将莲子肉、茯苓、麦冬共研成细面，加入白糖、桂花拌匀，用水和面蒸糕，晨起当早餐食用。④竹沥粥：取淡竹沥水100～150毫升，粟米（即小米）100克，先将粟米熬粥，临熟时入竹沥水拌匀，晨起当早餐食用。⑤山药桂圆浆：取鲜山药100克，桂圆肉15克，荔枝肉3～5个，五味子3克，白糖适量，先将生山药去皮切成薄片，与桂圆肉、荔枝肉、五味子同煮成浆汁，加入白糖，晨起或临睡前服食。⑥核桃栗子羹：取核桃肉、栗子（炒熟）各30～50克，白糖适量，先将炒熟栗子取壳后，再与核桃肉同捣如泥，加入白糖拌匀即成，不拘时食之。

6. 其他疗法 ①热敷疗法：⑴取檀香30克，煎水，用纱布沾取药汁趁热熨擦患肢；再将当归180克，丹参、桂枝、牛膝各60克，红花15克，葱白180克，制为粗末，分装数袋，于檀香水中煮沸，熨引揉擦患肢，每日3次，主治偏瘫。⑵取薄荷、硼砂、青黛各10克，牛黄、冰片各1.5克，共捣为细末和匀，加姜汁适量调敷。使用时，先用生姜沾蜜擦舌，再以前药涂舌尖，并循任督往返涂擦膻中、巨阙两穴之间，以透热为度，主治舌强失语。②针灸：针灸治疗中风后遗症也是一个很好的方法，可找有经验的针灸师治疗，不可乱针。③功能锻炼：功能锻炼对恢复肢体语言功能都很重要，但需别人扶助，这是个功夫治疗，家属一定要重视，并配合锻炼。④气功：每天动静结合，气功主要练内养功，以静坐内养为主。

生活饮食调养

1. 要想的开。这种病得之容易，恢复的慢，有的终身不愈，只要活出命来就很好，对后遗症要慢慢调养，不能急躁，不能灰心，只要有信心，振奋精神，积极采取各种有效方法是会逐渐好转的。

2. 要稳定情绪。情绪不能大起大落，像大喜大悲、恐惧、焦虑、动怒等，都能引起血压增高，对恢复治疗不利。

3. 饮食宜清淡，低盐，低脂，不吃糖，蛋类少吃，多食新鲜蔬菜水果，主食不可过细，每天要吃一顿粗杂粮或粗细混合最好，肉鱼类不可少，每天50克，中午吃一顿，多吃豆制品及菜类，要多种搭配吃，切忌暴饮暴食，要细嚼慢咽，吃七成饱。

4. 多喝水。要多次少喝，每天不得少于8杯水，以白开水最好，也可喝点淡绿茶，禁喝浓茶、咖啡及饮料类。

5. 戒除烟酒，防止因吸烟喝酒引起血压波动。

6. 保持大便通畅，养成每天定时排便习惯，要以坐位排便，不可用力硬努，要顺其自然，防止因努力过度而引起脑血管破裂出血。

7. 适当的运动。不要因为肢体活动受限而终日卧床，要按时自觉起床，起床后应该做些力所能及的活动，每天应有一定的锻炼时间，不能主动活动的病人可在家人的帮助下锻炼。

8. 白天不要睡的太多。患者因肢体活动受限，往往没事就想睡。其实白天睡午觉只要 30 ~ 60 分钟即可，关键是晚上要有高质量充足的睡眠，对促进疾病的康复有益。

三十、肾盂积水

肾盂积水是由各种原因导致的尿路梗阻，或肾盂本身炎症，致使尿液不能正常排至膀胱，在肾盂肾盏病理性扩张而形成的疾病。由于梗阻部位不同，积水可以是一侧或两侧，也可以波及输尿管甚至膀胱，如不及时治疗，会引起肾实质萎缩，肾功能受损。最常见的原因是肾结石、输尿管结石，其次是泌尿道感染、肿瘤、畸形等。本病并不少见，各年龄段皆可发病，男女发病率相当。

症状　本病早期无明显症状，病程进展后患者多感腰酸或胀痛，严重时出现颜面及小腿浮肿、小便短少等肾功能不全的症状。如肾盂积水是由结石引起者，还常有肾绞痛、血尿等症状。若系肾盂肾炎引起则常出现尿频、尿急、尿痛等症状。积水严重病人往往可以摸到肿大的囊性包块，有波动感。

治疗

1. 西药　主要是针对诱发因素进行治疗，病因治好了，积水自然就消失了。

2. 中药　本病多属肾阳虚型，可根据临床症状辨证治疗。

3. 食疗　取黑鱼 1 条（500 克左右），生姜 1 块，黄酒适量，共煮，吃鱼喝汤，每周 2 次。

4. 推拿　患者坐位或卧位，按揉三焦俞，揉、擦肾俞，点、擦腰骶，揉关元，下推腹部，摩阴陵泉、阳陵泉，按揉足三里、三阴交，每次25分钟左右，每天或隔天1次。

生活饮食调养

1. 注意生活规律，按时吃饭，准时入寝。

2. 饮食调养要科学化，不要只讲吃好，不讲营养平衡，营养过盛比营养缺乏危害更大，要多吃粗杂粮、蔬菜、水果，保持每天的营养平衡，平时饮食要清淡、低盐、低脂、低糖，要细嚼慢咽，吃七成饱。

3. 注意调节好个人的情绪，此病是在无多大痛苦中形成的，痛苦小危害大，像肾结石，平时没有什么感觉，等发作了，此病也就形成了。情绪不要大起大落，要平心静气的去调养，过急过躁都是没有用的，也不要悲观失望，要有战胜疾病的信心。

4. 坚持有规律的有氧运动，增强体质，防止疾病的侵袭。

5. 平时要多饮水，保持大便通畅，当有肾衰竭时要适当限水、限盐。

三十一、三叉神经痛

三叉神经痛是一侧颜面部疼痛的疾病，短促、电击样（刀割样）疼痛局限于三叉神经一支或一支以上分布区，轻微刺激，如洗脸、刮胡子、抽烟、讲话和刷牙等可触发疼痛，或自发产生，疼痛起止都很突然，可有不同程度的缓解期。

症状　可分原发性三叉神经痛、症状性三叉神经痛和中枢性损害三叉神经痛。

1. 原发性三叉神经痛　①面或额部持续数秒到2分钟以内的发作性疼痛。②疼痛特点：位于三叉神经的一支或一支以上的分布区，突然、剧烈、表浅，刀割样或烧灼样疼痛，可由触发区自发，或由进食、说话等诱发，发作具有刻板样，两次发作之间患者完全正常。③没有神经系统的任何缺失，无其他引起面部疼痛的原因。④疼痛常由第二支或第三支开始，影响面颊或下颏，约不到5%涉及第一支，疼痛一般不影响对侧，但约3%～5%可发生双侧。⑤疼痛常引起痛侧面肌反射性痉挛。

2. 症状性三叉神经痛　①疼痛性质相同于原发性三叉神经痛。②疼痛发作间歇期可能有持续性的疼痛，在相应的三叉神经分支支配区内有感觉障碍。

3. 中枢性损害三叉神经痛　①具有症状性三叉神经痛临床表现。②具有肯定的多发性硬化症和脑干梗塞病所引起。

治疗

1. 西药　对于原发性三叉神经痛，现在还缺乏有效而又无副作用的治疗方法。目前通常用痛痉宁，初服100mg，每日2次，以后每天增加100mg，直至疼痛停止（最大量每天1000mg以内）；苯妥英钠，开始为0.1g，每日3次，无效加大剂量，每天增加0.1g（最大量不超0.6g）；卡马西平0.1g，每日2次，口服。可与苯巴比妥、氯丙嗪、利眠宁等合用，以提高疗效。

2. 中药　可分火盛阳亢型、肾虚感寒型、气滞血瘀型等辨证治疗。

3. 中成药　①镇脑宁胶囊4粒，每日2次，口服。②天舒胶囊4丸，每日3次，口服。③天麻头风灵胶囊3粒，每日3次，口服。④正天丸3克，每日3次，口服。⑤元胡止痛片4片，每日3次，口服。⑥黄连上清丸6～9克，每日3次，口服。

4. 食疗　①川芎白芷鱼头汤：取川芎9克，白芷6克，鱼头250克，生姜适量，先将鱼头洗净，然后共放砂锅，加水适量炖汤服食，每天1次，连服3～5天。②川芎煮蛋：取川芎6克，鸡蛋2只，大葱5根，将上三味同放砂锅内加水煮蛋，蛋熟后去壳再煮片刻，吃蛋喝汤，每天1次，连服数天。③白菜姜糖茶：取干白菜1块，生姜3片，红糖50克，将上三味加水煎汤饮服。

④天麻决明猪脑汤：取天麻10克，石决明15克，猪脑1个，将猪脑洗净，和天麻、石决明一起放砂锅内加水适量，以文火炖煮1小时成稠厚羹汤，取出药渣，分2~3次食用，吃猪脑喝汤。⑤白扁豆川芎猪肉汤：取半夏9克，炒扁豆15克，川芎6克，猪肉100克，调料适量，将前三味煎汤后去渣，入猪肉煮熟，调味服食，每天1剂，连服3~4天。

5. 其他疗法　①湿敷疗法：取白芷、川芎各20克，黄芩、大黄各15克，细辛10克，加水浸2小时，煮沸后再煎30分钟，待温热后，用纱布4~6层置药汁中浸透，挤去多余药液，以不滴淋为度，敷于面颊疼痛处，每日3次，1周为1疗程。②熏洗疗法：取苍耳子、川芎各10克，白芷12克，姜黄15克，细辛、黄连各6克，将药物置入砂锅中加水煎煮，再将药液倒入保温瓶中，使其冒出气雾，熏蒸面颊疼痛处，待此药液温热后洗患处，每次15分钟。③梳头疗法：取木梳一把，于每天清晨起床后、午休后和晚上睡前梳头，从前额经头顶梳到枕部，然后再经前额经头顶梳向两侧，每次10分钟，用力要均匀适当，手法宜轻不宜重，不要刮破头皮。如无木梳也可用手指代替木梳梳头，此法可促进局部血液循环，以到达缓解疼痛的目的。④搓面疗法：取苏木、赤芍、川芎、羌活、僵蚕、当归、细辛各10克，水蛭12克，防风15克，加水煎汤趁热洗脸，然后将两手掌相对，用力搓动，由慢而快，手掌搓热后，立即改搓面部，先从左侧开始，经额部到右侧，再经下颌部（过承浆穴）搓回左侧，如此为一周，从左到右顺时针方向轻轻搓揉10余周，再从右到左逆时针方向轻轻搓揉10余周。每日早、晚各1次，一般搓揉时间为10分钟左右。

生活饮食调养

1. 保持心情舒畅，因此病疗程长见效慢，时好时发，使人心烦意乱，越是急躁、忧愁、焦虑，发作越厉害，要稳定情绪，平心静气的去养。

2. 饮食宜清淡，忌食香燥辛辣食品，多吃五谷杂粮及新鲜蔬菜水果。

3. 多饮水，保持大便通畅，养成每天定时排便习惯。

4. 洗脸、刷牙、吃饭动作要轻柔，避免碰触和不良刺激。

5. 注意面部保暖，外出要戴好口罩。

6. 坚持持久的有氧运动，以增强体质。

7. 注意冷暖调节，防止伤风感冒引发疼痛。

8. 戒烟酒，少喝咖啡及浓茶。

三十二、缺铁性贫血

缺铁性贫血是指体内可用来制造血红蛋白的贮存铁已被用尽，红细胞生成受到影响时所发生的贫血。这种贫血的特点是骨髓、肝、脾及其他组织中均缺乏可染色铁，血清铁浓度和血清转铁蛋白的饱和度均降低，典型病例的贫血是属于小细胞低色素型。

症状　贫血症状的轻重，主要决定于产生贫血的原因和速度。产生贫血的速度越快症状越严重，而缓慢出现的贫血由于人体的适应和代偿，症状相对较轻，发病缓慢，病人常说不出何时开始发病。主要表现分为两类：一是贫血的表现，如乏力，活动后心慌气短、头晕、耳鸣，记忆力减退，妇女月经紊乱，皮肤和黏膜苍白，有的病人因胃酸缺乏引起胃肠功能紊乱，食欲减退，恶心，呕吐，腹胀、腹泻。另一类严重贫血可并发心功能不全，可出现心慌、气短、心绞痛。

治疗

1. 西药　硫酸亚铁 0.3～0.6g，每日 2～3 次，口服。为增强疗效，可同时服用维生素 C0.2g，每日 3 次。口服效果不佳者，可肌肉注射右旋糖酐铁。铁剂治疗需维持 4～6 个月，因为恢复体内的铁贮备是缓慢的过程，对于血色素低于6克的患者可适当输些新鲜血液。

2. 中药　可分脾胃虚弱型、心脾两虚型、肝肾阴虚型等辨证治疗。

3. 中成药　①再障生血片3片，每日3次，口服。②阿胶补血膏4克，每日3次，冲服。③八珍丸6克，每日2次，口服。④人参归脾丸6~9克，每日3次，口服。⑤十全大补丸6~9克，每日3次，口服。⑥归鹿二仙膏15克，每日2次，冲服。⑦金匮肾气丸6~9克，每日3次，口服。⑧六味地黄丸6~9克，每日3次，口服。

4. 单验方　①取大黑豆500克，黑矾200克，以黑矾化水泡黑豆，待水吸尽后，晒干炒熟，每次20~50粒嚼吃。②取牛骨髓1条，核桃50个，栗子、大枣各250克，白面500克，先将牛骨髓熬成油，核桃、栗子、大枣烘干轧成面，与牛骨髓、白面混合炒熟，每次15克，每日3次服。

5. 食疗　①桂圆童子鸡：取童子鸡1只（约1000克），桂圆肉30克，葱、姜、盐、料酒各适量，将鸡宰杀后去内脏洗净，放入沸水氽一下捞出，置入钵或汤盆，再加桂圆、调味品和水，上笼蒸1小时左右，取出葱、姜即可。趁热空腹食用，也可佐餐。②菠菜粥：取新鲜连根菠菜100~150克，粳米100克，将菠菜洗净，用手撕开，先放在开水中稍煮片刻，以除去草酸，随即捞出，再与粳米同煮粥，每日早、晚服用。③红枣绿豆汤：取红枣、绿豆各50克，放入锅内，加水适量，煮至绿豆开花，加入适量红糖，每日1次，两周为1疗程。④猪肾粥：取猪肾半个，去除臊腺，切成梳子片，加盐、糖、黄酒渍透，入沸红糯米粥内烫熟食用。⑤酒蒸鸭血：取鸭血、盐适量，加清水隔水蒸熟，入黄酒20毫升，稍煮片刻即成，饭后服。⑥归参炖鸡：取母鸡1只（约1500克），当归15克，党参30克，葱、姜、料酒、食盐适量，去鸡内脏，洗净，将当归、党参、调味品置入鸡腹内，文火煨至烂熟，即可食用。⑦蒸猪排：取猪排骨500克，淡菜50克，韭菜25克，白酒适量，先将淡菜洗净，用酒浸胀泡发，韭菜洗净切段，排骨洗净切块，将淡菜、韭菜、排骨同蒸熟即可，食用时加调味品适量。⑧猪肝粥：取猪肝50克，切末，盐、味精、葱、姜、猪油适量，红糯米50克，同煮粥服食。

生活饮食调养

1. 稳定情绪，这种贫血是可以治愈的，如果忧愁、急躁、恐慌，都能影响治疗效果。

2. 避免用铝锅炒菜，最好用铁锅铁铲炒菜。

3. 饮食调养很重要，多食五谷杂粮及新鲜蔬菜水果，注意多食含铁食物，如海带、紫菜、蘑菇、香菇、黑木耳、大豆制品、瘦肉、各种动物的血及肝脏、芝麻酱等。

4. 注意个人卫生及饮食生活，饭前便后洗手，饭后漱口，不吃剩饭剩菜及霉烂变质食品，少吃凉拌菜。

5. 吃水果要注意清洁消毒，用水泡半小时以上，最好带皮吃，吃水果最好是饭前2小时或饭后2小时，因水果不在胃内消化，如果饭后即食水果，和饭混合后易发腹胀。

6. 保持大便畅通，养成每天定时排便的习惯。

7. 坚持有规律的运动锻炼，每天定时到室外散步或慢跑30~60分钟，以提高机体抗病能力。

8. 注意冷暖调节，避免伤风感冒发热。

三十三、风湿热

风湿热是一种反复发作的急性或慢性全身结缔组织疾病，以累及心脏和关节最为显著，其主要症状为反复发热汗出，引起心脏炎和关节炎等，一般起病较急，程度较重，容易复发，如治疗不彻底，急性发作后可以遗留永久性心脏损害，主要是心脏瓣膜的畸形，产生风湿性心脏病。

症状 发病前1～4周，常有链球菌感染史，如扁桃体炎、咽峡炎等，常见症状为发热，以轻度或中度发热多见，多汗，神疲乏力，食欲不振，体重减轻，小儿常有鼻衄、腹痛或舞蹈样动作，同时出现心脏炎、关节炎等症状，其主要表现为：

1. 心脏炎 包括心肌炎，心内膜炎和心包炎，以心肌炎为最主要，心脏炎65%～80%见于儿童，也是儿童期充血性心力衰竭的最常见原因。

2. 关节炎 多发生在大关节，如膝、踝、肩、腕、肘、髋等，其特点是多发性、游走性和对称性，有红肿热痛及压痛，但不化脓，炎症消退后，关节功能完全恢复正常，不遗留关节畸形。此外，约有30%的病人，无发热、关节炎症状，心脏也无自觉症状，但都可发展为慢性心瓣膜病，即所谓隐匿性风湿性心脏炎，成人较多见。

3. 皮肤改变 环形红斑：为淡红色环形红晕，多见于躯干和四肢，时隐时现，消退后不留痕迹。皮下结节：如绿豆大小，触之较硬，但不痛，与皮肤无粘连，出现在鹰嘴突、膝盖或踝部等处，数日或数月消退。皮下结节常伴有严重的心肌炎。

4. 舞蹈病 多发生于5～12岁儿童，先表现为感情激动，继而表现为不自主、无意识动作，挤眉眨眼，摇头转颈，努嘴伸舌，四肢舞动，兴奋时症状加重，睡眠时消失。

5. 其他表现 除上述典型常见表现外，偶可累及其他部位而造成风湿性胸膜炎、腹膜炎、肾炎和脉管炎，应引起注意。

治疗

1. 西药 ①阿司匹林0.5～1.0g，每日3次，口服。②消炎痛25mg，每日3次，口服。③强的松10～15mg，每日3次，口服。④维生素C 0.2g，每日3次，口服。⑤复合维生素B 2片，每日3次，口服。抗生素可根据病情选用。

2. 中药　可分风湿表证、风湿留注气分证、气卫两虚证等辨证治疗。

3. 中成药　①肿痛安胶囊3粒，每日3次，口服，用于关节肿痛。②祛风止痛片6片，每日3次，口服，用于游走性关节痛。③疏风活络片6片，每日3次，口服，用于关节串痛。④小活络丸1丸，每日3次，口服，用于关节痛。⑤大活络丸1丸，或强力天麻杜仲丸3克，每日2次，口服，用于体虚关节痛。⑥通痹片6片，或尪痹冲剂1包，每日3次，口服，用于关节僵硬疼痛。⑦寒湿痹颗粒1包，每日3次，口服，用于关节冷痛。

4. 单验方　①木瓜1个，切片，加红糖隔水蒸熟吃，用于风湿性关节痛。②鲜嫩桑枝30克，白酒微炒，煎水喝，具有祛风止痛的功效。③丝瓜络50克，水煎服，用于风湿性关节痛。④老鹳草100克，白酒1000毫升，浸泡7天，每次30毫升，每日3次服，用于风湿性关节痛。⑤虎杖250克，白酒500毫升，浸泡15天，每次30毫升，每日3次服，用于寒湿性关节痛。⑥薏苡仁、赤小豆、木瓜、桑枝、天麻各30克，大枣15个，将桑枝、天麻用纱布包，与其他药物一起入锅内煮粥吃，用于小关节痛。⑦陈艾200克，煎水熏洗患处，每日2次，用于足跟或脚掌寒冷痛。

5. 食疗　①杜仲炖鸡：取杜仲、麻黄、牛膝各15克，用纱布包好，置于洁净的母鸡腹内，不加佐料，清水煮熟，空腹吃鸡肉、喝汤，食后立即盖被发汗，待汗出透后，更换衬衣，以免受凉。②丹参酒：取丹参50克，白花蛇15克，剪碎，浸于62度白酒1250毫升中，7天后即可服用，每天临睡前服10～20毫升。

6. 其他疗法　①外敷疗法：取吴茱萸300克，黄酒适量，将吴茱萸研为细末，过筛，取药末用酒搅拌，放锅内加温炒热，搅成糊状，敷于患处穴位，如膝关节痛，敷外膝眼、阳陵泉、风市、环跳。②热敷疗法：取防己、威灵仙、苍术、当归、木瓜、川牛膝、樟脑、红花、防风各30克，马钱子、生川乌、生草乌、南星、桂枝各10克，生姜40克，生半夏、生附子各6克，研末，用酒拌湿，装入布袋，将药袋围摊在关节周围，用纱布缠扎，外用热水袋熨30分钟，每日3～4次。

生活饮食调养

1. 解除心理负担，静心接受治疗。

2. 饮食宜清淡易消化、营养价值高的食品，如甲鱼汤、鲫鱼汤、老公鸡汤之类，少食辛辣香燥食品，主粮要以五谷杂粮为主，副食要荤素搭配，少荤多素，多吃些水果。

3. 多饮水，因此病出汗多，一定要补充充足的水分，要主动喝水，每次少喝勤喝。

4. 保持室内通风和干燥，防止闷热加重病情。

5. 内衣要勤换洗，出汗后要用温毛巾擦干，及时换内衣。

6. 注意冷暖调节，避免风寒侵袭引发伤风感冒。

7. 每天坚持适当的室外活动，增强抗风寒能力。

三十四、类风湿性关节炎

类风湿性关节炎是以慢性对称性多关节炎为主的一种周身性疾病，病因尚不明了，但一般认为是感染后引起的自身免疫反应，导致以滑膜炎为基础的关节病变，常伴有关节外的临床表现，多见于青壮年女性。

症状

1. 起病缓慢，常有几周到几个月的疲倦乏力、体重减轻、胃纳不馨、低热和手足麻木刺痛等前期症状。

2. 初起以对称性手足小关节炎为突出表现，晨起僵直，活动后减轻。晨僵程度及持续时间可作为疾病活动性判断指标之一，以后出现红、肿、热、痛，然后踝、膝、髋、肘、肩等大关节炎，部分还有胸、腰椎关节炎。关节周围软组织常有炎症、肿胀，关节周围肌肉痉挛、萎缩，最终畸形。最常见的是掌指关节半脱位和手指的尺侧偏斜，近端的指间关节半脱位和手指的尺侧偏斜，近端指间关节过度伸展，可使手呈所谓的“天鹅颈”畸形。

3. 重症病例关节最终出现纤维化强直，膝、肘、腕关节多固定在曲位，严重影响病人的正常活动，甚至生活不能自理，除四肢关节外，颞下颌关节及颈椎也易受损。

4. 严重时可见皮下风湿性小结、血管炎及内脏损害。

5. 少数有风湿小结节者常伴有脾肿大及白细胞减少。

6. 辅助检查　血沉加快，红细胞及血红蛋白降低，淋巴细胞增多，且常与病变活动度相对应。关节腔炎性渗出积液。80%的类风湿患者有类风湿因子（RF）阳性。X线显示关节周围软组织肿胀，关节邻近骨质脱钙，关节软骨破损，关节腔狭窄。

治疗

1. 西药　①阿司匹林：开始0.6g，每日4次，无效时可加大剂量，有溃疡病者慎用。②消炎痛：最大剂量50mg，每日3次，副作用有恶心、呕吐、腹泻等，口服不能耐受者可改用栓剂。③炎痛喜康：本药特点是半衰期长，每日口服20mg1次即可，副作用较小。④肾上腺皮质激素：用于关节症状明显或其他系统受累明显，经消炎镇痛药等治疗无效者，开始用强的松5mg，每日3次，如1周无效可增量，若有效，可待症状缓解后，逐渐减为维持量。

2. 中药　可分风痹、寒痹、湿痹、热痹、肝肾不足型等辨证治疗。

3. 中成药　①正清风痛宁胶囊2～4粒，每日3次，口服。②舒筋活络丸6克，每日3次，口服。③小活络片6片，每日3次，口服。④尪痹冲剂1包，每日3次，口服。⑤益肾蠲痹丸4

克，每日2次，口服。⑥四妙丸6克，每日3次，口服。⑦雷公藤浸膏片3~4片，每日3次，口服。

4. 单验方　①取苡米、赤小豆、木瓜、桑枝各30克，大枣7个（去核），熬粥喝，可将木瓜、桑枝用布包好同煎。②取全蝎10克，乌蛇肉15克，焙黄，研细末，每次3克冲服。③取金钱蛇1条，焙黄研细，黄酒冲服。④取黄芪30克，桂枝20克，甘草15克，水煎服。

5. 外用疗法　①药袋疗法：⑴取干姜、桂枝、川乌、生附子各15克，乳香、没药、姜黄、川芎、赤芍各10克，海桐皮、忍冬藤各20克，捣研和匀，分装于纱布药袋中，放入蒸锅中加热约20分钟，取出降温至45℃左右热熨患处，药袋凉后即换之，每天热熨1~2次，每次30~40分钟。⑵取川椒60克，泡桐30克，威灵仙25克，路路通、两面针、海风藤、桂枝各15克，水煎30分钟，取药渣包裹热熨患处约30分钟，稍凉则将药袋浸泡于药中加温，然后再将药汁涂擦患处。②外敷疗法：⑴取生川乌、生草乌、生南星、生半夏各15克，肉桂、炮姜、白芷各10克，共研细末，以蜂蜜调匀，涂敷于患处，用于风寒湿痹。⑵取生半夏15克，蚕砂、片姜黄、忍冬藤各10克，生大黄20克，共研细末，用醋调匀，敷于患处，用于关节红肿热痛的热痹。⑶取桃仁、地龙、秦艽、甘松根各15克，川芎10克，干姜50克，共研细末，用酒调匀，敷于患处。③熏洗疗法：取透骨草30克，桃仁、红花、延胡索、忍冬藤各15克，川乌、草乌各10克，加水适量煎汤取汁，倒于盆中，用热气熏蒸患处，待水稍温时，再擦洗患处，以活血通络，松弛痉挛的肌筋。④沐浴疗法：取独活、桂枝、鸡血藤各50克，川芎、汉防己、赤芍各30克，当归、忍冬藤各20克，加水适量，煎汤将药液倒入浴盆中，沐浴时间一般为15~30分钟。此法具有促进血液循环，增强新陈代谢，消炎止痛的作用。

6. 食疗 ①附片蒸羊肉：取附片10克，羊腿精肉500克，料酒15克，葱、姜、胡椒粉等调料各适量，将羊肉煮熟捞出，切成块状，附片洗净，与羊肉同放入盘中，加入料酒、熟猪油、葱、姜、肉精汤，隔水蒸3小时，吃时加葱花、味精、胡椒粉即可。②牛膝酒：取牛膝500克，糯米1000克，甜酒曲适量，将牛膝加水煎煮去渣取汁，以部分药汁浸糯米，另一部分药汁于糯米蒸熟后拌和甜酒曲时加入，于温暖处发酵为醪糟，每日服2次，每次取50克煮食。③红花酒：取红花、川牛膝、川芎各10克，白酒500毫升，将上三味洗净切片，装入盛酒瓶中，瓶口封严，浸泡7天，每天摇动数次。④黄芪炖蛇肉：取黄芪60克，蛇肉500克，续断、生姜各15克，调味品适量，将黄芪、续断洗净，用水浸泡1小时，铁锅烧热倒入猪油，油沸后，倒入蛇肉翻炒，烹入料酒，然后将蛇肉倒入砂锅内，并将浸泡黄芪、续断的冷水带药一起倒入砂锅内，加入姜片、葱、盐，用文火煮熟即成，加入胡椒粉即可食用。⑤米仁丝瓜粥：取米仁150克，薄荷15克，豆豉50克，丝瓜100克，将薄荷、豆豉洗净放入锅内，加水适量，煮沸后去渣取汁，米仁、丝瓜洗净后倒入锅内，倒入药汁，置火上煮至米仁酥烂，食时可酌加糖或盐调味，空腹服食。⑥防风粥：防风10~15克，葱白2根，粳米50~100克。将防风、葱白水煎，煮取药汁备用。粳米煮粥，待粥将熟时加入药汁，共煮成粥。一日2次，趁热服食。可祛风除湿，通经宣痹。适用于类风湿性关节炎关节疼痛、痛处游走不定、关节屈伸不利的行痹症。⑦桂枝粥：桂枝10克，大米100克，葱白2根，生姜3片。将桂枝洗净，放入锅中，加清水适量，浸泡5~10分钟后，水煎取汁，加大米煮粥，待熟时调入葱白、姜末，再煮沸即成，一日1~2剂，连续3~5天。可发汗解表，温经通阳。适用于类风湿性关节炎骨节酸痛等。⑧二活粥：羌活、独活各10克，大米100克，白糖少许。将羌活、独活择净，放入锅中，加清水适量，水煎取汁，加大米煮粥，待熟时调入白糖，再煮沸即成。适用于类风湿性关节炎、头痛身痛、肩臂肢节疼痛等。

生活饮食调养

1. 作好心理安慰工作，此病缠绵难愈，痛苦大，不易治愈，但能使病情稳定，要有治疗信心。

2. 此病不要乱求医，要找正规医院专业医生按疗程服药，不要轻信广告、传言，凡说能包治除根都是骗人的，切勿上当。

3. 注意饮食调养，饮食要高热量、低脂肪、高维生素，宜清淡，易消化，可多食五谷杂粮、新鲜蔬菜水果。

4. 注意多饮水，一天喝好 6～8 杯水，不要等渴了再喝水，要定时主动喝。

5. 戒烟酒、咖啡、浓茶等刺激物。

6. 根据自己的病情，适当锻炼身体，活动关节，防止关节长期不活动而粘连，千万不要怕痛而久卧不动，要避免肌肉萎缩影响关节活动。

7. 注意关节保暖，夏天切勿贪凉，关节能热勿凉。

8. 居室宜干燥，阳光充足，切忌潮湿阴寒加重病情，要多晒太阳，被褥宜干燥。

三十五、血栓闭塞性脉管炎

血栓闭塞性脉管炎是较为常见的周围动脉慢性闭塞性疾病之一，好发于男性壮年，女性少见，病变主要累及四肢中、小静脉，以下肢血管为主，相当一部分病人在发病过程中有下肢游走性血栓性浅静脉炎病史，血脂正常。

本病的病因至今尚未明了，吸烟与本病有密切关系，但除吸烟的病因外，还与寒冷、潮湿、感染、性激素、创伤有关，近年来多数学者认为本病与自身的免疫反应有关，在中医学中属“脱疽”范畴，目前本病经中西医结合治疗，90% 以上的患者可达到患肢疼痛消失，疮口愈合，步履活动自如（行走1500米以上）的临床治疗效果。

症状 血栓闭塞性脉管炎起病隐匿，进展缓慢，呈周期性发作，病变需经数年后，渐趋严重，临床上常分为三期。

1. 初期（局部缺血期） 患肢沉重麻木，怕冷，轻度间歇性跛行，休息后消失，手足受冷后疼痛加重，趺阳脉（足背动脉）搏动减弱，全身症状不显著。

2. 中期（营养障碍期） 患肢除麻木、怕冷、酸胀加重外，间歇性跛行症状明显，疼痛转为持续性，夜间尤为剧烈，患肢皮色苍白，出现紫斑，肌肉逐渐萎缩，足背皮肤萎缩，汗毛脱落，趾（指）甲变厚，趺阳脉消失或微弱。

3. 后期（坏疽期） 患肢皮色暗红，发黑，溃疡，多从第一趾远端开始逐渐向第二、三……足趾或向近端蔓延，趺阳脉消失，彻夜不得安眠，常须弯膝抱足按摩而坐，体力日衰，消瘦，贫血，出现高热、烦躁等全身毒血症状。

治疗

1. 西药 ①妥拉苏林25mg，每日3次，口服。②烟酸50mg，每日3次，口服（饭后）。③盐酸罂粟碱30mg，每日3次，口服。④抗生素：根据细菌培养和药敏，选用有效抗生素。⑤腹蛇抗栓酶：成人用腹蛇抗栓酶0.75u加入5%葡萄糖注射液500ml静脉滴注，每日1次，30天为1疗程，用1~2个疗程。

2. 中药 可按初期、中期、后期分型辨证施治。

3. 中成药 ①毛冬青片5片，每日3次，口服。②丹参片3片，每日3次，口服。③四虫片4片，每日3次，口服。④丹参注射液2~4毫升，肌内注射，每日1~2次。⑤当归注射液5~20毫升，阿是穴注射，每日1次，每周6次，四周为1疗程。⑥脉络宁20毫升，加入液体内静脉滴注，每日1次，10~14天为一疗程。

4. 外治法 初中期，用冲和膏或回阳玉龙膏外敷；后期溃烂时，可用红油膏纱布掺九一丹外敷；脓腐、死骨脱落，创面洁净时，可改用白玉膏掺生肌散外敷。

5. 单验方 ①取紫丹参 90 克，白酒 500 毫升，浸 7 天后备用，每次 30～60 毫升，饮服，每日 2 次。如有感染和静脉炎不宜服。②取马钱子（打碎）、黄连各 30 克，浸泡于 75% 酒精内一周，备用，以此外涂患处，每日数次。

6. 其他疗法 ①辅助疗法：⑴低分子右旋糖酐：每次 500ml，每日 1～2 次，10～15 天为 1 疗程。⑵中麻制剂（东莨菪碱 1～3mg，洋金花总碱 2.5～5mg，氯丙嗪 12.5～50mg）肌内注射或静脉点滴止痛。②针刺疗法：取穴：血海、足三里、解溪、三阴交等，强刺激手法或通电刺激，10 次为 1 疗程。③高压氧治疗：每日 1 次，每次 3～4 小时，10 次为 1 疗程，共需 2～3 疗程，每疗程间隔 5～7 天。④体疗：病人躺平，抬高患肢 45 度，维持 1～2 分钟，然后双足下垂 2～5 分钟，再放置于水平位 2 分钟。此后，再作足部向下、向上活动，向外运动足趾作伸张收缩运动 4 次，再将患肢放平，休息 2 分钟，如此依次运动 5 次，并根据情况每日锻炼 3～5 次，但坏死溃烂期禁忌。

7. 手术疗法 下肢动脉搭桥术、游离大网膜移植术、改良分期静脉动脉化手术。

生活饮食调养

1. 稳定情绪，静心治疗。

2. 严禁吸烟，防止受冷受潮和外伤，肢体病变部位不宜热敷。

3. 穿着宜宽大舒适，避免因局部摩擦挤压而引起外伤，寒冷季节注意保暖。

4. 饮食宜清淡，忌食油腻辛辣香燥食品，多食高蛋白高纤维素食品。

5. 患肢宜抬高按摩，促进血液运行。

6. 生活规律，不要因不饿而不按时吃饭，到时候就吃，吃多少都行。要保证高质量的睡眠。

7. 患肢经常清洗，保持清洁，避免足癣的发生和减少感染的可能性。

三十六、急性乳腺炎

急性乳腺炎大多发生于产后，是乳房部最常见的急性化脓性感染性疾病，产后未满月的初产妇最为多见。发病后乳房结块，肿胀疼痛。本病的发生多因乳管内的乳汁流出不畅，郁结在乳管内发生硬变，液化后会成为细菌培养基而引起炎症，此外，如果乳头破裂，不注意清洁，细菌通过婴儿口腔进入乳管，也会引起急性乳腺炎。本病属中医“乳痈”范畴。

症状

1. 乳痈初期　乳房肿胀疼痛，局部多有结块，好发于乳房外上方，常为单发，皮色或白或红。乳痈成脓期：乳房肿块增大，焮红疼痛，并有持续啄痛。若肿块中软，按之应指者为脓已成，乳头可有脓液排出。乳痈溃后成脓，色黄稠厚，随着脓出则肿消痛减。伴发症状：乳痈初起有发热怕冷，口渴欲饮，大便干结，小便黄赤等症。治疗及时得法，2～3日寒热退清，肿消痛减；若疮口乳汁渗漏不止，有成漏可能，有时要待断乳后才能收敛。

2. 急性乳腺炎在治疗初期使用大量抗生素，可形成慢性迁延性炎症，结块肿硬，皮色不变，要较长时间才能消退，也有郁久邪热蕴蒸，再导致酿脓，但化脓期在3周左右。

治疗

1. 西药　①青霉素80万单位，每日2次，肌肉注射。②复方新诺明2片，每日2次，口服。③己烯雌酚5mg，每日3次，口服，连服3～4天。

2. 中药　可分风热型、痰凝型等辨证治疗。

3. 外用疗法　①隔蒜灸疗法：取独头大蒜切成薄片，厚约5毫米左右，放于膻中穴上，艾炷置蒜上灸之，炷如黄豆大，灸5～7壮，至局部潮红，再用右手拇指指尖作分筋样推压，拨动患者天宗穴，手法稍重，反复拨动多次，每天灸、拨各2次，具有清热解毒、活血化瘀作用。②热敷疗法：取生盐250克左右，放入铁锅内，炒爆后，即用陈醋约半小碗，洒入盐内，边洒边搅，醋洒完后，再略炒一下，即倒入布包内，包好趁热置放于患处，每日2次，每次30分钟。适用于急性乳腺炎初期，能促进局部血液循环，起到清热、消肿、止痛作用。③葱白蛋清膏：取葱头、蛋清各适量，将葱头捣烂，蛋清调匀，烘热敷患处。④梳乳疗法：准备木梳一把，患者端坐，右手持木梳，左手将乳房轻轻托起，在患处轻轻地梳，每次10～15分钟；或患者自己先用手牵拉乳头，轻轻向上抖动50～100次，频率宜稍快，牵拉后再将木梳背烤热按压乳房硬结处，以感觉患处发胀为宜，每日3次。

4. 食疗　①冬瓜虾皮粥：取冬瓜100克，小虾皮5克，粳米100克，将冬瓜洗净切片，粳米加水适量，入冬瓜、小虾皮煮粥，调味后每日早、晚温热服食。②蒲公英粥：取蒲公英40～60克（鲜品60～90克），粳米100克，将蒲公英切碎，水煎取汁，入粳米常法煮粥，分2次服食，每日1剂，3～5天为1疗程。③薏米瓜汁粥：取西瓜汁1杯，薏米100克，冰糖1匙，先将薏米加水常法煮粥，然后兑入西瓜汁，加冰糖溶化，调味服食。④黄芪枸杞炖乳鸽：取乳鸽1只，黄芪、枸杞子各30克，先将乳鸽洗净，黄芪用纱布包扎，然后和枸杞一起放碗内加水适量，隔水蒸熟，饮汤，食鸽肉、枸杞，2～3天1剂，连服4剂。⑤银花地丁茶：取金银花、紫地丁各30克，上二味加水煎汤，代茶饮。

生活饮食调养

1. 产后注意休息，保持乐观和愉快情绪，切忌郁闷、恼怒、焦虑。

2. 养成定时哺乳习惯，注意乳头清洁。产妇乳汁过多，哺乳后尚未排尽时，可用吸乳器或用手挤压按摩，使乳汁排出，防止淤积。

3. 如有乳头损伤、皲裂或身体其他部位化脓性感染时，应及时治疗。

4. 上衣勤换洗，保持乳头清洁，每次哺乳前后最好用盐水纱布擦洗。

5. 注意日常生活中不要挤压乳房。

6. 生活要规律，保证充足的睡眠，按时吃饭。

7. 饮食忌辛辣香燥，少吃羊肉、狗肉、芥末、大葱、各种酒类。

8. 保持大便畅通，大便干结是产后一大症，要积极采取措施，保持大便通畅。

三十七、乳腺囊性增生病

乳腺囊性增生病是最常见的乳腺疾病，约占全部乳腺疾病的75%，以乳房出现肿块和胀痛为主症，每随月经周期的变化而表现相应的加重或减轻，一般在月经来临前加重，它是一种既非炎症，亦非肿瘤的增生性病变，其发生可能与内分泌失平衡，雌激素过多及黄体素缺乏有关，通常为双侧性病变。中医认为由冲任不和、肝郁气滞、血瘀痰凝等多种因素诱发，可发生于青春期以后的任何年龄妇女，以中年妇女最常见。大体上可分为生理性的单纯性乳腺上皮增生病和囊性乳腺增生病两大类，属于中医学的“乳癖”范围。

乳腺囊性增生病是属于乳腺增生病的后期阶段，乃是乳腺组织病理性增生，病理改变除了有小叶增生外，主要是多数中小乳管扩张形成囊状为特点。本病的少数患者可以见到乳管上皮由增生而后间变为癌，所以本病也称为癌前期病变。其癌变率多在10% ~20%左右，故对本病患者应给予足够重视，以及早发现和防治乳癌。本病的自然病程各异，但多于绝经期后症状缓解。

症状

1. 乳房肿块　为最主要的临床症状，常发生于双侧乳房，也有少数为一侧发病者，多为单个肿块，也可以多发，一般无触痛，肿块活动，推之可移动，形状不一，如片块肿块呈厚薄不等的片块状、圆盘状或长圆形，有韧性，边界清；结节状肿块呈扁平或串珠状结节，形态不规则，边界不清，质地中等；弥漫型肿块呈颗粒状，分布超过乳房3个象限以上者；混合型肿块呈结节、片状等混合存在者。肿块在月经来潮前和情绪忧闷时，变大、变硬、疼痛加重，但和月经情绪的关系比生理性的单纯性乳腺上皮增生病要小。

2. 乳房疼痛　本病的乳房疼痛多不显著，与月经周期关系不甚密切，偶尔有同生理性的单纯性乳腺上皮增生病一样的疼痛，表现多样，有隐痛、钝痛、刺痛、牵拉痛等，并可向肩背部放射。

3. 乳头溢液　本病5% ~15%的患者有溢液，多为澄清的草黄色或棕色浆液和血性溢液。

治疗　本病的治疗方法国内大多采用中医中药治疗，国外多用激素制剂、维生素类等，必要时手术治疗。

1. 西药　①激素类药物。目前常用的有：⑴三苯氧胺，可争夺雌激素受体。一般用量为10mg，每日2~3次，口服，可起到一定的止痛散结作用。副作用有闭经，阴道出血，潮热，恶心及压抑感等。⑵溴隐停，是一种泌乳激素分泌的抑制剂，作用于垂体和下丘脑，治疗剂量为每日0.25~5mg，乳头溢液可有不同程度的缓解。副作用有恶心、呕吐、眩晕、直立性低血压等。②维生素类药物。是采用维生素类保肝药物，通过改善肝功能，加强对过剩雌激素的灭活作用，以达到治疗本病的目的。(1)维生素E 10mg，每日3次，口服，连续用3个月。(2)维生素B_1 20mg，每日3次，口服。(3)维生素B_6 20mg，每日3次，口服。

2. 中药　可分肝郁气滞型、冲任失调型、痰瘀凝结型等辨证治疗。

3. 中成药　①小金片4片，每日2次，口服。②乳核散结片4片，每日3次，口服。③天冬素片1片，每日3次，口服。④百消丹6克，每日3次，口服。⑤逍遥丸6克，每日3次，口服。⑥乳安片4片，每日3次，口服。⑦鹿角粉3克，每日2次，口服。

4. 外治法　如用妇乳康外敷，或以生白附子或鲜蟾蜍皮外敷，或以制香附饼和青皮散局部外敷。

5. 手术治疗　对经长时间的中西医药治疗而症状不能缓解，肿块反而继续增大或变硬，或伴有乳头血性溢液，或有明显的乳癌家族史，年龄在40岁以上的患者，可考虑手术治疗。

生活饮食调养

1. 保持心情舒畅，情绪稳定，避免情绪抑郁、烦躁、焦虑。

2. 饮食宜清淡，避免辛辣香燥油腻食品，应多食新鲜蔬菜及水果。

3. 多饮水，保持大便通畅，减少毒素内侵。

4. 积极治疗妇科疾患，尽量避免人工流产。

5. 保持充足的睡眠。

6. 适当锻炼身体，增强抗病能力，避免伤风感冒。

7. 本病系慢性病，病程长，易反复，应坚持治疗，在治疗过程中，如发现不良现象，应及时找专科医生检查，防止癌变。

三十八、乳腺纤维腺瘤

乳腺纤维腺瘤是来源于乳腺小叶内纤维组织和腺上皮的良性肿瘤，是乳房良性肿瘤中最常见的一种，约占乳房良性肿瘤的70%左右，好发于15~35岁女性，尤以20~24青年女性最为常见，月经来潮前少女和绝经妇女少见。本病的发生与卵巢功能旺盛，机体和乳房局部组织对雌激素过度刺激的敏感性有关，属祖国医学“乳癖”范围，恶变可能性很小。

症状

1. 临床表现　本病可见乳房出现无痛性肿块，多为单侧单个肿块，也可见单侧多个肿块，或双侧乳房同时发病，或双侧乳房先后发病。瘤体可发生于乳房任何部位，以外上象限多见，肿块多为圆形、卵圆形，表面光滑，也可为结节状、分叶状，外形不规则，肿块与乳房周围组织界限清楚，皮色不变，活动度大，与皮肤和胸肌无粘连，瘤体直径多为1~3厘米，大者可达10厘米以上，有时可见由多个结节互相融合成为一个整块者，肿块一般质地硬韧如橡皮，富于弹性，乳头无分泌物溢出，肿块多无疼痛，但可有轻度压痛，数年不溃，腋窝淋巴结不肿大，一般生长缓慢，但本病部分患者在妊娠期或哺乳期，瘤体可迅速增大，有的患者可随年龄增大而瘤体渐趋缩小，若在妊娠期肿块迅速增大为巨大型，则有肉瘤恶变可能。

2. 乳房扪诊　肿块多呈圆形或卵圆形，光滑，边界清楚，质地坚韧，推之移动，与皮肤及深部组织无粘连，可有轻度压痛，腋窝淋巴结不肿大。

3. 乳房B超检查　肿瘤边界清晰和完整，包膜光滑，内部回声分布均匀，呈弱光点，后部回声多数增强，若有钙化，则钙化点后方可出现声影。

治疗

对乳腺纤维腺瘤的治疗以手术切除为宜。对于多发性纤维腺瘤，或婚前女青年体积较小的纤维腺瘤，可试用中药治疗，起到抑制生长、缩小甚至消除肿块的作用。

1. 西医　主张手术治疗。乳腺纤维腺瘤一般均应手术切除，由于妊娠易使静止的纤维腺瘤增大，故宜在妊娠前切除，对经药物治疗效差者或腺瘤直径大于5厘米者，均应手术治疗。

2. 中药　多按肝郁痰凝证辨证治疗。

3. 中成药　①小金丹1粒，每日2次，口服。②小金片4片，每日2次，口服。③乳癖消4片，每日3次，口服。

4. 外治　外敷阳和解凝膏加黑退消或桂麝散盖贴，7天一换。

生活饮食调养

1. 注意情志调理，避免郁怒，保持乐观情绪。本病多属良性，很少可能发生恶变，再者本病的发生发展与情绪忧虑郁闷有关，故解除病者思想顾虑非常重要。

2. 饮食宜清淡，可多食富含维生素B族的食品，有利于雌激素在肝脏内的灭活，故有利于减少本病的发生发展，另外还应限制甜食、油腻、熏烤、油炸食品以及辛辣刺激性食品。

3. 生活宜规律，保证睡眠，不要过于疲劳。

4. 保持大便通畅。

5. 多饮水，要主动饮水，不要等渴了再喝水。

三十九、甲状腺腺瘤

甲状腺腺瘤大多发生于40岁以下的女性，本病患于结喉正中附近，肿块呈半球形，能随吞咽动作而上下移动，本病属良性肿瘤，中医学属“肉瘿”范畴。

症状

1. 患者年龄在40岁以下，多为女性。

2. 结喉正中附近，有单个肿块，呈半球形，表面光滑，可随吞咽动作而上下移动，按之不觉疼痛，略有震颤感。

3. 全身症状可伴有性情烦躁，容易出汗，胸闷心悸，月经不调，手足震颤。

4. 本病伴有甲亢可有眼球突出，眼裂开大，能食善饥，体重减轻，形体消瘦，神疲乏力，脱发，大便溏薄。

5. 甲状腺腺瘤需与亚急性甲状腺炎相区别，后者甲状腺肿胀或较硬，有压痛，其痛常波及耳、枕部，在吞咽时加剧。

6. 辅助检查　B超可证实为腺瘤，腺瘤内部回声均匀，活动度良好，有完整的包膜，边缘光滑整齐，有时合并囊性变时可见液性暗区。

治疗

1. 西药　甲状腺素片10mg，每日3次，口服。

2. 中药　可分气滞痰凝型和气阴两虚型辨证施治。

3. 食疗　①紫菜猪肉汤：取紫菜15克，瘦猪肉100克，将猪肉洗净切块，和紫菜一起加清水适量煮汤，待将熟时加调料吃猪肉、紫菜，饮汤。②海带绿豆汤：取海带60克，绿豆150克，将海带洗净切丝，和绿豆一起加水煮汤，待绿豆煮熟，加红糖调味服食。③青柿汁蜜膏：取青柿子（未成熟者）1000克，蜂蜜适量，将柿子洗净，切碎，捣烂，用纱布挤压取汁，将柿汁放入锅中煮沸，改用文火煎熬成浓稠膏状，加入蜂蜜搅匀，再煎如蜜，待冷却后装瓶备用，每次1汤匙，用沸水冲服，每日2次。④芋艿丸：取生芋艿1000克，海蛰、荸荠各100克，将芋艿晒干、研细，海蛰、荸荠洗净，加水煮烂去渣，和入芋艿粉制成丸，如蚕豆大，用温水送服，每次5～10克，每日2～3次。⑤桑椹醪：取鲜桑椹1000克，糯米500克，酒曲适量，将桑椹洗净、捣烂，用纱布绞挤取汁，将桑椹汁与糯米按常法煮成干饭，待凉，加入酒曲，拌匀，发酵成酒酿，不拘时服食。

4. 外敷疗法　取炒紫荆皮 120 克，赤芍 60 克，当归、丹参、白芷、石菖蒲、象贝母各 30 克，共研为细末，取少量药末加入葱汁、陈酒调匀，敷于患处，每次敷 12 小时左右，隔日 1 次，15 次为 1 疗程。

生活饮食调养

1. 保持心情舒畅，切勿郁怒、生气。本病与情绪郁结有关，所以平素遇事要想的开，多往好处想，要心地善良，宽以待人，要以忍为先，不与人争，避免生闲气，对此病更不要紧张，只要坚持治疗是可以好的。

2. 生活规律，不睡懒觉，不熬夜，保证高质量的睡眠。

3. 饮食宜清淡，多食五谷杂粮、新鲜蔬菜水果，多吃海产品，少食油腻、肥甘、辛辣及香燥等食品。

4. 多饮水，保持大便通畅。

5. 加强身体锻炼，提高身体素质，避免伤风感冒。

四十、慢性前列腺炎

慢性前列腺炎通常由急性前列腺炎未彻底治愈，而变为慢性炎症感染性疾病，也可由前列腺组织反复充血，腺疱扩张，腺体间组织水肿，而成为慢性炎症性病理变化，其临床特点为尿道口滴白，小便频数，尿意不尽，腰骶部酸痛，小腹会阴部胀痛等。本病属于中医“精浊”范畴。

症状

1. 有膀胱刺激症状，排尿时尿道灼痛，并放射到阴茎头部，清晨尿道口有黏液、粘丝及脓性分泌物。

2. 后尿道、会阴和肛门部不适，重压时有饱胀感，下蹲或大便时尤甚。

3. 腰骶酸痛，可放射到阴茎、睾丸、腹股沟部、会阴部及大腿。

4. 全身症状表现为神疲乏力，目糊，失眠，性功能障碍，如阳痿、早泄、性欲减退等。

5. 前列腺触诊，有肿大，压痛，质地较硬感。

治疗

1. 西药　以抗菌消炎为主，可选用氟哌酸2片，每日3次，口服；复方新诺明片2片，每日2次，口服；庆大霉素8万单位，肌肉注射，每日2次。

2. 中药　可分湿热型、血瘀型和肾虚型辨证治疗。

3. 中成药　①三金片6片，每日3次，口服。②前列金丹片4片，每日3次，口服。③清淋颗粒1包，每日3次，冲服。④龙胆泻肝丸6克，每日3次，口服。⑤百宝丹0.3克，每日4次，口服。⑥金锁固精丸6克，每日3次，口服。⑦前列通片4片，每日3次，口服。

4. 食疗　①黄花菜马齿苋汤：取黄花菜、马齿苋各30克，红糖适量，一起煎汤服用。②玉米须炖蚌肉：取玉米须30～60克，蚌肉100～150克，炖汤服食，隔日1次。③核桃荔枝粥：取核桃10克，荔枝核15克，粳米50克，常法煮粥，每日早、晚温热服食。④麻雀汤：取麻雀2只，粳米100克，将麻雀去肠杂洗净，与粳米一起常法煮粥，每日早、晚温热服食。⑤核桃茴香墨鱼汤：取核桃仁10克，小茴香6克，墨鱼250克，将墨鱼洗净切块，与核桃、小茴香一起煲汤调味后食鱼喝汤。⑥猪肾炖杜仲：取猪肾1只，杜仲15克，将猪肾剖开，除去臊腺，洗净切块，和杜仲一起炖汤服食。

5. 其他疗法　①坐浴法：取知母、丹皮各12克，王不留行30克，红花10克，乌药15克，加水2500毫升煎汤，将药汁倒入盆中坐浴会阴部，温度以50℃～60℃为宜，每次坐浴20分钟左右。②药袋疗法：取白花蛇舌草、蒲公英、败酱草、车前子各30克，丹参、赤芍各15克，捣碎，共研细末，制成药袋，敷于少腹部。③体育疗法：⑴震臀：仰卧位，两腿自然伸直，用脚跟和肩背将臀部抬起，然后突然放松，使臀部与床面震击，每次做10～20次。⑵缩肛：仰卧位，两腿屈膝，脚移近臀部，用肩和脚支床，将臀部抬起，深深吸气，同时提肛，维持10～30秒，放松还原，每次10～20遍。

生活饮食调养

1. 注意休息，避免劳累过度。

2. 生活有规律，不熬夜，不睡懒觉，按时吃饭。

3. 保持精神愉快，避免情绪紧张、过度疲劳和纵欲，但也不可禁欲，适度的性生活可促使前列腺分泌物随精液排出，可减少或避免脓性分泌物的滞留。

4. 饮食保持清淡，忌食油腻、辛辣、香燥等食品，多食五谷杂粮、新鲜蔬菜和水果。

5. 忌烟酒、浓茶、咖啡，多饮水，每天要主动饮用6～8杯水。

6. 保持大便通畅，不憋尿。

四十一、前列腺肥大

前列腺肥大是常见的老年男性病，梗阻现象为前列腺肥大的主要症状，其临床特点是排尿不畅，夜尿次数增多，多数学者以为本病是由于激素的平衡失调所致。另外，性生活过度，前列腺、泌尿道梗阻，酗酒，刺激性食物及睾丸病变等因素，也与前列腺肥大有一定关系。

症状

1. 多见于50岁以上男性，早期表现为尿频，由于前列腺刺激所致，白天有6～7次，晚间4～6次，随着梗阻现象加重，剩余尿量增多时，尿频逐渐加重。

2. 排尿不畅　初期只是在排尿时要等较长时间才能排出，排尿终了后仍有尿滴出，或每次排尿需分几段排出，随着梗阻的加重，尿的射程缩短，尿线变细，终致不能成线而点滴而出。

3. 尿潴留　梗阻加重，残余尿过多时，膀胱失去收缩功能，逐渐产生尿潴留。

4. 尿失禁　当患者处于尿潴留状态，可出现尿失禁现象，这是由于膀胱内压超过尿道括约肌阻力时，尿液可不自主地从尿道口溢出，称为充溢性尿失禁，属假性尿失禁。

5. 血尿　在膀胱颈部有充血水肿等炎症改变或有结石刺激时，可出现血尿。

6. 并发泌尿系感染时，可出现发热、腰痛、尿频、尿急、尿痛等，长期慢性严重的尿路梗阻，可导致肾积水，出现神疲乏力、胃纳不馨、面色苍白、头晕等慢性中毒症状。

7. 直肠指诊　前列腺增大，质地较硬，表面光滑，中央沟消失。

治疗

1. 西药　①常用己烯雌酚 5mg，每日 3 次，待排尿通畅后逐渐减少用量，可同时服用维生素 B_6 以减轻胃肠道反应。②非那雄胺 5 毫克，每日 1 次，口服。③特拉唑嗪 2 毫克，每晚睡前服 1 次。④亦可选用前列康、安尿通、膀胱灵、泌尿灵等口服。

2. 中药　可分湿热下注型、肾阴不足型、脾肾两虚型等辨证治疗。

3. 中成药　①尿塞通片 6 片，每日 3 次，口服，用于膀胱湿热型。②龙胆泻肝丸 6 克，每日 2 次，口服，用于湿热下注型。③知柏地黄丸 6 克，每日 3 次，口服，用于肾阴不足型。④济生肾气丸 9 克，每日 2 次，口服，用于脾肾两虚型。⑤前列康片 4 片，每日 3 次，口服，用于老年性前列腺增生者。

4. 食疗　①绿茶通草汤：取绿茶3克，通草5～10克，小麦25克，先将通草和小麦放锅内加水400毫升煎煮15分钟，用汁沏茶，分3次服完。②栗子猪肾粥：取生栗子25克，猪肾1对，粳米100克，陈皮6克，花椒面、食盐少许，将猪肾洗净切小块，同粳米、花椒面、食盐一同入锅，加水煮粥，栗子去壳待食，每日早晨空腹先吃栗子，再吃粥。③黄芪鲤鱼饮：取生黄芪60克，鲜鲤鱼1尾（约250克左右），将鲤鱼去鳞、内脏，洗净，与黄芪（布包）同煮至烂，去黄芪，每日1次，吃鱼喝汤。④扁蓄车前粥：取扁蓄、车前子各30克，粳米100克，将扁蓄、车前子（布包）入砂锅内，加水500毫升煎煮，去渣留汁，粳米煮粥，兑入药汁，煮1～2沸，每日2次，温热服食。⑤绿茶莲花汤：取绿茶3克，莲花蕾20克，甘草5克，先将莲花蕾和甘草放锅内，加水300毫升，煮沸后加入绿茶即可，冷却后分3次饮服。⑥哈蜊益母汤：取鲜哈蜊肉150克，益母草嫩苗500克，牛膝30克，先将益母草和牛膝煎汤去渣，再将哈蜊放入汤中煲热，加适量调料，喝汤吃哈蜊肉。⑦枸杞羊肾粥：取枸杞叶250克，羊肾1只，羊肉、粳米各100克，葱白2根，先将羊肾剖洗干净，去内膜，切细，并将羊肉洗净切碎，将枸杞叶煎汤去渣，放入羊肉、羊肾、葱白、粳米共煮成粥，放适量调料食用。⑧薏米郁李仁粥：取薏米50克，郁李仁15克，将薏米、郁李仁加水适量，常法煮粥，加适量调料，每日早、中、晚温热服食。⑨栗子炖乌鸡：取乌鸡1只，栗子仁30克，海马10克，盐、姜适量，将乌鸡择洗干净，切块，与栗子仁、海马及盐、姜同放锅内，加水适量蒸熟，分2～3次吃完。有补益脾肾的功效。⑩老人癃闭汤：党参24克，黄芪30克，茯苓、王不留行各12克，莲子20克，车前子15克，肉桂6克，白果、甘草各9克，吴茱萸5克。将以上各药洗净，水煎服。有益气健脾、温补肾阳的功效，适用于前列腺肥大发生尿潴留的病人。⑾车前绿豆粱米粥：

车前子60克，橘皮15克，通草10克，共包纱布中，水煎取汁，入绿豆50克、高粱米100克煮粥，空腹服，连服数日。⑿萝卜浸蜜：将萝卜1500克洗净，去皮切片，用蜂蜜浸泡10分钟，放在瓦上焙干，再浸再焙，不要焙焦，连焙3次。每次嚼服数片，盐水送服，每日4～5次，常吃。⒀葡萄煎：葡萄汁、藕汁、生地黄汁各150毫升，白花蛇草汁、王不留行汁各100毫升，白蜜250毫升，将以上各味相和，煎为糖稀状，饭前服60毫升。⒁二紫通尿茶：紫花地丁、紫参各15克，海金砂30克。上药研为粗末，置保温瓶中，以沸水500毫升闷泡15分钟，代茶饮用，每日1剂，连服5～7天。

5. 其他疗法 ①药熨疗法：取田螺适量，麝香0.5克，葱白250克，捣碎拌匀，分装3包，置于脐及气海、关元穴，然后用热水袋熨15分钟左右，每日2次。②外敷法：取独头蒜1枚，栀子、苍术各15克，大黄30克，食盐少许，共捣碎拌匀，装入纱布袋中，敷于小腹，每次30分钟左右，每日2次，2周为1疗程。③坐浴法：取丹参、赤芍各15克，木通20克，大黄30克，穿山甲10克，加水2500毫升，煎汤取汁倒入盆中，待水温至50℃左右时，坐浴20分钟左右，每日2次，2周为1疗程。④按摩疗法：取仰卧位，用右手拇指指尖按住关元穴，然后随呼吸缓缓向下按压，再更换气海穴按压，当按压至一定深度时，膀胱内的压力增大，尿液便可自行排出。指压排尿有时不能使膀胱内残留的尿液全部排出，可以再用左手鱼际掌面在膀胱的顶部缓缓向尿道方向推压，尽可能将膀胱内的尿液排空，从而调节神经功能，提高膀胱逼尿肌的收缩力，对舒张尿道括约肌，消炎消肿均有一定的作用。

生活饮食调养

1. 注意休息，避免劳累过度。

2. 生活有规律，不熬夜，不睡懒觉，按时吃饭。

3. 保持精神愉快，避免情绪紧张、过度疲劳和纵欲，但也不可禁欲，适度的性生活可促使前列腺分泌物随精液排出，可减少或避免脓性分泌物的滞留。

4. 饮食保持清淡，忌食油腻、辛辣、香燥等食品，多食五谷杂粮、新鲜蔬菜和水果。

5. 忌烟酒、浓茶、咖啡，多饮水，每天要主动饮用6~8杯水。

6. 保持大便通畅，不憋尿。

四十二、颈椎病

颈椎病是中年以上年龄的人常见的一种疾病，颈椎呈退行性改变，产生症状时称之为颈椎病或颈椎综合征。本病主要由于颈椎间盘变性或突出，颈椎间隙变窄，关节囊的松弛以及进行性骨赘形成，从而刺激或压迫颈部神经血管组织，引起不同形式的综合征。

症状

1. 35岁以后，即中年以上年龄的人为多见，男性多于女性。

2. 颈肩痛反复发作，症状重者可出现阵发性剧烈疼痛，并影响睡眠及工作，部分病人有臂痛或手部针刺电击样放射性疼痛，患者常有落枕史。急性期可见颈部疼痛，痛可向头、肩、臂、手指等部位放射，有触电、沉重、怕冷等感觉，肩关节活动不利，咳嗽、打喷嚏时疼痛加剧，严重者疼痛像刀割或烧灼，以致影响睡眠及工作。缓解期肩、背、手指等有麻木、胀痛、发凉等感觉，肩关节活动不利，但无剧烈疼痛。

3. 有头痛头晕症状，在颈部后伸或侧弯时眩晕加重，并可有恶心、耳鸣、耳聋、视物不清，甚至摔倒，但在摔倒后因颈部位置改变而可马上清醒。

4. 一侧或双侧上肢麻木，手部肌力弱，持物不稳，所持物件容易坠落，甚者四肢瘫痪、小便潴留、卧床不起。

5. 臂丛神经牵拉试验阳性　医生一手扶病人头部的患侧，另一手握患侧上肢，将其外展90度，两手作反向牵拉，若有放射样痛或麻木感即为阳性。

6. 椎间孔压缩试验阳性　患者取坐位，颈后伸偏向患侧，医者以左手托下颌，右手从头顶逐渐下压，出现颈痛或放射痛者即为阳性。

治疗

1. 西药　①消炎痛25mg，每日2～3次，饭后服，10天为1疗程。②保泰松0.1～0.2g，每日2次，口服，1周后如无不良反应，可继续服用，剂量递减至每日0.1～0.2g。

2. 中药　可分急性期、缓解期辨证治疗。

3. 中成药　①抗骨质增生丸6克，每日2～3次，口服。②骨仙片5片，每日2次，口服。③颈复康颗粒1包，每日2～3次，冲服。④颈痛颗粒1包，每日2～3次，冲服。⑤天舒胶囊4粒，每日3次，口服。⑥全天麻胶囊2～4粒，每日3次，口服。⑦龙骨颈椎胶囊3粒，每日3次，口服。⑧奇正消痛贴1贴，或麝香壮骨膏，每日更换1次，外敷帖痛处。⑨也可选用骨刺丸、舒筋活络丹等。

4. 单验方　①活血逐瘀胶囊：取当归60克，川断、土元、炮山甲、全蝎、乳香、没药、血竭、甜瓜仁、雄黄、自然铜各30克，西红花20克，儿茶10克，冰片、麝香各3克，共研细末装胶囊，每丸0.5克，每次6丸，每日3次，黄酒冲服。②活血止痛散：取血竭、炮山甲、乳香、没药、海龙各30克，元胡60克，蜈蚣30条，共研细末，每次3克，每日3次，黄酒冲服。

5. 食疗　①枸杞子粥：取枸杞子15克，粳米50克，将枸杞子、粳米淘洗干净，加水适量，常法煮粥，每日早、晚温热服食。②红烧龟肉：取乌龟 1 只（约重 250～500 克），葱、姜、花椒、冰糖、酱油各适量，将乌龟放盆中，加 40℃热水，使其排尽尿，宰杀后去头、足，剖开，去龟甲壳、内脏，洗净，将龟肉切块，烧锅热，入油，放入龟肉，反复翻炒，加葱、姜、花椒、冰糖等调料，烹以酱油、黄酒，并加适量清水，以文火煨炖，至龟肉酥烂即成。③百合饼：取百合 150 克，菟丝子 50 克，面粉 250 克，油、食盐各适量，先将百合、菟丝子研成细粉，再与面粉混匀，加水适量，和成面团，擀成薄片，撒上油、盐、葱，做成小饼烙熟。④淫羊藿炖猪心：取猪心 500 克，淫羊藿 50 克，葱、姜、食盐、花椒、白糖、味精、香油、卤汁各适量，将淫羊藿洗净，切碎，加水适量，煎煮 2 次，收取药汁 500 毫升，将猪心剖开，洗净，与药液、姜、葱、花椒同置锅内，煮至六成熟，捞出猪心，稍凉，将猪心放入卤汁锅内，文火煮熟，另以卤汁、盐、白糖、味精、香油各适量，加热成浓汁，将猪心片放入，拌匀即成，分次佐餐食用。

6. 颈椎保健康复操　康复操可改善患者颈部的血液循环，松解粘连和痉挛的软组织。颈椎保健康复操中不少动作对预防颈椎病有独特疗效，无颈椎病者还可起到预防的作用。做颈椎操时两脚要分开与肩同宽，两臂自然下垂，全身放松，两眼平视，均匀呼吸，站、坐均可。①双掌擦颈：十指交叉贴于后颈部，左右来回摩擦 100 次。②左顾右盼：头先向左再向右转动，幅度宜大，动作要轻，以自觉酸胀为好，30 次。③前后点头：头先向前再向后，前俯时颈项尽量往前拉长，30 次。④旋肩舒颈：双手置两侧肩部，掌心向下，两臂先由后向前旋转 20～30 次，再由前向后旋转 20～30 次。⑤颈项争力：两手紧贴大腿两侧，两腿不动，头转向左侧时，上身旋向右侧，头转向右侧时，上身旋向左侧，各 10 次。⑥摇头晃脑：头顺时针旋转 5 次，再反方向旋转 5 次。⑦头手相抗：双手交叉紧贴后颈部，用力顶头颈，头颈向后用力，互相抵抗5次。⑧翘首望月：头用力左旋，并尽量后仰，眼看左上方5秒钟，复原后，再旋向右，看右上方5秒钟。⑨双手托天：双手上举过头，掌心向上，仰视手背5秒钟。⑩放眼观景：手收回胸前，右手在外，劳宫穴相叠，虚按膻中穴，眼看前方，5秒钟，收操。

7. 其他疗法　①热敷疗法：取羌活、独活、川芎、红花、延胡索各适量，加清水煎煮，将药汁倒入盆中，然后用毛巾蘸满药汁敷于患处，待冷后再加温，每次30分钟，7~10天为1疗程。②药枕疗法：取当归、羌活、川芎、赤芍、红花、桂枝、葛根、木瓜、鸡血藤、石菖蒲、冰片等各适量，研为粗末作枕芯，每天枕用时间不少于6小时，连用3~6个月为1疗程。

生活饮食调养

1. 稳定情绪，此病是一种慢性病，很难一时治愈，要稳定情绪，静心调养，任何急躁、焦虑、紧张都会加重病情。

2. 注意休息，颈肩部要避免受寒，避免长时间低头或仰头工作，如必须长时间低头工作时，应适当活动头颈部，使肌肉、韧带得到充分的休息。

3. 注意调节枕头高度和配备适宜枕头，防止落枕和颈部急性扭伤，睡眠时不要直接受风吹。

4. 对脊髓型颈椎病患者，绝对禁止做颈部的旋转复位手法，以免发生严重的不良后果。

5. 平时多参加运动，每天定时作1~2小时的有氧运动，以散步和慢跑为好，以增强体质，延缓或减轻身体器官发生退变，避免伤风感冒加重病情。

6. 饮食宜清淡，多吃富含维生素的新鲜蔬菜和水果，忌吃刺激性食物，如辣椒、浓茶、烈酒等。

7. 多饮水，每天要主动饮水，保持体内充分的水分以利于关节的润滑。

8. 保持大便通畅，以每天1～2次为度，要养成每天定时排便的习惯，一般2～3天不排便即使没有便意也要采取排便措施。

9. 作好此病的科学预防。颈椎病重在预防，针对颈椎病的致病因素如头颈的外伤、劳损、落枕、风寒等，还要纠正睡姿不良和枕头使用不当等因素，及时采取有效的预防措施，以降低颈椎病的发病率或推迟其发病时间。人的一生有1/3时间是在床上度过的，以平均年龄72岁计算，就有24年时间是在床上与枕头相伴。因此枕头的形式、高度、硬度及睡姿将会对预防颈椎病产生巨大的影响。合适的枕心应是柔软的（以荞麦皮枕心为最佳，它可以塑型），枕头应宽出肩膀10～20厘米，高度一般在仰卧时等于本人拳头，若侧卧时则再加半拳。枕头的位置要放在颈部的后方，这样可保持头部轻度后仰位，利于颈椎生理曲线的维持及颈肌的休息。若放于后枕部，则势必抬高头部，致使颈肌疲劳，颈曲变直、反张。同理，若枕头太高，则会使颈部肌肉疲劳，神经韧带受牵拉。因此，并不是“高枕无忧”。如果太低或不用枕头睡眠时，后颈部形成支点，可使颈曲减少、反张，造成劳损、错位，加速颈椎的退形性改变。再则，睡姿亦很重要，通常以仰卧、右侧卧为宜。俯卧位会使头颈部长时间处于紧张状态，且不利于心、肺的正常生理活动，易引起颈椎病。因此，俯卧位是不可取的。

四十三、肩关节周围炎

肩关节周围炎是肩关节周围的软组织如关节囊、肩袖韧带等的退行性病变，有渗出或细胞浸润，继而纤维化和粘连。因本病多见于50岁以上患者，故有人称它为“五十肩”；中医认为，本病多为肩部受风着寒而致，故又称为“漏肩风”；又因为患病后常见肩关节僵硬，不能活动，好像冻结了一样，所以又叫它“肩凝症”、“冻结肩”。

症状

1. 多见于50岁以上中老年人，好发于非体力劳动者。

2. 可有肩部外伤、劳损或感受风寒湿邪的病史。

3. 局部疼痛，可因劳累或气候变化而诱发或加重疼痛，开始呈阵发性钝痛，以后逐渐呈持续性酸痛或刺痛，昼轻夜重，睡眠时常被痛醒，患者常取健侧卧位。

4. 压痛较广泛，常见于喙突、肩峰下、结节间沟、肩后部、肩胛骨内侧缘等。

5. 肩功能受限，以外旋、外展、高举及背手的动作最为困难。

6. 肌肉萎缩，常见于三角肌、冈上肌等，腋窝的前后壁、胸大肌筋膜、背阔肌筋膜均呈挛缩僵硬状态。

治疗

1. 西药　①疼痛严重时可口服芬必得0.3～0.6g，每日2次，口服；或双氯芬酸钠0.05～0.1g，每日1～2次口服，或奈普生胶囊0.25g，每日1～2次，口服；或消炎痛25mg，每日3次，口服。②局部注射醋酸氢化考的松，对明显局限性疼痛者有效，而对病变广泛，多处压痛者效果欠佳。

2. 中药　可分风寒型、瘀滞型、虚损型等辨证治疗。

3. 中成药　①大活络丹1丸，每日2次，口服。②伸筋丹1丸，每日3次，口服。③独一味胶囊2～4粒，每日3次，口服。④五味麝香丸3粒，每日3次，口服。⑤活血止痛胶囊4粒，每日2～3次，口服。⑥龙血竭胶囊2～4粒，每日2次，口服。

4. 食疗　①肉苁蓉粥：取肉苁蓉10克，枸杞子30克，粳米50克，葱、姜各适量，先将肉苁蓉放砂锅内加水适量，煎煮至烂，去渣，再将枸杞子、粳米加入煮粥，最后加入葱、姜，煮沸即成，每日早、晚空腹温热服食。②枸杞肉丝：取枸杞子100克，瘦猪肉500克，笋、猪油各100克，食盐、糖、料酒、味精、香油、酱油各适量，将猪肉洗净切成肉丝，笋洗净切丝，烧油锅，放肉丝及笋丝炒，再下料酒及其他佐料拌匀，再放枸杞子翻炒几下，淋上香油，炒熟即可，佐餐食用。③熘炒黄花猪腰：取猪腰150克，黄花菜50克，素油、葱、生姜、蒜、食盐、芡粉各适量，先将猪腰洗净，去筋膜臊腺切成腰花备用；黄花菜泡发，切成条状备用，炒锅热素油，先煸炒葱、蒜、姜等佐料，再爆炒腰花，至熟透，加黄花菜、食盐、糖煸炒片刻，加芡粉，汤液透明即可，分次佐餐食用。④莲栗膏：取糯米500克，莲子（去芯）60克，白糖适量，将莲子、栗子煮熟，压烂成泥，与淘净的糯米拌匀，放入瓷盘，加水适量，蒸熟，冷后切块，撒上白糖，当主食吃。⑤小麦粥：取小麦30克，粳米50克，羊肾1对，将羊肾剖开，洗净去臊腺，切成细丁，与小麦、粳米一同放锅内加水，常法煮粥，每日早、晚空腹温热食用。

5. 熏洗疗法　取透骨草25克，川乌、草乌、红花、防风、地龙、川芎各15克，蜂房2个，加水适量煎煮，熏洗患处。

生活饮食调养

1. 本病病程长，疗效慢，故要树立战胜疾病的信心，积极参加各项文娱活动及功能锻炼，以手顺墙从下向上爬举，每天坚持。

2. 注意肩部保暖，防止寒气侵袭而复发。

3. 经常活动肩关节，并要避免受外伤，以防新的创伤或粘连影响疾病恢复。

4. 饮食宜多吃富含维生素的蔬菜水果，多吃粗粮，勿吃生冷之品，少吃或不吃辛辣刺激性食品，如烈酒、咖啡、辣椒等。

5. 多饮水，保持大便通畅。

6. 生活规律，保证充足的睡眠，不熬夜，不贪玩。

四十四、网球肘

网球肘，又称肱骨外上髁炎，是急慢性损伤造成肱骨外上髁周围软组织的无菌性炎症，临床主要表现为肘关节外侧疼痛为主的综合征候群，因最初发现于网球运动员而得名，实际上，凡是在运动或劳动中，前臂及腕部使用机会过多，强度过大者，均易发生此病。

症状 本病主要表现为肘关节肱骨外上髁局部性的疼痛，持续性的酸痛，有的病人疼痛可放射到前臂、腕部或上臂部分，夜间疼痛明显，不能拿重物，严重者端水杯或扫地均可引起疼痛。

治疗

1. 西药 ①口服止痛：芬必得1片，每日2次，饭后服；或炎痛喜康20mg，每日1次，饭后服；或双氯芬酸钠0.05～0.1g，每日1～2次；或奈普生胶囊0.25g，每日1～2次；或消炎痛25mg，每日3次，口服。②局部封闭：强的松龙0.5ml，2%普鲁卡因4ml，痛点处注射，每周1次，3次为1疗程。

2. 中成药 ①云南白药2粒，每日3次，口服。②独一味胶囊2～4粒，每日3次，口服。③三七伤药片3片，每日3次，口服。④疏风定痛丸1丸，每日2次，口服。⑤麝香止痛膏，或云南白药膏，每日更换1次，外敷。

3. 食疗 ①三七酒：取三七参30克，白酒500毫升，将三七参、白酒混装瓶内，泡7天后服用，每次5～10毫升，每日2～3次，连服7～10天。②加皮鹿角酒：取五加皮120克，鹿角霜60克，白酒500毫升，赤砂糖适量，将五加皮、鹿角霜放入白酒中浸泡10天，过滤去渣，加赤砂糖，每次饮服5～10毫升，每日2～3次。③杜仲当归鸡：取母鸡1只（约1500克左右），杜仲60克，当归20克，桂枝15克，姜、食盐适量，将母鸡宰杀去毛、洗净，杜仲、当归、桂枝装入纱布袋内，扎紧口，纳入鸡腹内，和姜一起加水炖至鸡肉烂熟，去纱袋，加食盐调味，食肉喝汤，分4～5次服食。④狗肉煲：取狗肉500克，菟丝子15克，桂皮6克，将狗肉洗净、切块，和菟丝子、桂皮一起加水共煨至肉烂熟，去药渣吃肉，分5～7天服食。⑤高粱根煮鸡蛋：取高粱根7个，鸡蛋1只，糖少许，将高粱根洗净，加水煎汤去渣，用此汤煮鸡蛋，加糖少许服食，每日1～2次，1周为1疗程。

4. 其他疗法　①熏洗疗法：取伸筋草、老鹳草、荆芥、防风、防已、附子、千年健、路路通、络石藤、桂枝、杜仲、红花、五加皮、宣木瓜、当归尾各等份，上药共为粗末，每150克为一袋，将药末装入长30厘米、宽15厘米的布袋内，将袋口缝好后放入搪瓷容器内加水煎煮，煮开20～30分钟取下，先以蒸汽熏患处，等到药汁稍凉后可以浸洗，并将药袋放患处热敷，每次熏洗30分钟左右，每日1～2次，1周为1疗程。②艾灸疗法：将艾绒制成麦粒大小艾炷，在手三里、曲池、阿是穴（患侧）上涂少许凡士林，将麦粒大的艾炷置于其上，点燃施灸，灸至局部红晕温热，但应以不烫伤皮肤不起泡为度，一般可灸3～7壮，灸后不用膏药外敷，隔日1次，10次为1疗程。③韭菜面粉饼外敷法：取韭菜根90克，面粉30克，白酒适量，将韭菜根洗净切碎，加面粉捣烂如泥，稍加白酒调成糊状，每日敷于患处。

生活饮食调养

1. 治疗期间尽量减少损伤性动作，避免前臂做过度旋转和伸腕动作，以免病情复发。

2. 疼痛严重时可用布袋将前臂悬挂于脖子上，同时注意保暖和休息。

3. 不要连续长时间、急剧旋伸前臂，运动员在做各种锻炼时，应先进行前臂活动。

4. 在治疗的同时进行功能锻炼，常用的方法有甩鞭法，即前臂在内旋的同时屈肘，然后伸直肘关节。

四十五、坐骨神经痛

坐骨神经痛是指坐骨神经通路及其分布内的疼痛综合征，分为原发性和继发性两大类，后者多见。原发性坐骨神经痛即坐骨神经炎，多由于牙齿、副鼻窦、扁桃体等病灶感染，经血液而侵及神经外衣引起；继发性坐骨神经痛是坐骨神经在行进中受到邻近病变的刺激或压迫引起，一般分为根性和干性坐骨神经痛，根性多见，病变主要在椎管内，病因以椎间盘突出最为多见，干性坐骨神经痛主要在椎管外坐骨神经行程上，可由骶髂关节炎、盆腔内肿瘤、妊娠子宫压迫、髂关节炎、臀部外伤、臀部注射部位不当及糖尿病等所致。

症状 临床多见以单侧腰部、臀部，并向股后、小腿后外侧、足外侧放射的疼痛，沿坐骨神经有压痛点，行走、活动及牵引坐骨神经可使疼痛加剧，直腿高举试验阳性，踝反射减低或消失。咳嗽、喷嚏和屏气用力时疼痛加剧，腰椎棘突和横突的压痛明显，颏胸试验（仰卧时将病人头颅被动前屈，下颏触及胸壁，激发或加剧下肢疼痛）阳性，称为根性坐骨神经痛；仅臀部以下坐骨神经通路压痛明显，称为干性坐骨神经痛。

治疗

1. 西药　可用乙酰水杨酸、芬必得、双氯芬酸钠（钾）等止痛药，急性期可用强的松类激素，维生素 B_1、维生素 B_{12} 作辅助治疗，亦可用0.25%～1%普鲁卡因作周围神经封闭。

2. 中药　可分寒湿闭阻型、肝肾亏虚型等辨证治疗。

3. 中成药　①大活络丹1丸，每日3次，口服。②独活寄生丸6克，每日2次，口服。③伸筋丹胶囊4粒，每日3次，口服。④腰痛宁胶囊4粒，每日3次，口服。⑤壮腰健肾丸3克，每日3次，口服。

4. 食疗　①川杜煲猪尾：取川断10克，杜仲10克，猪尾1条，将猪尾去毛洗净，川断、杜仲用纱布包扎，然后和猪尾一起，加水煮熟，放盐少许，调味服食。②老桑枝煲鸡：取老桑枝6克，母鸡1只（约1000克左右），将母鸡宰杀去毛及内脏，和老桑枝一起加水适量煲汤，加盐少许，调味服食。③黄鳝粥：取黄鳝250克，粳米100克，将黄鳝洗净切段，同粳米一起常法煮粥，每日早、晚温热服食。④姜糖茶：取老姜15克，红糖25克，南瓜子10克，上3味一起加水煎汤，代茶饮。⑤鸡蛋生姜汤：取鸡蛋2只，生姜25克，艾叶15克，上3味一起加水共煮，蛋熟后去壳再煮片刻，食蛋饮汤。

5. 其他疗法　①药熨疗法：⑴取水菖蒲120克，干姜12克，小茴香60克，樟脑90克，松香300克，将前3味捣碎研细末，先将松香烊化，加入樟脑及诸药末，搅拌均匀，制成膏药，使用时将膏药烘软，贴于患处，每天在贴膏药处热熨1～2次，每次15～30分钟。⑵取坎离砂（又名风寒砂，成药）250克，倒入陈醋50～100毫升，待其发热后装入布袋，热熨疼痛部位，以耐受为度，每次熨20～30分钟，每天1～2次。⑶取生川乌、生草乌各30克，白芷、姜黄、防风各10克，络石藤60克，捣碎，装入药袋，加酒或醋适量，入蒸锅中加热30分钟，取出热熨患处。本方适用于腰腿疼痛，局部得热则减，遇寒则甚者。⑷取防风、葛根各25克，桂枝40克，生姜120克，青葱白150克，上药共为粗末，装入药袋，蒸煮后热熨患处，适用于腰腿疼痛，转侧不利，遇寒冷加重者。

生活饮食调养

1. 此病是一种慢性进行性的疼痛，要做好心理安慰，不要急，不要愁，应积极配合治疗。

2. 急性发作时要睡硬板床，必要时腰部垫一小枕头以维持腰曲。

3. 要劳逸结合，起居作息有规律，不要熬夜。

4. 居室要注意干燥，定期通风晒太阳，防寒防潮。

5. 根据具体情况进行适当的身体锻炼，可每天定时散步，以增强体质，尽量防止上呼吸道感染。

6. 要积极治疗龋齿、副鼻窦炎、慢性扁桃体炎等慢性病。

7. 饮食要以温热有营养的食品为主，如羊肉、牛肉、鱼、虾类，多食粗杂粮及新鲜蔬菜和水果。

8. 多喝水，要主动饮水，不要等渴了才喝水，一天要保证喝 2000 ~ 2500 毫升水。

9. 保持大便通畅，养成每天定时排便的习惯，2 天不大便就要采取排便措施，不能 3 ~ 4 天或 5 ~ 6 天不排便。

四十六、腰椎间盘突出症

腰椎间盘突出症开始以腰痛为主，而后逐渐向下肢放射，到腰以下两腿酸沉疼痛，活动后加重，约 1/5 的腰腿痛病人属腰椎间盘突出症，尤以体力劳动者发病率为高。本病属中医学腰痛范畴，亦称为腰腿痛。

症状 本病发病常有腰部损伤史，以及慢性腰痛病史，腰痛逐渐向臀部及下肢放射痛，症状时轻时重，咳嗽、喷嚏或用力大小便时，以及长途行走、着力弯腰时症状加重，但在休息后可缓解。腰功能活动受限，尤以弯腰活动受限明显。

治疗

1. 西药 ①疼痛严重者，可用芬必得 1 片，每日 2 次，口服；或索密痛 1 ~ 2 片，每日 3 次，口服。②可于棘突旁压痛点注射强的松龙 50 ~ 125mg 加 2% 普鲁卡因 3 ~ 6ml，每周 1 次，共 3 ~ 4 次。

2. 中药 可分气滞血瘀型、风寒夹湿型、肝肾虚弱型等辨证治疗。

3. 中成药　①补中益气丸9克，每日3次，口服。②大活络丹1丸，每日3次，口服。③壮腰健肾丸6克，每日3次，口服。③腰痛宁胶囊4~6粒，每日3次，口服。④抗骨增生胶囊4粒，每日3次，口服。⑤骨仙片3片，每日2次，口服。⑤骨刺消痛液10毫升，每日3次，口服。⑥骨友灵擦剂，或骨质宁擦剂，每日2~3次，外涂患处。⑦奇正消痛膏，或南星止痛膏，每日更换1次，外敷帖痛处。

4. 食疗　①狗肉粥：取狗肉150克，粳米50克，姜适量，将狗肉洗净，切成小块，放入砂锅，加适量水，再将粳米、姜加入，常法煮粥，每日早、晚温热服食。②鹿角霜粥：取鹿角霜粉15克，粳米50克，红糖适量，先将粳米淘净，加水适量，煮至五成熟，再将鹿角霜粉加入搅匀，煮熟加入红糖搅匀即可，每日早、晚温热服食。③韭菜炒鲜虾：取韭菜150克，鲜虾250克，菜油、味精、食盐各适量，先将韭菜洗净，切成寸段，鲜虾去壳备用，炒锅热菜油，将韭菜、虾放入，反复翻炒，放入味精、食盐拌匀即可，佐餐食用。④杜仲爆羊腰：取盐炙杜仲12克，五味子6克，羊腰400克，素油、葱、生姜各适量，先将杜仲、五味子加水适量，煎煮40分钟，去渣，加热浓缩成汁，备用，再将羊腰剖开洗净，去除筋膜及臊腺，切成腰花，用芡粉裹勾，入锅用素油爆炒至嫩熟，调以酱油、葱、姜等佐料即可，佐餐食用。⑤羊肉萝卜汤：取鲜精羊肉250克，草果3克，豌豆50克，胡萝卜150克，调料适量，先将羊肉、胡萝卜洗净，切成小方块，豌豆洗干净，香菜洗净切段，再将羊肉、草果、豌豆、姜放入锅中，加水适量，文火煎熬1小时，放入萝卜煮熟，再放入香菜、胡椒、食盐即成，佐餐食用。

5. 其他疗法　①推拿疗法：可到医院找有经验的推拿医师治疗。②热敷疗法：取独活、川芎、红花、当归、赤芍、桂枝、细辛、秦艽、千年健各适量，共研成粗末，装入长20厘米、宽10厘米的布袋内，每袋约150克，用时将药袋加水煎煮25分钟，稍凉后将药袋置于患处热敷20分钟左右，每日2次，15天为1疗程。③沐浴疗法：取川芎、桂枝、红花各30克，当归、乳香、没药各20克，苏木、羌活、独活各100克，加水煎汤，倒入浴盆中沐浴，沐浴时间一般为20分钟左右，药浴完毕，用清水冲洗，每日1次，10次为1疗程。⑤自我锻炼法：⑴反后搓腰：将双手放于两侧腰大肌处，由上向下，至下而上反复10~15次，感双侧腰部发热为度。⑵爬行训练：四肢呈爬行状，先后做腰上凸、腰下凹，侧身左/右、手摸左/右足、扬手转身等动作，最后将双手着地爬行，每天坚持30分钟。⑶飞燕式锻炼：俯卧于床，先后作双下肢交替抬举、双上肢同时抬举、上半身后伸抬起等动作，上述动作各10余次，每日坚持30分钟锻炼。⑷团身运动：仰卧于床，先做屈髋、屈膝、仰卧起坐或仰卧起坐接双手抱膝贴胸等运动各10余次。此运动可与飞燕式隔日交替进行。⑸退走锻炼：在走廊或空旷处退走，每次30分钟左右。这种锻炼有利于改善腰背肌状态，恢复腰椎生理弓和腰部小关节滑动，可帮助解除小关节粘连。⑹挺腹疗法：每日做挺腹运动数十次，一方面加强腰背肌的锻炼，另一方面使椎间隙及纤维环、椎间韧带发生旋转、牵拉，产生周边压力，突出物易于回纳，可使椎体关节回复解剖状态，达到适应状态。⑺拔真空罐：拔真空罐比较简便且无危险。每隔两三天拔一次，起初腰部皮肤呈紫黑血泡，后来逐渐发红或粉红，腰部逐渐感觉发暖。

生活饮食调养

1. 保持心情稳定。本病是最折磨人的病，终日疼痛，时轻时重，一定要稳定情绪，任何焦躁、忧愁都是没有用的，既来之，则安之，当静心休养调治。

2. 本病治法很多，特别是现代医疗市场开放，一定不要轻信广告，要到正规医院找专业医生治疗。

3. 生活要规律，保证充足的高质量的睡眠。

4. 一般不是痛的很厉害者，要坚持自我锻炼，保证每天平卧硬板床2~4小时。

5. 平时注意饮食调养，多食高蛋白高维生素食品，如豆类、瘦肉、鱼虾类，少食动物脂肪及内脏，多食五谷杂粮及新鲜蔬菜和水果。

6. 注意多喝水，以白开水为主，不要喝可乐类饮料。

7. 戒烟限酒，白酒或黄酒可少喝点对腰痛有益。

8. 保持大便通畅，养成每天定时排便的习惯。

9. 坚持运动锻炼，这种病要静动结合，静卧后一定要进行散步锻炼。

四十七、足跟痛

足跟痛是指跟骨结节周围由慢性劳损所引起的疼痛，常伴有跟骨结节部骨刺，多见于40~60岁的中老年人。特点是疼痛和行走困难，经治疗后，大部分患者疼痛可缓解。

症状 临床可见足跟下疼痛，晨起站立时较重，行走片刻后减轻，但行走久后疼痛又加剧。跟骨结节前方压痛，有时可触及骨性隆起，跟骨侧位片常显示跟骨结节前骨刺形成，但有骨刺不一定发生疼痛，疼痛者不一定有骨刺。

治疗

1. 西药 ①芬必得0.3g，每日2次，饭后口服。②消炎痛25mg，每日3次，饭后口服。③双氯芬酸钠0.05~0.1g，每日1~2次，口服。

2. 中成药 口服可选用骨刺片、骨仙片、天麻丸或抗骨增生胶囊等；外敷麝香镇痛膏或南星止痛膏；外搽红花油、骨质宁或骨友灵擦剂。

3. 食疗　①淮山枸杞炖猪脑：取猪脑1只，淮山药50克，枸杞子15克，葱、姜、盐、清水适量，用武火烧沸后，转用文火煮熟，再加味精，搅匀即成，每日服1～2次，15天为1疗程。②栗子粥：取栗子15只，粳米150克，将栗子去皮，风干后研粉备用，与粳米一起放入砂锅内，加清水适量，用武火煮沸后，转用文火煮至米烂成粥，每日早、晚温热空腹服食。③枸杞羊肾粥：取枸杞子15克，羊肾1对，粳米100克，将羊肾去臊腺、筋膜，洗净切细，和粳米一起常法煮粥，每日早、晚温热服食。④胡麻酒：取胡麻100克，薏苡仁30克，干地黄150克，白酒1000毫升，将胡麻、薏苡仁、干地黄装入纱布口袋内，扎紧袋口，白酒、纱布药袋装入酒坛内，浸泡1周即成，每日1次，每次饮1小杯。

4. 其他疗法　①热敷疗法：取透骨草25克，牛膝20克，川乌、草乌、红花、防风、地龙各15克，独活、当归各10克，将上药共为粗末，每150克为1袋，将药袋装入长30厘米、宽15厘米的布袋内，将袋口缝好，加适量水煎煮，煮沸20～30分钟后取出，将药袋置于患处热敷，每次20分钟左右，每日1～2次，10天为1疗程。②药垫疗法：取透骨草、伸筋草、桂枝、红花、大黄各等份，共为细末，均匀撒在各层棉布，特别是鞋底足跟易接触的部位，用线缝好，做成鞋垫使用，15天换1次药垫，2个月为1疗程。③洗足疗法：取苏木30克，桃仁、红花、当归、独活、透骨草各15克，乳香、没药、血竭各10克，先将药物加水煎煮，然后将滤出的药液倒入盆中，趁热洗足，保持水温在50℃～60℃左右，每日2次，每次15分钟左右，10天为1疗程。也可取刺蒺藜100克，煎水洗足，或用醋250ml加热水洗足，10～15天为1疗程。

生活饮食调养　长时间行走及劳累后要用热水泡脚，鞋袜要合脚，发病时要注意休息，且治疗不可中断。

四十八、痛经

凡在月经期前后或在行经期间发生腹痛或其他不适，以致影响生活和工作者称为痛经。

症状 主要表现行经前后或正值行经期间，小腹及腰骶部疼痛，甚至剧痛难忍，常伴有面色苍白、头面冷汗淋漓、手足厥冷、泛恶呕吐、两乳房胀痛等，分为原发性和继发性两种。

1. 原发性痛经，指生殖器官无明显器质性病变的月经疼痛，又称功能性痛经，常发生在月经初潮或初潮不久，多见于未婚或未孕妇女，往往经生育后痛经缓解或消失。

2. 继发性痛经，指生殖器官有器质性病变，如子宫内膜异位症、盆腔炎等。

治疗

1. 药物治疗原发性痛经，可在月经期口服消炎痛 1 片，每日 2 ~ 4 次，或用消炎痛栓剂纳入肛门，一般用 1 ~ 2 次即可，其他止痛剂也可以用，但不主张用杜冷丁、可待因等药，以免成瘾。继发性痛经应查明原因，进行针对性治疗，如子宫内膜异位症、盆腔炎和刮宫引起的子宫颈管粘连阻塞等，都各有不同的治疗方法。对已婚育的一般性痛经妇女，若伴月经过多或失调，则以服用口服避孕药（按避孕常规服法）为最佳选择，既治病，又避孕。

2. 中药对痛经的治疗很有特色，主要不在治标而在治本，因症状不同而分虚实两种，临床可根据具体情况辨证治疗。

3. 中成药 ①气滞血瘀者可服：月月舒颗粒 1 包，每日 2 次，冲服；元胡止痛颗粒 1 包，每日 2 次，冲服；调经活血片 4 片，每日 2 次，口服；益母草颗粒 1 包，每日 3 次，冲服。②气血虚弱者可服：乌鸡白凤丸 6 克，每日 3 次，口服；十全大补丸 6 ~ 9 克，每日 2 次，口服；六味地黄丸 6 ~ 9 克，每日 2 次，口服。

4. 单验方 ①取食盐250克，炒热，布包温熨小腹，可散寒止痛，用于经来腹痛。②取葵花子盘（干品）100克，红糖30克，水煎代茶饮，可行滞散瘀，用于痛经。③取干丝瓜1条，水煎服，可理气通络止痛，用于痛经。④取生姜15克，红糖50克，水煎服，或黄酒50毫升，红糖10克，文火煮沸，趁热顿服，可温经散寒，活血止痛，用于经来腹痛。⑤取艾叶20克，红糖30克，水煎服，或小茴、生姜各6克，水煎服，可温经散寒止痛，用于小腹冷痛。⑥取丹参10克，研末，黄酒调服，可活血祛瘀，调经止痛，用于经来小腹坠胀作痛。⑦取山楂炭、红糖各30克，向日葵子15克，晾干研末，每次取1食匙调入糯米粥内温服，每日2次，可活血化瘀，理气调经，用于瘀血腹痛。⑧取丹参60克，醋香附30克，小茴香15克，共研细末，每次服10克，经前经后早晚黄酒冲服，可活血化瘀，理气调经，用于气滞痛经。⑨取花椒10克，生姜24克，大枣10枚，水煎顿服，每日1剂，可温经散寒，调经止痛，用于寒性暴痛。

5. 食疗 ①当归豆腐火锅：取当归20克，豆腐100克，鱼肉250克，白菜适量，冬菇5朵，鸡汤1000毫升，酱油、精盐各适量，将当归洗净，切成薄片，鱼肉洗净切片，豆腐切成小块，白菜切段，冬菇泡软切丝，先将鸡汤放入火锅内，再将切好的当归放入锅内，用武火煮开，再改用文火煮约2分钟，可随时续汤，然后加入调料调味，再放入鱼片、豆腐、冬菇、白菜等，煮熟后即可食用。用于气血虚弱型痛经。②取香附、艾叶各15克，醋适量，先将香附和醋拌匀炒至醋尽发黄，再放入艾叶加水煎煮，去渣取汁，加醋10克，再煮两沸，每日1剂，分2次温服。用于气滞血瘀型痛经。③取山楂肉10克，桂皮7克，红糖50克，水煎温服，月经前2日开始口服，每日1次，连饮2~3日。用于寒湿凝滞型痛经。

生活饮食调养

1. 女孩注意稳定情绪，特别在行经前后，不要生气、暴怒、忧郁、焦躁、紧张和恐惧，要心平气和度过行经期。

2. 行经时要注意休息，勿过劳。

3. 平时注意保暖，特别在月经前后，不要接触过冷过凉的东西，切勿贪凉饮冷、坐卧湿地，应避免受寒。

4. 饮食宜清淡、温热，可多食新鲜蔬菜、瘦肉、豆制品、木耳等，勿食生冷及辛辣刺激食物。

5. 服中药治疗要有信心，一般坚持治疗 2～3 个周期就会见效。

四十九、外阴瘙痒

外阴瘙痒是妇科常见的一种症状，其特点为外阴及阴道瘙痒，甚则痒痛难忍，坐卧不安，有时可波及肛门周围，伴有不同程度的带下，引起外阴瘙痒症有局部因素，也有外阴组织毫无病变而由全身性疾病引起的。常见的发病原因有外阴感染、外阴白色病变、外阴皮肤病（如外阴湿疹、神经性皮炎等）、药物过敏、维生素缺乏、化学及机械性刺激因素（如升汞、新洁尔灭、肥皂、橡皮或化纤织物刺激引起的接触性皮炎），其他如性交过度、器械损伤、过度肥胖引起皮肤摩擦糜烂等，均可引起皮肤瘙痒。外阴瘙痒也是某些全身性疾病的一个重要症状，如糖尿病、尿毒症、恶性贫血、何杰金病、黄疸、甲状腺功能亢进症、甲状腺功能减退症、卵巢分泌雌激素不足等，均会出现外阴瘙痒。

治疗

1. 对全身性疾病引起的要积极治疗原发病，对因外阴感染引起者，要根据白带性质进行辨证治疗，如白带如豆腐渣样或豆腐汁样乳白色，量多少不定，外阴奇痒者为真菌性阴道炎，治疗西药用制霉菌素内服外用，中药可用温经化湿，杀虫止痒之品内服外洗，然后再往阴道内涂敷制霉菌素软膏。若白带色黄泡沫样或黄绿色呈脓样，臭味大，阴部奇痒者，为滴虫性阴道炎，治疗西药用灭滴灵内服外用，中药可用清热利湿，杀虫止痒之品内服外用。若白带呈红白或红黄相间，多见妇科炎症，如老年性阴道炎、重度宫颈糜烂、宫颈息肉及子宫颈癌早期、子宫内膜癌等，应及时到医院检查，以明确诊断，对症治疗。局部治疗：急性期用3%的硼酸溶液湿敷，渗出多时用1%醋酸铅溶液湿敷；瘙痒重者加用3%～5%苯佐卡因霜或复方薄荷酚软膏涂擦，每日2次；慢性瘙痒表皮苔癣化或有皲裂者，用0.25%醋酸氟轻可的松霜或0.25%地塞米松冷霜外擦，每日2～3次。更年期或绝经期瘙痒者用1%～2%丙酸睾丸酮软膏外擦，或用中药、洁尔阴、皮肤康洗液每晚睡前洗外阴。

2. 单验方　①取蛇床子200克，水煎熏洗阴部，可燥湿止痒，用于阴痒。②取鲜桃叶适量，煎汤熏洗；或大蒜30克，打碎，煎水外洗；或醋60毫升，加开水1倍，冲洗阴部，可杀虫止痒，用于阴痒。③取地骨皮、白矾各适量，煎水熏洗，可清热燥湿，杀虫止痒，用于阴痒。④取生猪肝1叶，切片，涂香油纳阴道内，可杀虫止痒，用于滴虫阴痒。⑤取樱桃树叶适量，煎水坐浴，另用棉球（用绳系之）沾药水塞阴道内，每日1换，可杀虫止痒，用于滴虫阴痒。⑥取鲜鸡肝1具，花椒少许，鸡肝勿令着水，花椒炒香研面遍撒鸡肝上，夜晚睡前纳阴道内，次晨取出抛厕中，可燥湿杀虫，止痒，用于阴痒难忍，搔破流水，阴道滴虫。⑦取梧桐叶500克，煎水外洗患处，可祛风除湿，用于阴痒。⑧取蒜苗100克，黑豆15克，食盐、花椒各10克，艾叶30克，水煎熏洗，可杀虫燥湿，止痒，用于阴部瘙痒较甚有滴虫。⑨取蚯蚓10条，放新瓦上焙焦后研细末，调茶油抹患处，可清热祛风，润肤驱毒，用于阴痒搔破流水及阴癣阴疮。⑩取土茯苓200克，水煎熏洗患处，可清热除湿，用于阴部湿疹奇痒。

生活饮食调养

1. 保持心情舒畅，不抑郁动怒，有助于预防精神因素所致的外阴瘙痒。

2. 饮食宜清淡，忌食辛辣香燥油炸熏烤之品，多食新鲜蔬菜水果及豆制品、牛奶等，老年妇女平素可服些维生素制品及含维生素丰富的食物，如鱼肝油、复合维生素B、维生素E、金维他、胡萝卜、橘子、苹果、梨等。

3. 保持外阴清洁，带下多者应每天晚上用药或盐水清洗阴部，勤换内裤，内裤一定要单洗，洗后用热水烫或放在盆内煮沸，洗澡时要用淋浴，少用盆浴，更不能入池浴，不与他人共用浴盆、浴巾，带小孩者应特别注意。

4. 注意性卫生，每次性生活前双方都应清洗阴部，性生活后及时排尿并用温水清洗。

5. 多喝水，保持大便通畅，排便或排尿后有条件者用温水清洗阴部，没有条件者也要用卫生纸擦干净，防粪便污染。

6. 内裤一定要用全棉织品，要宽大松软，不宜用化纤织品及三角短裤，性生活应节制有度。

五十、更年期综合征

多数妇女约45~50岁左右开始停经，这段时间的前后称为更年期；对男性来说，55~60岁进入更年期，这是相当于开始进入老年期的年龄段。妇女进入更年期后，卵巢功能下降，雌激素分泌也随之减少，其结果会引起内分泌系统和自主神经功能失调而出现一系列临床症状，这就是更年期综合征。

症状 其主要表现为月经周期紊乱，经期时间减少，经量少，直至完全停止，也有经期时间长，流血多，也有的妇女则突然停经。伴有颜面阵发性潮红、发热、出汗、心烦意乱、失眠、乏力、眩晕、耳鸣、情绪不稳定、乳房胀痛、四肢麻木、外阴及阴道瘙痒等症状。

治疗

1. 西药　谷维素20mg，每日3次，口服，有助于调节紊乱的自主神经功能；雌激素为更年期综合征的特效药，必须在医生的指导下选用尼尔雌醇、炔雌醇等。

2. 中药　中医对更年期综合征的治疗，有较满意的疗效。中医认为女子在七七四十九岁左右，肾气渐衰，冲任脉虚，阴阳平衡失调，脏腑功能紊乱，多属气郁虚证，有“火”亦为虚火，治疗当以滋阴解郁，调补肝肾为主。①肝郁肾亏者，多见月经提前量少，心烦意乱，精神抑郁，全身烘热汗出，乳房胀痛，口干，便难，治宜滋养肝肾，药用生地、白芍、丹参、茯苓各20克，枸杞子、制首乌、郁金、丹皮、乌药各15克，栀子12克，泽泻10克，大枣7枚，每日1剂，水煎2次，混合后分4次饭后服。②肝郁火旺者，多见月经紊乱，烘热汗出，脾气急躁，情绪激动，夜寐不安，治宜平肝清心，滋养肝肾，药用生白芍、麦冬各20克，生地、地骨皮、枸杞子、茯神、郁金各15克，炒栀子10克，黄连、莲子心各6克，每日1剂，水煎2次，混合后分4次饭后服。③心血不足者，多见月经量少，心悸气短，少气懒言，神疲乏力，失眠健忘，情绪郁闷，治宜养心安神，药用生地、熟地、白芍、桑寄生、女贞子、茯神、郁金、菖蒲、合欢皮各15克，当归20克，酸枣仁、珍珠母各30克，炙甘草10克，大枣7枚，每日1剂，水煎2次，混合后分4次饭后服。

3. 中成药　①杞菊地黄丸6～9克，每日3次，口服，用于肝肾阴虚型。②知柏地黄丸6～9克，每日3次，口服，用于阴虚火旺型。③金匮肾气丸6～9克，每日3次，口服，用于阳虚水泛型。④逍遥丸6克，每日3次，口服，用于肝郁脾虚型。⑤更年康4片，每日3次，口服，用于心烦易怒、情绪激动者。⑥刺五加片4片，每日3次，口服，用于气血虚损者。

4. 单验方　①取苦丁茶3克，泡茶喝，用于心烦意乱。②取菊花3克，泡茶喝，用于头晕眼干涩。③取枸杞子3～5克，泡茶喝或放口中嚼，用于头晕。④取灵芝3～5克，水煎代茶饮，用于心悸失眠。

5. 食疗　①麦仁大枣粥：取大麦仁100克，大枣15枚，煮成粥作晚饭喝，用于心神不安，睡卧不宁者。②百合粳米粥：取百合30克，粳米50克，大枣15枚，煮成粥作晚饭喝，用于气虚心悸者。③莲子桂圆粥：取莲子肉30克，桂圆肉20克，粳米50克，煮成粥，每晚喝，用于心脾虚损，全身无力者。④莲心冰糖粥：取莲子心10克，冰糖少许，加水同煮，每晚睡前服，用于心烦不宁者。

药物治疗者，不要随便停药，可根据病情的缓解程度在医生的指导下逐渐减少药物剂量。

生活饮食调理

1. 此病是一个生理过程，要解除不必要的顾虑，保持心情稳定，在日常生活中进行自我调节，尽量控制好情绪。

2. 注意生活起居有常，不要随意破坏生活规律引起生物钟紊乱。

3. 注意劳逸结合，避免过劳伤肾损肝，保持足够的睡眠，一定要睡好午觉，如有失眠要及时调整，必要时可服点安眠药。

4. 饮食要清淡，多食高蛋白、高维生素食品，忌食辛辣、香燥、油炸、熏烤等食品，多食新鲜蔬菜和水果，一定要保证每天食用水果250～500克，蔬菜500～1000克。

5. 多饮水，要主动喝好6～8杯水，不要等渴了才喝水，最重要的是早晚这两杯温开水。喝水要喝自来水烧开的温开水，不要喝纯净水及其他饮料。

6. 戒除烟酒及浓茶咖啡。

7. 保持足够的户外活动时间，最好养成早晚外出散步30分钟的习惯，以调节心态，增强体质。

8. 协调夫妻关系，女男都需要爱，要互相宽容信任，互相帮助体贴，以便平稳度过更年期。

五十一、慢性化脓性中耳炎

慢性化脓性中耳炎是一种不仅影响听力，而且有时可危及生命的常见病，为中耳黏膜，甚至骨膜、骨质的慢性化脓性炎症，临床表现主要是长期或间歇流脓，鼓膜穿孔及耳聋，其发病原因多因急性化脓性中耳炎治疗不及时、不合理、不彻底所致，当机体抵抗力降低时，变形杆菌等细菌通过鼓膜的穿孔进入中耳，继发感染。

症状 临床上将慢性化脓性中耳炎分为三型：

1. 单纯型 表现为分泌物呈黏液性或粘脓性，一般无臭味，流脓多为持续性，脓量多少不一，多在上呼吸道感染时流脓增多。

2. 骨疡型 表现为分泌物呈脓性，量一般较少，经常带臭味，可伴有头痛、眩晕等症。

3. 胆脂瘤型 表现为分泌物较少，有特异恶臭。

治疗

1. 西药 在慢性化脓性中耳炎时，因中耳内有组织增生，全身应用抗菌药物收效甚差，而局部用药效果较好。①分泌物以脓性为主者，宜滴用抗菌素水剂，如 0.5% 新霉素滴耳液，或 0.25% 氯霉素滴耳液，或 10% 黄连液，或泰利必妥滴耳液等。②分泌物为粘脓性者，可用复方新霉素滴耳液，或 4% 硼酸酒精，或 2.5% 氯霉素酒精或甘油制剂。③鼓膜穿孔大、分泌物稀少者，可用粉剂，如 1% 碘硼酸粉，1∶4 磺胺枯矾粉等。对于久治不愈者，属于骨疡型及胆脂瘤型者，可到医院进一步检查，及时采取手术治疗。

2. 中药　可分脾虚湿困、邪毒滞留型和肾元亏损、邪毒停聚型辨证治疗。

3. 中成药　①参苓白术丸6克，每日2次，空腹大枣煎汤送服；或黄芪胶囊2～4粒，每日3次，口服。此2药用于脾虚湿困，邪毒滞留型。②桂附地黄丸6～9克，每日2次，淡盐水送下；或知柏地黄丸6～9克，每日2次，空腹服。此2药用于肾元亏损，邪毒停聚型。

4. 单验方　①取葱白适量，绞汁，滴耳2滴，可解毒消肿，主治中耳炎初期。②取花椒20粒，菜油25毫升，浸泡1天后取汁滴耳，可解毒消肿，主治中耳炎初期。③取活鳝鱼1条，断头取血，滴耳内，可解毒消肿，主治中耳炎。④取白矾、枯矾各半，研末吹耳，可清热解毒，收湿消肿，主治耳痛流脓水。⑤取韭菜适量，捣汁滴耳，可解毒消肿，主治耳内流脓水。⑥取蚕壳1个，白矾适量，将蚕壳内装入白矾，火上炕焦黄色，研细粉，香油调和滴耳。⑦取薄荷50克，捣汁，每次滴耳内2～3滴，可疏风泻热，主治中耳炎。⑧取石榴花30克，焙干研细，或加少许冰片调匀外敷，可清热止痛，主治中耳炎。⑨取核桃10斤，去壳，焙黄，捣碎，用纱布挤取油加冰片少许滴耳，每次3～5滴，每日2次，主治慢性中耳炎。

生活饮食调养

1. 注意保护耳朵，洗澡洗头时最好用棉花塞耳防止进水，耳痒时不要随便挖耳朵。

2. 保持情绪稳定，任何恼怒、紧张、忧愁都会加重病情。

3. 饮食宜清淡，忌食油腻、辛辣、香燥食品，多食新鲜蔬菜和水果。

4. 忌烟酒及浓茶、咖啡等刺激物。

5. 保持耳内清洁，每天定时用双氧水洗，洗后用棉签沾干，滴药。

6. 加强运动锻炼，提高身体抗病能力，避免伤风感冒发热。

7. 此病要积极治疗，不要因为痛苦不大而忽视了治疗，因本病部位靠大脑近，易引起脑膜疾病。

8. 多饮水，保持大便通畅。

五十二、慢性鼻炎

慢性鼻炎是鼻腔黏膜和黏膜下层的慢性炎症，多由急性鼻炎治疗不彻底而成，临床表现为鼻塞、流粘涕或粘脓涕反复不愈，其原因主要是急性鼻炎反复发作或治疗不彻底，亦有因邻近病灶长期刺激、影响所致。

症状

1. 鼻塞　慢性单纯性鼻炎多表现为间歇性、交替性鼻塞，而慢性肥厚性鼻炎则表现为较重的持续性鼻塞，嗅觉可减退；萎缩性鼻炎可表现为鼻塞干燥，嗅觉消失；过敏性鼻炎表现为鼻塞鼻痒，时好时坏。

2. 流涕　慢性单纯性鼻炎鼻涕多，呈黏液性；慢性肥厚性鼻炎则鼻涕少，呈黏液性或粘脓性，不易擤出；萎缩性鼻炎不流涕；过敏性鼻炎流清水涕，多而稀。

治疗

1. 西药　①血管收缩剂滴鼻，可用 0.05% 阿复林，或 0.5% ~1% 麻黄素滴鼻。②鱼肝油丸 2 粒，每日 3 次，口服。③维生素 B_2 10 ~15mg，每日 3 次，口服。④菸酸 50 ~100mg，每日 3 次，饭前半小时口服。

2. 中药　可分肺气虚弱型、脾气虚弱型、气滞血瘀型、肺脾气虚型、肺气虚寒型、肾气虚弱型辨证治疗。

3. 中成药　①玉屏风丸 6 克，每日 3 次，口服。②参苓白术丸 6 克，每日 3 次，口服。③藿胆丸 3 克，每日 3 次，口服。④补中益气丸 6 ~9 克，每日 3 次，口服。⑤百合固金丸 9 克，每日2~3次，口服。⑥知柏地黄丸6~9克，每日2~3次，口服。⑦大补阴丸9克，每日2~3次，口服。⑧通窍鼻炎片5~7片，每日3次，口服。⑨桂附地黄丸6~9克，每日3次，口服。

4. 其他疗法　①塞鼻法：取鹅不食草（95%）、樟脑（5%），研末和匀，瓶装密封，用时以薄绢包裹药末少许塞鼻，每天换1次。②温熨法：以荜茇、南星研末，炒热包裹，温熨囟前，每日1~2次。③按摩法：用两手鱼际，上从鼻根，下至迎香，反复按摩。④蒸汽吸入法：用红花、桃仁、皂荚各10克，浓煎后作蒸汽吸入。⑤滴鼻法：可用1%复方薄荷樟脑石蜡油、50%蜂蜜、清鱼肝油等滴鼻，亦可用1%链霉素滴鼻。⑥涂鼻法：取野菊花10克，放在蜂蜜中隔水蒸，与冰片研末，涂鼻腔，每日3次。或用1%新斯的明、50%葡萄糖涂鼻。

生活饮食调养

1. 鼻炎是最惹人烦恼的疾病，一定要稳定情绪，任何急躁、紧张、气怒均会加重病情发展，要静心调养，本病是可以治愈的。

2. 鼻腔是气体出入通道，要提高抗寒抗病能力，一年四季每天早上要用凉水洗脸，按摩鼻两侧迎香穴，一可抗寒，二可抗病，一定要坚持。

3. 饮食宜清淡，忌食油腻、辛辣、香燥食品，戒烟酒等刺激物，多食五谷杂粮、蔬菜水果。

4. 保持大便畅通，每日1~2次最好，若两天不大便，就要采取措施。

5. 多饮水，每天要主动饮水6~8杯，不要等渴了才喝水。

6. 坚持室外锻炼，提高抗病能力，防止伤风感冒的发生。

7. 生活要规律，保证充足的睡眠。

8. 远离灰尘及有害气体，平时少在马路边玩，下雾天气不要外出，少到集体场合及人多的地方玩。

9. 不要随便抠鼻孔及拔鼻毛，因鼻孔内藏细菌很杂，易引起感染而发其他疾病。

五十三、慢性鼻窦炎

慢性化脓性鼻窦炎多继发于急性化脓性鼻窦炎之后，可单发于某一鼻窦，但常为多发性，临床表现为鼻塞、多涕、头痛、嗅觉减退或消失，其发病多因急性鼻窦炎失治或治疗不当，病程迁延，使鼻窦黏膜水肿、增厚，鼻窦引流受阻，导致慢性鼻窦炎。

症状

1. 鼻塞、涕多，头部前额钝痛、闷痛，嗅觉减退或消失。

2. 可伴有精神不振、易倦、头昏、记忆力减退、注意力不集中、表情淡漠等症状。

治疗

1. 西药　①稀化粘素 10mg，每日 3 次，口服。②沐舒坦 30mg，每日 3 次，口服。

2. 中药　可分肺经蕴热、余邪未清型和肺脾气虚、湿热滞留型辨证治疗。

3. 中成药　①防芷鼻炎片 3～5 片，每日 3 次，口服。②千柏鼻炎片 3～5 片，每日 3 次，口服。③参苓白术丸 6 克，每日 2 次，口服。④鼻渊舒口服液 10 毫升，每日 3 次，口服。⑤鼻炎康片 4 片，每日 3 次，口服。⑥香菊片 2～4 片，每日 3 次，口服。

4. 其他疗法　①滴鼻法：取 1% 麻黄素生理盐水滴鼻，可加入地塞米松滴鼻。②悬灸法：用艾炷悬灸迎香、合谷、百会、上星、囟会、前顶等穴，至患者觉焮热，皮肤潮红为度。③涂敷法：将生附子捣末，煨葱研和如泥，每晚涂敷涌泉穴。④塞鼻法：取辛夷花 2～3 朵，揉碎，用绢布包塞患侧鼻孔，每日 1 次。或取孩儿茶 60 克，鹅不食草 30 克，冰片 15 克，共研末用香油调成稠浆，纳鼻内，每日 2 ~3 次。

生活饮食调养

1. 随时注意排除鼻腔分泌物，多做低头、侧头动作，以利于鼻腔引流。

2. 保持情绪稳定，要平心静气的接受治疗。

3. 饮食宜清淡，忌辛辣、香燥、油腻之品，多食新鲜蔬菜和水果。

4. 戒烟酒、咖啡、浓茶等刺激物。

5. 多饮水，保持大便畅通。

6. 多到空气新鲜的地方玩，特别要注意室内空气流通，避免烟尘污染。

7. 加强身体锻炼，提高身体素质，预防伤风感冒发热。

五十四、慢性咽炎

慢性咽炎为咽部黏膜、黏膜下及淋巴组织的慢性炎症，临床表现为顽固性的咽部各种不适感，各种症状因人而异，轻重不一，一般全身症状多不明显，其病因复杂，与急性咽炎反复发作、各种邻近病灶的影响、长期的有害气体及粉尘的刺激等有关，其发病机理是由于上述因素导致了咽部结缔组织、黏膜及淋巴组织的增生或萎缩，腺体肥大或退变，从而出现千变万化的各种症状。

症状

1. 常有反复发作的急性咽炎或慢性鼻炎病史。

2. 咽部出现异物感、发痒、灼热、干燥、微痛等，分泌物或多或少，稠厚。

治疗

1. 西药　①可选用各种漱口药，如复方硼砂溶液、2% 硼酸液、3% 盐水等经常漱咽。②可选用各种含片含化，如碘喉片、薄荷片、四季润喉片、清凉含片等。③常服维生素 A、B_2、C、E 等。

2. 中药 可分肺阴不足型和火燥津枯型辨证治疗。

3. 中成药 ①生脉饮 1 支，每日 3 次，口服。②金果饮（金嗓饮）10ml，每日 3 次，口服。③知柏地黄丸 6～9 克，每日 2 次，口服。④金宏声颗粒 1 包，每日 3 次，冲服。⑤复方草珊瑚含片、或金鸣片、或金嗓喉宝片、或银黄含化片 1～2 片，每日 4～6 次，含化。⑥滋阴补肾片 3 片，每日 2 次，口服。

生活饮食调养

1. 此病调整情绪很重要，特别是不要生闷气，那样会加重病情。遇事要想得开，心胸要开阔，不要计较小事。

2. 饮食宜清淡，忌食辛辣、香燥之品，多食五谷杂粮及新鲜蔬菜和水果，少吃油炸、熏烤及盐腌食品。

3. 多喝水，最好少量多次喝，保持咽喉部的湿润。

4. 戒烟酒、浓茶及咖啡。

5. 保持大便通畅。

6. 平时要多注意锻炼身体，以增强抗病能力。

7. 保持口腔清洁，每早晚刷牙，吃东西后要漱口。

8. 尽量减少或避免经常接触干燥、有毒、多灰尘的空气，以免诱发本病。

五十五、慢性扁桃体炎

慢性扁桃体炎为腭扁桃体小窝及其实质的慢性炎症，多继发于急性扁桃体炎，临床表现为咽部各种不适感，病程较长，其发病多由急性扁桃体炎反复发作或隐窝引流不畅，窝内细菌滋生繁殖而演变成慢性炎症，也可发生于某些急性传染病，如猩红热、流行性感冒、麻疹之后，其发病机理尚未清楚，普遍认为与免疫反应下降和自身变态反应有关。

症状

1. 有急性扁桃体炎反复发作史。

2. 咽部不适，干燥、刺痒、微痛、异物感，或口臭。病程较长。

3. 咽部检查，可见腭扁桃体及舌腭弓慢性充血，扁桃体表面常有白色点状瘢痕，挤压扁桃体外上方时可见脓栓，或脓液从小窝口溢出。

治疗

1. 西药　①溶菌酶片50mg，每日3次，口服。②沐舒坦30mg，每日3次，口服。③清凉含片1片，每隔1小时含服1次。

2. 中药　可分肺阴亏损型和肾阴亏损型辨证治疗。

3. 中成药　①养阴利咽冲剂1~2包，每日2次，冲服。②润喉丸（或铁笛丸、清音丸、青果丸）1丸，每日5~6次，含服。③金嗓散结丸3克，每日3次，口服。④复方瓜子金颗粒1包，每日3次，冲服。⑤知柏地黄丸6~9克，每日2次，口服。⑥生脉饮1支，每日3次，口服。

4. 食疗　①鲜石榴汁：取鲜石榴1~2只，剥下石榴子颗粒，将石榴子捶研后，用开水浸泡，待凉后，每日频频含服10次以上。②甘蔗萝卜汁：取白萝卜汁30毫升，甘蔗汁15毫升，加适量白糖水冲服，每日3次。③鸡蛋木耳糊：取黑木耳15克晒干，研末，鸡蛋1只，调匀，每日分3~4次服食。④山药芝麻糊：取山药15克，黑芝麻120克，玫瑰酱6克，鲜牛奶250克，冰糖20克，粳米60克，将山药切成绿豆大颗粒，黑芝麻炒香后同放盆中，加水和鲜牛奶拌匀，锅中加清水适量，放入粳米、冰糖煮粥，煮至七成熟时，将黑芝麻、山药、牛奶混合物倒入，再放入玫瑰酱，不断搅拌成糊即可。

生活饮食调养

1. 保持情绪稳定，不急不躁，无忧无愁的接受治疗。

2. 少食油炸和辛辣刺激食物，多吃新鲜蔬菜水果。

3. 戒除烟酒。

4. 注意口腔卫生，要早晚洗刷，每吃食物后要漱口，吞咽白开水，以冲洗咽喉部。

5. 注意休息，不要过度操劳，要保证高质量的睡眠。

6. 坚持室外活动，以增强防寒能力，避免伤风感冒。

7. 多饮水，要主动饮水，勤喝少喝，保持大便通畅。

8. 扁桃体是人的防御门户，一般不要轻易摘除。

五十六、口疮

口疮是口腔内唇、舌及口腔黏膜出现圆形或椭圆形小溃疡，反复发作。一般发病较快，先是起小丘疹，然后变成小水疱，最后形成溃疡。多发生在舌尖、舌边、颊黏膜及内唇等处，严重者疼痛剧烈，影响进食和说话，可同时伴有口干、心烦易怒、口臭等现象。此病病因复杂，俗称“上火”。中医认为是心火亢盛所致，西医认为是免疫功能低下及维生素 B 族缺乏引起。目前比较确切的认为是病毒感染，可导致口腔溃疡的病毒有两种，分别是人类巨细胞病毒和 EB 病毒，属于原发性病毒，被感染后即寄存在体内，并在细胞内繁殖。这两种病毒平时潜伏在人体内，与机体处于平衡状态，一旦感冒、情绪压力大、身体疲劳、精力不足及女性月经周期的改变等，可使机体免疫力下降，病毒就会发作，使口腔溃疡反复发作，迁延不愈。

治疗

1. 西药　多从提高机体免疫功能着手，常用的西药有转移因子之类，抗生素要少用，最好不用。若使用也是为了防止合并感染。可适当补充维生素 B 族。

2. 中成药　体虚明显者可用六味地黄丸；口腔火气明显者可用黄连上清丸或牛黄解毒片；对于反复发作的病人在口疮痊愈后也可常吃点牛黄解毒片预防复发；局部可涂西瓜霜喷剂或冰硼散。

3. 单验方　①槐豆，炒黄，每次10粒，泡水代茶饮。②嫩石榴树枝叶，放锅内炒黄，或放火内烧一下，泡茶喝。③蒲公英，洗净晒干，泡茶喝。④苦菜（败酱草），洗净晒干，泡茶喝。⑤枯矾，研细末，蜂蜜调，敷患处。⑥柿饼霜，涂患处。⑦血余炭（头发洗净焙成炭），研末，香油调敷患处。

生活饮食调理

1. 保持心情舒畅，过度思虑、忧愁、恼怒等情绪变化都会引发和加重病情。

2. 注意口腔卫生，每次吃完食物后都要用淡盐水或温水漱口，保持早晚刷牙及叩齿的习惯。

3. 注意饮食调养，饮食宜清淡，多食粗杂粮、新鲜蔬菜和水果，少食油腻、肥甘、辛辣香燥、油炸及盐腌食品。

4. 多喝水，不饮酒，不喝保健饮料。喝水要改变以往不渴不喝的习惯，要主动饮水，一般早上起床喝一杯温凉开水，约300~400毫升，每次饭前半小时喝一杯，约200~300毫升温凉开水，三顿饭三杯水，午睡起床后喝一杯，晚上睡前喝一杯，这六杯水喝足了，再加上三餐中的汤粥，就能保证体内正常的水液运行。

5. 生活要规律，保证充足的睡眠，切勿早上赖床不起。要养成每天早上排大便的习惯，若有便秘要及早治疗。

6. 适当的锻炼身体，除了日常工作、劳动外，每日早晚要做室外活动，以散步或慢跑为好，不要做剧烈的运动。要增强耐寒能力，防止遇冷则感冒。

五十七、梅核气

梅核气，与西医学的“咽部神经官能症”、“癔球”和“咽部感觉异常”十分相似，是一种事实上咽喉部并无器质性病变而患者感觉咽部有异物感的病症，每当空咽时，异物感就立刻出现，每当进食进水时，异物感就自行消失，且越是连续空咽，异物感就越明显，其发病原因一般认为与精神创伤有关，其发病机理可能是空咽时咽喉器官之间相互摩擦或紧密接触，刺激黏膜感觉神经末梢所产生的一种黏膜表面的刺激感觉，由于患者把这种正常感觉曲解为一种病态性异物感觉，就产生了“空咽性异物感”。

症状 主要表现为喉间有异物感，时上时下，时隐时现，吐之不出，咽之不下，言语和进食无妨，多随情志变化而轻重，空咽时明显，进食时减轻。

治疗

1. 西药 ①安定2.5mg，每日3次，口服。②利眠宁10mg，每日3次，口服。

2. 中药 可分肝气郁结型和痰湿内阻型辨证治疗。

3. 中成药 ①越鞠丸15粒，每日3次，温开水送服。②左金丸5～6粒，每日4～5次，温开水送服。③逍遥丸3～6克，每日3～4次，温开水送服。

4. 食疗 ①气郁者，可用九制陈皮含服。②痰结者，可用金橘饼含服。

生活饮食调养

1. 梅核气基本上是情志病，多由精神抑郁、气结于咽所致，所以心理治疗很重要，要放下包袱，心情舒畅，遇事想得开，不抑郁，不忧愁，不紧张，积极配合治疗。

2. 饮食宜清淡，少食煎炒、炙烤、油炸及辛辣等刺激性食物，多吃五谷杂粮及新鲜蔬菜和水果。

3. 多饮水，要多次少量饮水，保持每日6~8杯水。

4. 戒烟酒、浓茶及咖啡。

5. 生活规律，保证高质量的睡眠。

6. 咽喉干燥时，除稍饮水外，还可通过鼓腮、搅舌产生唾液，然后缓缓咽下以濡润咽部。

7. 咽部有异物感不要着急，禁止作空咽动作，越心急就越心烦，易加重病情。

8. 保持大便通畅，养成每天早晨起床后喝水、揉腹、排便的习惯。

五十八、沙眼

沙眼是由沙眼衣原体所引起的传染性眼病，主要侵犯睑结膜，患沙眼的人相当多，在农村和偏远山区，沙眼的传播更广，严重影响人们的身体健康。

症状 轻者患者只感到眼有异物感，发痒，磨的很，分泌物增多，干涩，上睑结膜有许多小红颗粒，粗糙，不光滑；重者出现瘢痕、眼睑内翻、倒睫等并发症，久之可造成眼睛干燥，角膜混浊或失明。

治疗

1. 一般白天可选用下述眼药水滴眼 磺胺醋酸钠眼药水，或4%磺胺异恶唑眼药水，或0.25%氯霉素眼药水，或0.1%利福平眼药水，每次1~2滴，每日3~4次。晚上结膜囊内可涂入金霉素眼药膏或红霉素眼药膏等，肽丁胺眼药水对沙眼支原体有抑制作用，也可选用。有感染情况者可口服乙酰螺旋霉素0.2~0.4g，每日3~4次。有倒睫、内翻、角膜溃疡、眼睛干燥者，应及时到医院求医处理。

2. 中药制剂有双黄连滴眼剂、鱼腥草滴眼液等也可使用。

生活饮食调养

1. 此病是完全可以预防的，主要是养成良好的卫生习惯，不要用手揉眼，不乱用别人的毛巾洗脸，手帕要常洗消毒。

2. 平时要多饮水，饮食宜清淡，以保持眼的湿润。少食辛辣、香燥之品，最好戒烟，不喝酒。养成良好的生活习惯，不熬夜，不赖床，每天定时排便。

3. 保持良好的心情。

五十九、急性结合膜炎

急性结合膜炎俗称“害眼”，也叫“红眼病”，由细菌和病毒感染引起。

症状 结合膜充血发红，流泪，黏液性或脓性分泌物，有怕光和异物感，严重者眼睑红肿及结膜下出血。

治疗

1. 西药 一般可选用广谱抗生素药水和眼药膏，严重者也可静脉给抗生素，治疗后可普遍缩短病程，白天可选用下述滴眼药水滴眼：0.25%氯霉素眼药水，或0.1%利福平眼药水，每次1~2滴，每日3~4次。晚上结膜囊内可涂入金霉素眼药膏或红霉素眼药膏等，肽丁胺眼药水对沙眼支原体有抑制作用，也可选用。口服可用乙酰螺旋霉素0.2g，每日3~4次。

2. 中成药 ①黄连上清丸3~6克，或牛黄解毒片2~4片，每日2次，口服。②双黄连滴眼剂、或鱼腥草滴眼液1~2滴，每日3~4次，滴眼用。

3. 单验方 ①取人乳汁少许，滴眼2滴，最好现用现取，可消肿止痛，用于眼红肿流泪。②取鲜淡水鱼胆1只，用针放火上烧红，刺破鱼胆将胆汁倒入干净的瓶内，每日4~5次点眼，可清热解毒，消肿止痛，用于红眼病。③取荠菜根适量，洗净，捣汁点眼，可清热凉血，消肿止痛，用于红眼病。④取瓦松适量，捣烂，摊纸贴眼胞上，干后再换，可清热解毒，消肿止痛，用于火眼肿痛。⑤取白菊花、霜桑叶各 15 克，水煎服，或澄清洗眼，每日 3 次，或头煎内服，二煎洗眼，可清热明目，用于红眼病慢性反复发作者。

生活饮食调养

1. 平时要注意眼的卫生，洗脸要有自己的专用毛巾，最好用流动的自来水洗脸，毛巾要经常洗消毒，不要随便用手揉眼，不要用不洁的东西擦眼，游泳后立即点消炎药水。

2. 此病传染性很强，若不注意消毒隔离，可引起流行，一旦发现要立即隔离消毒。

3. 发病后不要到人群集中的场合活动。

4. 饮食宜清淡，忌食辛辣、香燥食品，多食新鲜蔬菜和水果，多喝水，保持大便通畅。

5. 注意休息，保持充足的高质量的睡眠，若起床后两眼分泌物较多，睁不开眼时，要用温盐水浸洗。

六十、腮腺炎（病毒性与化脓性）

病毒性腮腺炎为双侧耳下腮颊部漫肿坚硬、酸多痛少，一般多由直接接触和通过飞沫传染而得，中医称之为“痄腮”，现代医学称“流行性腮腺炎”，多流行于冬末春初，以 5～15 岁儿童最多见，患儿家庭、托儿所或学校中多有同样患者，呼吸道感染此病毒后，约经潜伏期 2～3 周发病，不会化脓，一般一生只患一次。2 岁以下幼儿较少患此病。

化脓性腮腺炎是多见于急性传染病后，腹部大手术后或一些其他慢性消耗性疾病致使进食困难，全身抗病能力降低和口腔卫生不洁，加之腮腺分泌功能减退，葡萄球菌或链球菌逆行侵入腮腺导管扩散至腮腺而引起的一种继发性腮腺化脓性疾患，脓液可向外耳道、口腔内、甚至向咽旁间隙溃破，有时可发败血症，中医称之为“发颐”。本病多发生于成年人。

症状

1. 病毒性腮腺炎发病部位在两侧耳垂为中心耳下的腮腺，初起先见于一侧，1~3日后方延及另一侧，肿胀于2~3日内达顶点，持续4~5日后逐渐消退，全程7~12日，患处色白濡肿，按之疼痛，吞咽时疼痛加剧，但不化脓，起病较急，多伴有全身症状，如发热、食欲差、头痛、呕吐，甚至嗜睡、抽搐等神志改变，可并发脑膜脑炎或睾丸炎。

2. 化脓性腮腺炎分急性化脓性腮腺炎和慢性化脓性腮腺炎。①急性化脓性腮腺炎：多数是单侧腮腺肿胀疼痛，亦可双侧腮腺同时发病。初期颐颌之间发生疼痛及紧张感，轻微肿胀，形如结核，张口稍感困难，继则肿胀逐渐显著，并延及耳之前后。7~10天左右腮腺部疼痛加剧，呈跳痛性，肿胀更甚，为成脓期，若不及时切开，脓肿可在颐颌部或口腔黏膜或外耳道溃破，脓出臭秽。初期有轻度发热，发展严重时体温可达40℃左右。②慢性化脓性腮腺炎：可发生于任何年龄，患者多有数月或数年反复发作史，急性发作时，颐颌部肿胀疼痛，唾液减少，有明显压痛，急性炎症消退后腮腺可有肿胀疼痛，触之似有条索状物，进食时更为明显。

治疗：西药治疗病毒性腮腺炎无特效药，可用维生素类配合治疗；对体虚者可肌肉注射痊愈者的血液30毫升；化脓者可适当选用抗菌素治疗。中药可根据病情辨证治疗。

1. 病毒性腮腺炎　①内治：⑴中药：疏风清热解毒。⑵中成药：板蓝根颗粒10~20克，每日3~4次，冲服；或蟾酥丸3~5粒，每日2次服用；或牛黄醒消丸1~3克，每日2次服用。⑶验方：取紫草30克，加水200毫升浸1小时后，用文火煎煮，约成100毫升，分3次饮服；或清解片吞服；或板蓝根50克煎服，连服2~4天。②外治：⑴用红灵丹掺太乙膏上贴之，或金黄膏或玉露膏外敷。⑵鲜蒲公英捣烂如泥，敷肿处。⑶轻症可用赤小豆研细，加入陈醋或鸡蛋清调成糊状外敷。

2. 急性化脓性腮腺炎　①内治：⑴中药：可分初期、成脓期、内陷神昏等辨证治疗。⑵中成药：栀子金花丸3克，每日2次，口服；五福化毒丹1粒，每日2~3次，口服。内陷神昏者，可清营解毒，化痰泄热，养阴生津，用犀角解毒丸1粒，每日2次，口服，幼儿酌减。②外治：⑴初期，用金黄膏或玉露膏外敷，1~2日1次。⑵脓成，切开排脓。⑶溃后，先用八二丹药线引流，外敷金黄膏；脓净改用生肌散、红油膏。口腔黏膜部出脓后，用青吹口散，每日4~5次。

3. 慢性化脓性腮腺炎　①内治：⑴中药：清化湿热，解毒理气。⑵中成药：甘露消毒丹6~9克，每日2~3次。口服。②外治：⑴急性发作时，用金黄膏掺红灵丹外敷。⑵用青吹口散搽颊黏膜出脓处，每日4~5次。③手术：凡治疗无效，反复发作，病程较长，腮腺造影有腺体破坏，脓腔形成或导管明显扩张者，宜作腮腺切除（保留面神经）手术。

生活饮食调养

1. 作好思想安慰工作，稳定情绪，静心休养，积极治疗。

2. 病毒性腮腺炎有一定的传染性，要注意隔离，不要到集体场合活动，不要随地吐分泌物，要单独使用餐具。

3. 注意口腔清洁，无论吃任何东西都要漱口，坚持早晚刷牙。

4. 饮食宜清淡细软，忌食辛辣、香燥、油腻等食品。

5. 多饮水，要少喝勤喝。

6. 保持充足的睡眠。

7. 保持大便通畅。

六十一、牙痛

牙痛不是一个疾病，而是一组与牙齿有关或者影响牙齿使之发生疼痛感觉的疾病，可分为牙齿本身疾病引起的疼痛、牙齿周围疾病引起的疼痛和其他原因引起的牙痛三大类。

病因

1. 牙齿本身疾病引起的牙痛　此类牙痛主要是龋齿，其次是急性牙髓炎、急性牙根尖周炎、牙本质过敏等十余种，常见的有四种疾病：①龋齿：龋齿是牙上出现黑色的洞，当洞扩大会产生牙痛。有些人不知道这是龋齿，说是虫牙，其实牙上的洞不是虫蛀的，从来也未见过洞内有虫，龋齿是一系列的病变，开始在牙冠表面硬组织脱钙、崩坏而成龋洞，开始浅表的龋齿多不发生疼痛，只在发展到一定深度时才出现痛感，这时对酸、甜或寒冷刺激甚为敏感，每遇洞内嵌入食物便生剧痛，食物取出后疼痛即止。②牙髓炎：牙髓炎也称火牙，是龋齿不断向内发展接近牙髓，使之发生炎症引起的，也是细菌经过龋洞、牙周膜进入牙髓而发生感染。牙髓炎引起的疼痛是牙痛中最严重的一种。③急性牙根尖周炎：分不化脓性和化脓性两种，前者称急性单纯性根尖周炎，症状较轻，后者是急性牙槽脓肿，二者都是细菌侵入根尖周围引起的，这时牙齿松动疼痛较重，病人感觉患牙升高不敢咬东西，若不及时治疗，面部可发生肿胀，张口困难，体温升高。④牙本质过敏：在正常情况下，牙本质被牙釉质覆盖，与外界没有接触，不发生疼痛，当牙齿因长期咀嚼磨损，或外伤误嚼砂子、碎骨等将牙釉质破坏，牙本质暴露，就可使牙齿过敏，遇冷热酸甜食物或冷风刺激时，牙齿就会出现酸倒痛。

2. 牙齿周围疾病引起的牙痛　这类疾病最常见的是牙龈炎和牙周炎，两种疾病都表现为牙龈肿胀、溃破、刷牙出血、牙周有脓性分泌物，以至牙齿松动，咀嚼时疼痛。

3. 其他原因引起的牙痛　如三叉神经痛、良性肿瘤、恶性肿瘤等，不属于我们在这里讨论的范围。凡属于非牙齿本身或周围疾病引起的牙痛，应及早就医，以免贻误诊断和治疗。

治疗　一旦疑有龋齿，应立即到医院口腔科就医，早期面积小的根面浅龋，可磨去边缘和软化牙本质，使成碟形平坦浅凹，保持清洁，使其形成静止性龋，龋洞深者，清除异物进行充填治疗。

1. 药物　①消炎：常用复方新诺明片 2 片，每日 2 次，口服；或螺旋霉素 0.4g，每日 3 次，口服；或阿莫灵 0.5g，每日 3 次，口服。②止痛：用去痛片以暂时止痛。③针刺止痛：主穴取合谷，上牙痛加下关，下牙痛加颊车。也可用按压止痛，前上牙痛取迎香、人中，前下牙痛取承浆，后上牙痛取下关、颧骨凹下处，后下牙痛取颊车、大迎及耳垂与下颌角连线之中点处。④抗过敏（主要用于牙本质过敏）：⑴用红茶泡浓含漱，每日 5～6 次；或用生大蒜外擦、咀嚼。⑵用碘化银脱敏，将牙面擦干，涂 3% 碘酒，再涂 10% 硝酸银，使其产生灰白色沉淀，半分钟后，将牙揩净。因为药物有腐蚀性，不能接触口腔黏膜。⑶用碘酚涂牙面，方法同上。

2. 开放牙髓腔　到医院用牙钻或探针打开牙髓腔，炎性渗出物外流，压力减轻，疼痛即可缓解，然后在龋洞内放入丁香油棉球。

3. 中成药　①黄连上清丸 6 克，每日 3 次，口服。②牛黄解毒片 4 片，每日 3 次，口服。③三黄片 4～6 片，每日 2 次，口服。

4. 中草药　以清热解毒为主。①生地黄、生石膏各 30 克，生栀子 12 克，细辛 3 克，黄连、白芷、知母、甘草各 10 克，水煎服。②蒲公英 30 克，金银花、白芷各 15 克，大黄 12 克，黄连、升麻、甘草各 10 克，水煎服。

5. 单验方 ①取白酒30克，鸡蛋1个，用酒冲鸡蛋，1次服完，可治牙痛。②取蜂房1块，好醋适量，共煮之，将患牙咬住蜂房，可治龋齿牙痛。或取露蜂房、细辛各等份，水煎数沸去渣，含漱吐掉。或取胡椒、僵蚕各等份，研细末，每次少许敷痛处，涎出后，漱口吐之。③取杏仁1个，以火点着，吹灭咬痛牙处，可治龋齿牙痛。或取韭菜子9克，瓦上烧红，以酒淬药熏牙，可治龋齿牙痛。④取白芷、良姜各等份，研末涂患处。或取细辛或花椒任选一种，研成细粉，将龋洞揩干，放少许在龋洞内，上盖一小棉球即可。⑤取花椒1粒，放龋齿上用力咬住，可治龋齿牙痛。⑥取绿豆1把，冰糖120克，共研末，开水冲泡1次吞服，可治火牙痛。⑦取苏梗9克，露蜂房指大3块，浓煎，化红糖服，可治虚火牙痛。⑧取食盐少许，搽痛处，可治火牙痛。⑨取鲜野菊花叶1把，捣烂绞汁服，日服2～3次，可治牙龈红肿疼痛。⑩取鲜马齿苋100克，切碎，水煎服，可治牙龈红肿疼痛。

生活饮食调理

1. 调整心理，消除紧张情绪和恐惧心理，正确对待疾病。

2. 保持口腔卫生，每天定期用正确方法刷牙，饭后漱口，采取正确的剔牙方法，牙签要经过消毒，不能随便找个东西剔牙，不让食物残渣停留于齿周和齿缝内，以消除细菌孳生的条件。

3. 改变饮食习惯，不吃或少吃糖及含糖量高的食物，少喝饮料，多吃水果及新鲜蔬菜，坚持1日3餐，限制平时吃零食。多喝水，保持大便通畅以及时排毒，防止上火，多食新鲜蔬菜水果，保持充足的维生素供应。

4. 吃饭要慢嚼，防止砂石及硬物硌伤牙齿。

5. 排便时，要闭口咬牙，便后及剔牙后要叩齿300～500次。

6. 要定期进行口腔检查，特别是老年人牙齿疾病进展很快，早期常无症状，应定期检查，不要等有了症状再看牙科。龋病早期容易治疗，一次就诊即可解决，等有了症状再去看病，常需多次治疗，并经受不必要的痛苦，有些牙齿甚至失掉了治疗的机会。

7. 老年人最好每年检查1~2次。

拔牙后的自我护理：有的人因龋齿、牙齿外伤折断等原因而拔牙之后，由于自我保护不当，往往带来不应有的痛苦和烦恼。这不仅会引起拔牙处的伤口出血不止、不易愈合而导致继发感染，而且也影响仪表美容。因此，注意拔牙之后的自我护理是至关重要的。一般而言，在拔牙之后的24小时内，吐出的唾液中混有少量血液，这是正常现象，不必过于担忧。在机体的凝血机制作用下，出血会自行停止。拔牙者真正应注意的是以下几点。

1. 止血　遵循医嘱，拔牙后要咬住压在伤口上的消毒棉球或纱布，以达到压迫伤口、帮助止血的目的，至少30分钟以后才能吐掉。如果提前吐掉棉球或纱布，易发生出血。如果牙齿拔除后伤口出血不止或不时吐出血块，可采取简单的止血办法，诸如用洁净的冷毛巾或蘸冰水的纱布敷于拔牙一侧的面部，局部血管遇到冷刺激会自行收缩而止血。也可以用消毒棉球或纱布塞于伤口上，稍用力咬住，即可止血。如果不能控制，要尽快请医生处理，千万不要用未经消毒的纸、棉花、牙粉等塞入拔牙伤口内。

2. 不触摸伤口　拔牙后切忌用手指触摸伤口，因为手指上沾有大量病原微生物，易造成伤口的感染，同时也会破坏已形成的血凝块。有人出于好奇，常用舌头舔伤口或用力吸吮伤口，结果加重伤口损伤引起感染，或者使伤口上的血凝块脱落，影响凝血过程而造成不断出血。

3. 24小时内不漱口、刷牙　爱干净的人要注意拔牙后24小时内不能漱口，更不能刷牙。术后24小时内，局部的纤维母细胞刚从牙槽骨壁向血凝块延伸生长，并逐渐使血凝块机化而变得坚固结实。若急于漱口刷牙，则有可能将血块漱掉、刷掉而造成再出血，或引起牙窝空虚而导致疼痛难忍的“干槽症”，延长痊愈时间。

4. 两小时后再进食　即使再饿，也应在拔牙后两小时方可进食，而且只能吃流质类食物，不可喝热开水或进食过烫、过硬的食物。热食会引起血管扩张而易于出血；过硬的食物对伤口是一种机械性刺激，可引起出血和加重损伤。喜欢吃热的、筋道的食物的人，还是忍忍再说吧。

5. 不吸烟、饮酒　香烟的烟雾不但对肺不好，对拔牙伤口也会产生刺激作用，影响凝血过程，饮酒或吃辛辣刺激性食物有同样作用，因此拔牙后数日不要吸烟、饮酒、食辣。

六十二、带状疱疹

带状疱疹是由水痘带状疱疹病毒引起，病毒在感染的细胞内繁殖，而且仅对人有感染，儿童感染此病毒后临床上常表现为水痘。由于该病毒具有亲神经性，因此，成人感染后可长期潜伏于后根感觉神经节的神经细胞内，平时并不致病，当机体免疫力降低或在某些诱因的激发下，使潜在的病毒重新活动，沿着所侵犯的后根神经节支配的感觉神经离心传播到皮肤而引起带状疱疹。

症状

1. 发病时患部常有带索状皮肤刺痛，疼痛有的发生在皮疹出现之前，有的伴随皮疹同时出现，有的产生在皮疹出现之后，皮肤刺痛轻重不等，儿童患者疼痛轻微，年老体弱者疼痛剧烈，常扩大到皮损范围之外，即使皮疹消失，尚可持续数月甚至更长时间。

2. 皮损多先为带片状的红色斑丘疹，很快就成为绿豆到黄豆大小的水疱，3～5个集簇成群，累累如串珠，聚集一处或数处，排列成带状，疱群之间间隔正常皮肤，疱液初透明，5～6天后转为浑浊，重者有出血点、血疱或坏死。

3. 轻者无皮损，仅有刺痛感，或稍有潮红，没有典型的水疱。

4. 皮疹一般多见于三叉神经、肋间神经、颈神经及腰骶部神经支配区域，也可见于四肢、腹部、臀部等，皮疹附近的淋巴结可肿大。

5. 带状疱疹愈后可有永久的免疫力，一般不易复发，但长期用激素等免疫抑制剂及患恶性肿瘤的病人可复发。

治疗

1. 西药　①抗病毒疗法：可用阿昔洛韦，严重者可用干扰素等。②维生素疗法：可用维生素 B_1、B_6、C 及维生素 B_{12}。③支持疗法：可用转移因子，每5～7天皮下注射1～2支。也可肌注丙种球蛋白。④继发感染者，则应抗感染治疗，可选用抗生素。⑤神经痛者可选用止痛药。

2. 中成药　①龙胆泻肝丸3～6克，每日2次，口服。②抗病毒口服液20毫升，每日3次，口服。

3. 中药　初期一般不要服用中药，中、后期可根据病情辨证用药。本病早期，局部皮肤瘙痒、发红、刺痛，无全身症状者，为湿毒壅结，治以散结解毒，可用好墨汁适量，或复方大青叶注射液1支，或雄黄少许浸酒，或龙胆紫等外涂。

4. 单验方选用　①取熟石灰粉、鸡蛋清各适量，共调糊状，涂敷患处，可燥湿敛疮止痛，用于带状疱疹。②取野葡萄蔓适量，煅炭研末，香油调敷患处，可收湿敛疮，用于带状疱疹流水较多者。③取板蓝根、生石灰各15克，共研末，陈醋调和外敷，可清热解毒，收湿敛疮，用于带状疱疹流水不止者。④好墨汁适量，用毛笔或棉花蘸墨汁从疱疹四周向中心划涂，每日1次。⑤

取艾条、或端午艾用绵纸卷成卷，点着熏局部，对起疮流水者效果最佳，每次熏后再涂以金霉素软膏。

生活饮食调养

1. 平时注意卫生，洗澡也不要太勤，也不能长时间不洗澡，洗澡时不要用力搓皮肤，内衣要勤换，特别是出汗后，要随时换洗。

2. 经常注意周身皮肤变化，特别是老年人，若皮肤发红刺痒疼痛，都是疾病的先兆，特别是头面胸腹部皮肤，一旦有改变应及时治疗。

3. 发病后不要急，要沉着，积极想法治疗，任何急躁、紧张等心理都会加重病情。

4. 此病不要不在乎，也不要乱治，任何病都有个发展过程，不可能一下就治好了。

5. 注意休息，保证高质量的睡眠。

6. 饮食宜清淡，少食辛辣、香燥、油腻等食品，多吃新鲜蔬菜和水果。

7. 戒烟酒，少喝浓茶及咖啡。

8. 多饮水，保持大便通畅。

9. 加强锻炼，提高身体素质，防止伤风感冒发生。

六十三、丹毒

丹毒是皮肤及其网状淋巴管的急性炎症，由β溶血性链球菌入侵所致，蔓延快，常突然皮肤鲜红成片，色如涂丹。本病发无定处，好发于颜面、腿足，以小腿最多见，头面次之，少有组织坏死及化脓，四季均可发生，并易于反复。

症状 本病初起大都伴有突然恶寒、发热、头痛、骨楚、纳差、便秘、溲赤等全身症状，局部表现为片状红斑疹，色鲜红，略隆起，中间较淡，境界清楚，压之皮肤红色减退，放手又显红色，表面紧张光亮，摸之灼手，肿胀触痛，有的可出现血疱或水疱，若感染后其间也有化脓坏死的。游走性丹毒可一面消退，一面发展，一般预后良好，病程一般2周，色由鲜红转为棕黄色，最后脱屑而愈。但如由头面、四肢流向胸腹者，预后多不良。血常规检查：白细胞总数可至 $20\times10^9/L$，多核白细胞80%～90%。

治疗

1. 西药　①休息，抬高患处，局部以50%硫酸镁湿敷。②全身应用抗生素，待症状消失后，再继续巩固应用3～5天，以免复发。③同时应积极治疗原发感染灶，如足癣等。

2. 中药　可分毒热蕴结型、湿热下注型、慢性型辨证治疗。

3. 其他疗法　①外敷：初起红肿者，玉露膏外敷，红肿减退或见起小疱或肿胀日久不退，可用金黄膏或冲和膏外敷；或仙人掌、鲜马齿苋、冬青树叶、芭蕉根、大青叶等选用一种，捣烂涂敷患处。②熏洗法：取鲜大蒜一大把，煎水熏洗局部。

生活饮食调养

1. 安慰病人，保持心情舒畅，不用急躁、忧愁，注意休息静养，积极采取治疗措施。

2. 饮食宜清淡，忌食辛辣香燥及鱼虾类发物，多食稀粥等易消化的清淡食物。

3. 多饮水，要少量多次饮水，保持体内充足的水分，不能等渴了再喝水。

4. 注意局部清洁卫生，勿挑破，防止感染。

5. 有全身症状者，应积极到医院治疗。

六十四、非化脓性肋软骨炎

本病是一种非化脓性肋软骨的慢性炎症，临床比较常见，好发于青年，女性略多，病理检查仅见肋软骨组织增生及软骨膜纤维增厚，肋软骨本身的组织结构多无明显改变，以局部结节隆起、自觉疼痛、永不化脓为其特点，现代医学称之为“泰齐氏病”，其病因尚不清楚，但追问病史，大多数人有流行性感冒或其他病毒性感染史，故而有人认为本病病因可能为病毒感染所致。祖国医学中本病属“胸痹”范畴。

症状

1. 一般常见第 2 ~ 10 肋，近胸骨两侧之肋软骨最易发生，其中尤以第 2 ~4 肋软骨最多见。

2. 局部隆起结节，皮色如常，可见明显自觉疼痛或压痛，局部外观无红肿热等炎症特征，患者可伴随呼吸或咳嗽时疼痛加重，不能抬臂，甚至严重者常见屏气。

3. 本病疼痛剧烈，并直至疼痛消失后，肿块仍可不消退，存留较长时间，并在劳累后疼痛还可发作。本病一般无全身症状，局部也永不化脓是其特点之一。

4. 本病 X 线摄片及血沉均正常，主要根据症状、病史、体征，不难鉴别。

治疗

1. 西药　可服止痛片辅助治疗。

2. 中药　可用清热解毒，温经散寒，活血通络法治疗。外敷可用活血止痛膏，或用阳和解凝膏掺十香散，热敷或保暖，每日 1 次。

3. 单验方　①取生大黄、黄连、黄柏各 30 克，乳香、没药各 15 克，共研成细末，加米醋调成厚糊状，每日 2 次外敷局部，一般 1 ~2 日疼痛消失，4 ~6 日肿胀压痛缓解，主治肋软骨炎火热毒邪明显者。②取云南白药 1 克，白酒少许，共调成糊状，置于伤湿止痛膏中央，敷于患处固定，3 天后去药，再重新换药外敷，可消炎止痛。③取五生散（生川乌、生首乌、生南星、生半夏、生附子各 50 克研细末）加蜂蜜适量，面粉少许，调成糊状备用，分8次外敷患处，每晚睡前敷药，次日早晨取下，也可连续外敷，1日1换。可清热解毒，消炎止痛。④取生蒲黄、五灵脂各20克，共研细末，加米醋调成厚糊状，每日适量外敷2次，主治肋软骨炎血瘀阻滞者。⑤取荆芥、防风、乳香、没药、胡椒面各10克，共研细末装布袋内，布袋外喷洒食醋适量，将布袋有醋面敷患处，外置一热水袋，每次热熨1小时，每日1次，主治肋软骨炎热毒血瘀者。

生活饮食调养

1. 保持情绪稳定，任何焦虑、急躁、忧愁、气不顺畅，都会加重病情。

2. 饮食宜清淡、高维生素、高蛋白质、易消化的食物，多食粗杂粮及新鲜蔬菜和水果，鸡、鱼、肉、蛋都能吃，但不要吃多了，忌食辛辣、香燥等刺激物。

3. 戒除烟酒，少喝咖啡及浓茶。

4. 多饮水，保持大便畅通。

5. 生活规律，劳逸结合，不熬夜，不贪玩，保持高质量的睡眠。

6. 适当的活动，运动量不要过大，以有规律的散步或慢跑为好。

六十五、荨麻疹

荨麻疹是一种常见的瘙痒性过敏性皮肤病，以发无定处，忽起忽退，来去迅速，瘙痒无度，消退后不留痕迹为特征，俗称“风疹块”。

症状 本病基本皮损为局限性大小不等的水肿样扁平隆起，小如芝麻、豆瓣，大如核桃或更大，边界清楚，周围红晕，皮损数目随搔抓增大、增多，可融合环状、地图状及各种形状，自觉剧烈瘙痒、灼热，或如虫行皮中，有的因搔抓可见隆起划痕，常发病突然，数小时后迅速消失，不留痕迹，重者此起彼伏，一日数发，皮损可局限或泛发全身，一般急性者，约经一周左右即可痊愈，慢性者可反复发作数月，甚至数年，严重者，如侵犯消化道黏膜，可伴有恶心、呕吐、腹痛、腹泻等症状，发生于咽喉者，可引起喉头水肿和呼吸困难，有明显气闷窒息感，甚至可发生晕厥。

治疗

1. 西药　①抗过敏药物：可选用息斯敏 10mg，每日 1 次，对慢性荨麻疹疗效较好；或用扑尔敏 4mg，每日 3 次，对顽固性荨麻疹疗效较好。也可选用赛庚啶、维生素 C、葡萄糖酸钙等。②出现喉头水肿，呼吸困难时，可予皮下注射肾上腺素 0.5ml，但有高血压、冠心病、肺心病及甲亢者禁用。

2. 中药　中药可分风寒型、风热型、肠胃湿热型、冲任不调型、气血两虚型、脾胃虚寒型等辨证治疗。

3. 中成药　防风通圣丸 6 克，每日 3 次，口服。

4. 单验方　①取鲜品地骨皮 60 克，水煎服，可清热凉血，用于荨麻疹。②取蝉蜕 120 克，焙焦研末，调拌蜂蜜为丸，每次 6 克，每日 2 次，可散风热，利水湿，用于荨麻疹。③取苍耳子、浮萍、侧柏果各 30 克，水煎服，可疏风解肌，除湿散结，用于荨麻疹或反复发作者。④取地肤子全草 1000 克，切碎后煎水去渣，待温后洗澡，每日 2 次，可祛风除湿，用于荨麻疹。⑤取苦参 100 克，煎水外洗，可祛风解毒，除湿止痒，用于荨麻疹。⑥取丝瓜叶 100 克，捣烂，搽患处；或鲜桃叶 500 克，煎水取汁，趁温洗浴，每日 1 次；或徐长卿 60 克，水煎，洗患处，可祛风止痒，用于荨麻疹。⑦取败酱草 30 克，水煎，洗患处，可清热凉血，用于荨麻疹。⑧取白杨树皮 30 克，白矾 3 克，水煎，洗患处；或茄子连根叶、明矾、食盐各适量，水煎熏洗，可祛风止痒，用于荨麻疹。⑨取蒺藜棵、苍耳棵各 60 克，水煎洗患处，可祛风解毒，除湿止痒，用于荨麻疹。⑩取荆芥、防风、薄荷、苏叶各15克，水煎洗患处，可疏散风热，解肌止痒，用于荨麻疹。

5. 食疗　①芋头茎炖猪排：取芋头茎（干茎30～60克），猪排骨适量，将芋头茎洗净，加适量猪排骨同炖至熟，调味服食。②蛇肉汤：取大乌梢蛇1条，去头宰杀后，洗净，加水适量煮汤，吃肉喝汤。③糖醋姜汤：取醋半碗，红糖100克，姜50克，将醋、红糖和切成细丝的姜同放入砂锅内水煎，去渣，每次饮1小杯，加温水调服，每日2次。④消疹汤：取马齿苋30克，乌梅、绿豆衣、地骨皮、金银花各15克，地龙干6克，加水煎汤，分2次服。

6. 熏洗疗法　①取香樟木或蚕砂30～60克，加水2500毫升煎汤，然后用热气熏，待水温适中时，用药汁洗患处，每日1～2次。②蟾蜍汤：取活蟾蜍3～4只去内脏，洗净后放入砂锅内煮至极烂，用纱布过滤去渣，留汤备用，搽洗患处，每日3次。

生活饮食调养

1. 保持心情轻松愉快，避免烦恼，勿紧张忧愁。

2. 平时注意观察过敏原，如发现对某种食物或药物、花草、猫狗可疑过敏时，应立即停用或隔离，对可疑致敏原应尽量避免接触。

3. 饮食宜清淡，忌食辛辣、香燥、油炸、熏烤等食品，应多食新鲜蔬菜和水果，如青菜、卷心菜、西红柿及柿子、橙子等，这些食物含有纤维素、果胶和维生素C，可促进消化，保持大便通畅，减少血液渗出和局部水肿。

4. 适当选用一些含钙丰富的食物，如豆类、水果类等，钙质是构成体内激素和维生素的主要成分，参与体内物质代谢，并能抑制神经兴奋性，还有抗过敏作用。

5. 忌食海腥发物和刺激性食物，如鱼、虾、蟹、鹅、羊、竹笋、大蒜、洋葱等。

6. 多饮水，保持大便通畅。

7. 保持室内清洁及空气流通，每天室内要用湿布擦洗，防止积尘生螨。

8. 被褥常晒、拍打，去除灰尘，防止螨虫过敏。

9. 养成每天室外散步的习惯，提高身体素质，避免伤风感冒加重病情。

10. 戒烟酒，不喝浓茶、咖啡等刺激性饮料。

六十六、手足癣

手癣和足癣的主要病原菌为红色毛癣菌、石膏样毛癣菌、絮状表皮癣菌、玫瑰色毛癣菌等丝状真菌，也可见白念珠菌及其他酵母样菌感染。手癣和足癣是由致病性浅部真菌感染手部和足部皮肤所致。

症状

1. 足癣　①水疱型：为急性活动型足癣，常在足趾和足缘部发生群集或分散的水疱，米粒大小，疱壁较厚，不易破裂，干燥后形成针尖大小的环状鳞屑，病变部位可逐渐扩大，有的水疱亦可融合成大疱，自觉瘙痒，常因抓破而致细菌感染。②丘疹鳞屑型：此型最常见。开始多在第三四趾缝有轻度炎症和脱屑，以后逐渐向足趾、足缘或足跟部蔓延，有小片鳞屑不断脱落，病变活动时可在局部发生红斑、丘疹甚至少数小水疱，自觉瘙痒，日久常转为慢性型足癣。③浸渍糜烂型：常见于趾间，特别是第三四趾缝，皮肤浸渍发白。此型多见于足汗多、肥胖或穿胶鞋者，症状重时，局部常发恶臭，由于经常走动摩擦，表皮可剥脱露出潮红的糜烂面，有少量渗液，病人常奇痒难忍，而用搔抓或烫洗来解痒，常导致细菌感染，反复感染，则可形成橡皮肿。④角化过度型：为慢性型足癣，常由丘疹鳞屑型发展而来，主要表现为足跖、足缘或足跟部皮肤粗糙干燥，角化增厚，炎症多不明显，瘙痒极轻或无，每当冬天皮肤更加干燥可发生皲裂，病人常因疼痛而影响行走。⑤体癣型：实际上是足跖和足背同时发生，由足癣向足背蔓延所致。足背发生半环状或是多轮状体癣型损害，此与足跖和足缘部的足癣损害相毗连，自觉剧痒，夏季多见。

2. 手癣　发病多从手部某一处开始，特别是拇指和食指的侧面、屈面和掌心部，以后逐渐蔓延扩展，亦常由一只手发展到另一只手，临床表现类似足癣，亦可分为5型，但由于手指暴露在外，比较干燥，除白念珠菌感染可在指间发病外，浸渍糜烂型少见，丘疹鳞屑型常有小水疱发生，而有小的环状鳞屑，再加上摩擦、浸水等影响，常使症状变的不典型，水疱型的瘙痒感较明显，病变多见于掌心和手指近端，易继发化脓感染，若皮疹向手背发展，则可形成环状丘疹鳞屑的体癣型表现，过度角化型可见掌指部明显角化，常因皲裂、出血、疼痛而影响劳动。

治疗

1. 西药　①用复方水杨酸酊、复方雷锁辛酊、复方硫酸铜酊等角质离解及抑菌制剂外搽。②用益康唑、咪康唑、酮康唑等杀菌药膏外搽。③急性期足癣糜烂渗液较多时应避免使用刺激大的外用药，可先用3%的硼酸溶液等收敛剂，并发细菌感染有红肿渗出糜烂时，可用0.1%雷佛奴尔溶液湿敷。④必要时全身使用抗菌素，待感染控制后再进一步治疗足癣。⑤角化过度型手、足癣可选用有较好剥脱角质及抑制真菌作用的复方水杨酸软膏，或20%尿素膏与抗真菌软膏交替使用。

2. 中药　一般无感染、肿胀者只用外治疗法，若合并感染等情况，可根据具体表现辨证治疗。

3. 外用方　①10%土槿皮酊或复方土槿皮酊外搽，每日2次。②雄黄膏外搽，每日2次。③中药浸洗方：取生地、白鲜皮、茵陈、半枝莲各15克，赤芍、丹皮、地肤子、苦参、土大黄各9克，煎汤待温浸10分钟后，再分别外搽软膏。

生活饮食调养

1. 保持手足皮肤清洁干燥。

2. 多穿宽大的布底鞋，少穿或不穿胶底鞋，穿过的鞋袜要经常放在阳光下曝晒。

3. 鞋、袜和拖鞋不能互穿，脚盆和擦脚布不能乱用，局部尽量少接触肥皂等洗涤剂。

4. 每天晚上睡前用温水加醋洗脚，擦干后外用药。

5. 手足癣痒时不要随便抠抓，以防止感染。

6. 保持心情舒畅，任何焦躁、抑郁都会加重病情。

7. 饮食宜清淡，忌食油腻辛辣香燥刺激食品，多食五谷杂粮（特别是带壳的粗粮）及新鲜蔬菜水果，保持充足的维生素B。

六十七、银屑病

银屑病又名牛皮癣，是一种常见的慢性皮肤病，发病原因尚未明了，一般认为，遗传因素和环境因素与本病发病关系密切。此病发病率较高，而且性质顽固，易于复发，多发于青壮年，男性略多于女性。

症状

1. 寻常型银屑病　①大多急性发作，渐扩展至全身。初起为炎性红色丘疹或斑丘疹，粟粒至绿豆大小，以后可渐扩大，或融合成斑块，边界清晰，周围有炎性红晕，表面覆有多层干燥的银白色鳞屑，刮去鳞屑可见透明发亮的薄膜，称之为“薄膜现象”；再刮去薄膜可见小的出血点，称之为“点状出血”。多层干燥银白色鳞屑、发亮薄膜及点状出血是本病的临床特征。②皮损可发生于全身各处，好发部位为四肢伸侧，特别是肘部和膝部，常对称分布，其次为腰骶、头皮，少数也可见于腋窝、腹股沟等皱襞部。③由于病变部位的不同，可有不同的表现。如头皮部皮损，鳞屑较厚，头发常成簇，但不脱发；面部皮损，鳞屑薄或无，可类似脂溢性皮炎；在甲板上损害呈点滴凹状，状似顶针箍；个别病人可有黏膜病变，表现为口唇上银白色鳞屑，颊黏膜有灰白色环形斑片。④根据皮损活动情况，病程分为进行期、静止期和消退期，在疾病的进行期可有同形反应。⑤皮损可不断扩大和增多，并可呈多种形态，如点滴状、钱币状、地图状、环状、回状、带状等，少数可有渗出湿润或形成蛎壳状，称之为蛎壳状银屑病。⑥本病早期常有夏愈冬发或夏轻冬重的特点，以后可逐渐失去此规律性，病程慢性，易复发，部分患者可有家族史。

2. 脓疱型银屑病　多发于掌跖部，皮疹为红斑上有针头至粟粒样大小的无菌性脓疱，10～14 天消退后，再发新脓疱，重者泛发全身，伴有寒战、高热、关节疼痛等。

3. 关节型银屑病　除皮损外，伴有关节肿胀、疼痛、僵硬、畸形，先小关节后延及肘、膝、脊柱等关节，常和脓疱型同时发生。

4. 红皮病型银屑病　常因外用药的刺激而成，表现全身皮肤弥漫性发红或暗红，甚至肿胀浸润，大量脱屑，仅有小片的皮肤正常，犹如分布在海洋中的岛屿，伴有掌跖角化，指甲增厚，或发热，常需数月以至更长时间才愈。

治疗

1. 西药　①局部用药：⑴角质促成剂：寻常型银屑病可用焦油制剂、5%～10%硫磺、5%水杨酸等，配成软膏或糊膏，外敷患处。⑵皮质类固醇霜剂：可外涂或加封包，或加于焦油类或蒽林药物内效果好，封包适用于小面积顽固性损害，对慢性局限性皮损也可用醋酸强的松龙、确炎舒松加等量的1%普鲁卡因注射液作皮损内或皮损下封闭。②全身用药：⑴普鲁卡因注射液局部封闭疗法，或大剂量维生素 C 静脉滴注，可试用于寻常型银屑病。⑵免疫抑制剂：皮损广泛而外用药物疗效又欠佳时可考虑试用，常用药物有白血宁、氨甲喋呤、羟基脲等。⑶抗生素：尤其是点滴型寻常型银屑病常继发于咽喉部感染或扁桃体炎，可使用青霉素控制咽喉部感染，对泛发性脓疱型银屑病可使用头孢类药物。

2. 中药　可分风热型、湿热型、血燥型、血瘀型等辨证治疗。

3. 中成药　①银翘解毒丸 6 克，每日 2 次，口服。②龙胆泻肝丸 6 克，每日 2 次，口服。③银屑灵颗粒 1 包，每日 3 次，冲服。④消银片 6 片，每日 3 次，口服。⑤生血丸或当归丸 4 粒，每日 3 次，口服。⑥丹参片 4 片，每日 3 次，口服。

4. 单验方　①蛇蜕 1 具，烧灰，温酒服之。②茶树根 60 克，切片，加水浓煎，每日 3 次，空腹服。服药至痊愈为止。③槐花适量，炒黄研末，每日 2 次，每次 3 克，饭后温水吞服。④秦皮 120 克，水煎外洗患处。⑤干蟾蜍烧灰研末，以猪脂调和外涂。⑥硫磺 15 克，花椒 15 克，鸡蛋 15 个，香油适量。将鸡蛋壳一头打开，去掉蛋清，将上两味同等量分别装入蛋壳中，与蛋黄充分混合搅拌，放瓦片上置于温火上慢慢焙干后，连蛋壳一起研面，用香油调成膏，每日 1 ~ 2 次外搽患处。⑦取大蒜瓣 1 个，以竹片切开，用其新鲜切面搽抹患处，以除掉表面鳞屑而略见小出血点为止，再将土大黄研为末，用香油调成糊状，涂于患处，每日 1 ~ 2 次，以瘥为度。⑧石榴皮 500 克，炒炭研末，加香油 150 克，调成稀糊状，用时摇匀，用毛笔蘸药均匀外搽患处，每日 2 次，适用于各种类型的银屑病。⑨楮桃叶 250 克，侧柏叶 250 克，加水 5000 毫升，煮沸 20 分钟后，放入澡盆内，晾至稍温不烫手时浸浴，隔日 1 次。可以温通经络，畅达气血，疏启汗孔。主治银屑病静止期肥厚皮损。

5. 食疗　①乌梅膏：取乌梅2500克，将乌梅洗净，去核，加水适量煎煮，浓缩成500克膏状物，装瓶备用，每次10克，每日3次，温开水冲服。②槟榔姜汁粥：取槟榔1个，生姜汁10克，蜂蜜50毫升，粳米100克，先将槟榔研粉，煮沸15分钟，冷却沉淀取汁，粳米加水煮粥，加生姜汁、槟榔汁、蜂蜜再煮沸，空腹温热服食。③木瓜汤：取木瓜1个，蜂蜜300毫升，生姜2克，将木瓜洗净，去皮，切片，加水、蜂蜜、姜煮沸，改用文火再煮10分钟，喝汤吃木瓜。④花生赤豆红枣汤：取带衣花生米90克，赤小豆、红枣各50克，大蒜15克，将上4味共煮汤，早、晚分服。⑤去屑粥：取车前子15克（用纱布包扎），薏苡仁30克，蚕砂9克（用纱布包扎），白糖适量，将车前子、蚕砂入锅中加水煎汤取汁，用药汁煮薏苡仁粥，加糖调匀服食，每日1剂，连服15天。

6. 其他疗法　①熏洗法：⑴取艾叶、菖蒲、苦参各30克，加水煎汤，趁热熏洗患处。⑵取蛇床子20克，马齿苋30克，明矾10克，加水煎汤，待药液温度适宜时，熏洗患处。②烟熏法：⑴取苍术、黄柏、苦参、防风各10克，大枫子、白鲜皮各30克，五倍子15克，共研细末，用线卷成圆柱形，点燃熏患处，每次30分钟，每日1～2次。⑵取蓖麻子、蛇床子、艾叶各30克，苏子、杏仁各15克，银杏、苦参各12克，用法同上。

生活饮食调养

1. 保持心情舒畅，解除思想顾虑，清除精神创伤，积极采取各项治疗措施，不急不躁，静心调养。

2. 饮食宜清淡，忌食油腻、辛辣、香燥等食物，多食五谷杂粮及新鲜蔬菜和水果。

3. 戒烟酒，不喝浓茶和咖啡。

4. 多饮水，保持大便通畅。

5. 经常用硫磺皂洗澡，忌用洗衣粉及碱性大的肥皂洗澡。

6. 内衣常换洗，衣被勤晒太阳。

7. 加强锻炼，提高身体素质，避免伤风感冒发生。

8. 勤洗手，勤剪指甲，尽量少抓，有时抓破出血易感染。

六十八、斑秃

斑秃是指头部突然发生局部性的斑状秃发，不论男女老少均可发生，但以青年人较多，往往于一夜之间头发成片脱落，呈一个或数个圆形或椭圆形的秃发斑，故俗称“鬼剃头”。

症状

1. 发生较快的圆形或椭圆形斑片状秃发，单发或多发，一般1~2cm大或更大，边界清楚，脱发区皮肤正常，毛囊口清楚可见，在发展期脱发区边缘头发易松动、折断，近端发干萎缩，典型可见上粗下细如棒状。

2. 多发生在头皮，也可见于眉毛、腋毛及阴毛，整个头发全部脱落称全脱，全身毳毛、眉毛、腋毛、阴毛均脱落称普脱。

3. 脱发区无自觉症状，所以斑秃可由本人在无意中发现或去理发、洗澡时由他人发现，有的患者可伴失眠、头痛、头晕、注意力不集中等神经衰弱症状。

4. 慢性经过，有自愈倾向，一般在停止脱发后3~6个月内恢复，少数病例可反复发作。

5. 应与假性斑秃鉴别　假性斑秃为患部头皮萎缩，看不见毛囊口，脱发区边缘头发不松动，一般是不可恢复的。

治疗

1. 西药　①局部外涂1%辣椒酊、蒽肤霜等。②皮质类固醇制剂，如0.1%去炎松霜等。③对于精神紧张，睡眠不足者，口服安定2.5mg，每日2~3次，谷维素20mg，每日3次，同时配服胱氨酸50mg，每日2~3次。④对于全秃或普秃患者，脱发时间较长，没有新发生长，可服用皮质类固醇激素，如强的松10mg，每日2~4次，见效后逐渐减量，维持2~3个月，但应注意激素的副作用。

2. 中药　可分血虚风燥型、肝肾不足型、气滞血瘀型等辨证治疗。

3. 中成药　①养血生发丸3克，每日3次，口服。②六味地黄丸6~9克，每日2次，口服。③三七片4~5片，每日3次，口服。

4. 食疗　①酥蜜粥：取粳米100克，酥油20~30克，蜂蜜15克，先将粳米加水煮粥，沸后加入酥油、蜂蜜，文火同煮成粥即成。②何首乌粥：取粳米100克，何首乌30~60克，红枣10枚，将何首乌在砂锅内煎成浓汁后，取汁去渣，然后放入粳米、红枣，文火煮粥，常服。③桑仁粥：取桑仁20~30克（鲜品30~60克），糯米100克，先将桑仁浸泡洗净，加糯米同入砂锅，文火煮粥，熟后加蜂蜜或少许冰糖，再稍煮使糖溶后即可食用。④核桃芝麻酥：取核桃仁、芝麻各适量，将前2味炒熟、捣碎，拌白糖和匀，每日早、晚各吃2汤匙，也可冲入牛奶、豆浆中食用。⑤银耳鹌鹑蛋：取银耳15克，鹌鹑蛋10只，冰糖少许，将银耳摘洗干净，上笼蒸约40分钟，将鹌鹑蛋用冷水煮熟，剥去皮，用锅加清水和冰糖煮沸，糖溶化后，放入银耳、鹌鹑蛋稍煮片刻，撇去浮沫，盛入碗内即成。⑥黑豆膏：取黑豆500克，旱莲草50克，将上2味加水煮沸，待黑豆熟后，去旱莲草渣，再加冰糖120克，文火煮，收干，每日服50克。

5. 其他疗法　①物理疗法：⑴液氮冷冻：采用喷雾或棉签抹擦，局部出现薄霜，几分钟后，重复2~3次，使局部发红，不起水疱为宜，每周1次，4次为1个疗程。⑵局部头皮按摩加七星针移动击刺，每日1次。②外搽法：⑴毛姜外搽，或川乌粉调醋外搽，每日2~3次。⑵用鲜生姜切成薄片，烤热后反复擦搽患处，每日1次。

生活饮食调养

1. 本病是一种功能性疾病，经过一定时间和适当的治疗一般都可痊愈，因此要解除思想负担，坚定治疗信心。

2. 注意饮食调养，饮食要多样化，营养化，多食富含B族维生素的食物对头发生长和保护其色泽有重要作用。

3. 洗头不要勤，也不能长期不洗，一般每3～4天洗1次，要用柔性洗发剂和护发素，保持头发的清洁柔润。

4. 多饮水，要少量多次饮水，一天保持6～8杯水约2000～2500毫升。

5. 保持大便通畅，使毒素及时排出体外，如果两天不大便，就要采取排便措施。

6. 每天要定时晒太阳，作好局部擦摩（用老姜或独头蒜）。

7. 理发时要自带毛巾及梳头用具，避免理发时感染头皮发炎及头皮屑。

8. 加强身体锻炼，提高身体素质，避免伤风感冒加重病情。

六十九、痔疮

痔是人体直肠末端黏膜下和肛管及肛缘皮下静脉丛瘀血曲张、扩张形成柔软的血管瘤样病变，俗称“痔疮”，发病率很高，民间有“十人九痔”之说，这是成年人的常见病、多发病。一般以齿线为界，可分为内痔、外痔、混合痔。

症状

1. 便血　便血是内痔的早期症状，一般是排便后出血，也有排便前出血，或粪便表面附有少量血液，色鲜红，量可多可少，有射血、滴血、纸上带血，一般无疼痛感。

2. 痔核脱出　常见于Ⅱ、Ⅲ期内痔。Ⅱ期内痔排便后能自然复位，Ⅲ期内痔排便后需用手法回纳，这是由于痔核较大，支持黏膜的结缔组织退化，黏膜增大、肥厚，当排便用力时，粪块往下挤压，而使痔核脱出肛外。Ⅱ、Ⅲ期内痔经常脱出肛外，因受到反复刺激与摩擦引起慢性炎症，而致管状腺分泌液增多，肛门松弛的患者由于黏液流出肛外，造成肛周湿疹，引起瘙痒和湿疹样改变。

3. 疼痛　混合痔或内痔嵌顿，不能回纳而引起局部水肿、感染、坏死等，可引起剧烈疼痛。

4. 由于肛周静脉曲张，当排便下蹲时腹压增加，肛缘静脉丛充血扩张，引起坠胀不适。

5. 贫血　内痔因周期性出血，反复长期发作，可导致慢性贫血，有时大量出血，可致急性贫血。

治疗　治疗此病，初期可用药物治疗，后期需要手术治疗。

1. 西药　①止血药：便血较多者，可服用安络血 2.5 ~ 5mg，每日 3 次。②通便药：可选用液体石蜡油，每次 15ml，每晚 1 次，口服，或用酚酞 0.2g，每日 2 次。③坐浴：便后可用高锰酸钾溶液坐浴。

2. 中药　可分火燥型、湿热型、气虚型、阴虚型等辨证治疗。

3. 中成药　①槐角丸 6 克，每日 2 次，口服。②云南白药 2 粒，每日 3 次，口服。③痔疮片 4 片，每日 3 次，口服。④痔速宁片 4 片，每日 3 次，口服。⑤补中益气丸 6 克，每日 2 次，口服。⑥痔疮栓 1 ~ 2 枚，每日 1 ~ 2 次，纳肛内。⑦痔疮膏少许，每日 2 次，涂于患处。

4. 食疗　①桑椹子粥：取桑椹子 20 克（鲜品加倍），浸泡片刻，加粳米 100 克，冰糖 25 克，同煮粥，每天早晚空腹食用。②柿饼粥：取柿饼 2 ~ 3 枚，粳米 100 克，将柿饼洗净切碎，和粳米一起常法煮粥，适用于夏秋季节，作早餐或点心服食。③薏苡仁粥：取生薏苡仁适量，粳米100克，将生薏苡仁洗净晒干，碾成细粉，每次用苡仁30～60克，同粳米一起常法煮粥，每日早、晚温热服食。④海参煮里脊肉：取干海参5只，里脊肉250克，将海参用清水泡洗干净，和里脊肉一起煮熟，吃肉饮汤，不放盐。⑤黑木耳汤：取黑木耳15克，柿饼、红糖各50克，将上3味一起加水共煮汤服食，每天1次，连服1周。⑥金针红糖饮：取金针菜200克，红糖适量，将金针菜洗净，加水2碗，浓煎成1碗，再加入红糖调味，趁温服下。⑦槐叶茶：取嫩槐叶，不拘量，将其蒸熟晒干，每日1次，每次取槐叶15克，用沸水冲泡10分钟，代茶饮，也可加适量冰糖调味。⑧荸荠汤：取鲜荸荠500克，红糖100克，将荸荠洗净加水适量，煮汤，再加红糖，喝荸荠汤，每日1～2次，连服3～5天。也可每日服食新鲜荸荠100克。

5. 其他疗法 ①熏洗法：取五倍子、朴硝、桑寄生、大黄、荆芥各适量，先将药物加水2500毫升煎20～30分钟，然后趁热倒入盆中进行熏洗，待水温至37℃左右时，臀部浸入水中坐浴，每日1～2次，1周为1疗程。也可用芒硝、白矾各30克，或地骨皮、川椒、苦参各30克，煎汤熏洗。②外敷法：用油膏、栓剂等药物外敷患处或纳入肛门内，常用的药物有洗必泰栓剂、冲和膏、四黄膏、消痔膏、痔疮栓、马应龙痔疮膏等。③提肛运动：姿势可取坐位或立位，坐位应保持端坐姿势，两手放于大腿上，掌心向上向下均可，坐位应坐在凳边，不要坐实坐满，立位需双脚分开，与肩同宽，两脚呈平行状态站立，双肩自然下垂，不要上耸，也不要有意识地用力下坠，舌抵上腭，双目轻闭，排除杂念，集中思想，一心想着会阴肛门部，随着呼吸，肛门一提一放，一紧一松，深吸气时肛门收缩上提，呼气时放松，一呼一吸为1次，每天早上或晚上临睡前收缩肛门30次，15天为1疗程。

生活饮食调养

1. 保持良好情绪，任何气怒、忧愁都会加重病情。

2. 养成良好的饮食习惯，按时就餐，不暴饮暴食，不偏食，多食粗杂粮、新鲜蔬菜及水果，忌食辛辣香燥食物，如辣椒、胡椒、芥末、烈酒、浓茶等。

3. 养成良好的排便习惯，每天定时排便，不要等有便意时再去排，蹲厕时间不宜过长，切勿用力努便，更不要边看书报边排便。

4. 注意下部卫生，有痔疮的人排便后要用温水清洗肛门。

5. 每天早上起床后，要喝一杯温开水，进行揉腹、提肛各100~200次，即去排便。

6. 便秘者每天睡前喝蜂蜜2匙、香油2匙，温开水冲服。

7. 多喝水，可常年用槐米或槐豆炒黄泡茶喝。

七十、肛裂

肛裂是由于长期便秘引起的肛门机械性创伤引起排便时及排便后肛门剧烈疼痛、出血，有时呈喷射状出血或滴血鲜红，多附于粪便表面。

症状

1. 疼痛　周期性疼痛是肛裂特征之一。排便时肛门疼痛，数分钟后即自行缓解，间隔一段时间后，再次发生剧烈疼痛。

2. 出血　大便时带血，有时滴血，血色鲜红。

3. 便秘　病人恐惧大便，不敢解，造成大便燥结。肛裂由轻到重可分为三期：①初期，创口新鲜，边缘整齐，无肛缘水肿及哨兵痔。②二期，创口较大，肛缘水肿，有哨兵痔形成。③三期，溃口色暗，边缘变厚、变硬，合并有乳头肥大，潜型肛瘘，哨兵痔较大。

治疗　首先要解除思想顾虑，保持大便通畅，减轻肿胀疼痛。

1. 西药 ①可口服缓泻剂，疼痛剧烈时口服止痛药。早期可用1：5000高锰酸钾溶液坐浴，对于陈旧深陷的肛裂，可于其基底部麻醉后用10%硝酸银溶液涂灼其溃疡面，再用棉签蘸盐水清洗，或用九华膏注入肛门内。经上法治疗无效者可手术治疗。②对于出血较多者，可给予安络血2.5～5mg口服或10mg肌肉注射；或维生素K_4 4mg，每日3次，口服；或维生素K_1 10mg，肌肉注射。

2. 中药 ①可口服润肠剂，方用大黄、川朴、杏仁各10克，麻仁20克，枳实12克，生地、白芍各15克，甘草6克，水煎服。便后温水坐浴后涂肛裂膏或生肌白玉膏。②出血较多者，可服凉血止血剂，方用仙鹤草、地榆炭各20克，槐花炭、苦参各15克，炒黄芩、生地、当归、黄柏各10克，甘草6克，水煎服。

3. ①九华膏少许，外涂患处，每日2～3次。②马应龙麝香痔疮膏少许，外涂患处，每日2～3次。

4．食疗 ①芝麻核桃酥：取核桃肉60克，黑芝麻30克，共捣细拌匀，每日早、晚各服一匙，用温开水送服。②黄芪蜜茶：取黄芪15克，蜂蜜30克，将黄芪入砂锅，加清水500毫升煎至300毫升，去渣留汁，入蜂蜜和匀，煮开1～2沸，代茶饮，不拘时饮服。③鲫鱼炖韭菜：取鲫鱼1尾（约200克），韭菜适量，盐少许，将鲫鱼洗净，韭菜洗净切段，纳入鱼腹中，放入盖碗内，加盐上盖，蒸30分钟，即可食用。④蔗汁粥：取蔗汁100毫升，粳米50克，将新鲜甘蔗洗净，榨取浆汁备用，粳米加水500毫升，煮至米开花时，兑入甘蔗汁煮粥，每日早、晚温热服食。⑤苁蓉粥：取肉苁蓉15克，精羊肉100克，粳米50克，将肉苁蓉入锅加水1000毫升煎汤，去渣留汁备用，羊肉切片加水500毫升，煮烂后，入粳米、药汁共煮粥，每日早、晚温热空腹服食。⑥松萝茶：取松萝9克，白糖适量，加水两碗煮沸至1碗，取汁即可，每日1剂，顿服。

生活饮食调养

1. 保持良好情绪，任何气怒、忧愁都会加重病情。

2. 养成良好的饮食习惯，按时就餐，不暴饮暴食，不偏食，多食粗杂粮、新鲜蔬菜及水果，忌食辛辣、香燥等刺激性食物，如辣椒、胡椒、芥末、烈酒、浓茶等。

3. 养成良好的排便习惯，每天定时排便，不要等有便意时再去排，蹲厕时间不宜过长，切勿用力努便，更不要边看书报边排便。

4. 注意下部卫生，有痔疮的人排便后要用温水清洗肛门。

5. 肛门按摩，每晚用温盐水坐浴，擦干后进行肛门周围轻按摩。

6. 每天早上起床后，要喝一杯温开水，进行揉腹、提肛各100～200次，即去排便。

7. 便秘者每天睡前以蜂蜜2匙、香油2匙，温开水冲服。

8. 多喝水，可常年用槐米或槐豆炒黄泡茶喝。

七十一、脱肛

脱肛是指肛管、直肠黏膜、直肠全层或部分乙状结肠脱出肛门外。可发生于任何年龄，男性多于女性，国外有资料认为女性多于男性。小儿多为直肠黏膜脱垂，成年男性多为直肠全层脱垂，50岁以上男性多为直肠和乙状结肠脱垂。

症状　多为直肠炎症、久痢久泻及营养不良造成，排便有块状物脱出肛外，便后可自行回缩，日久之后不能自然回缩，需用手法推回，重者在咳嗽、久站、行走、下蹲时都会脱出。

治疗

1. 主要是消除直肠炎症及久痢久泻，恢复全身营养状况。

2. 中成药 ①补中益气丸9克，每日2次，口服。②归脾丸9克，每日2次，口服。③金匮肾气丸6克，每日3次。

3. 局部熏洗法 取石榴皮100克，枯矾10克，五倍子30克，苦参15克，加水2000毫升，煎汤，熏洗坐浴。

4. 外敷法 取诃子、赤石脂、龙骨各10克，将上3味共捣细末，用茶叶水调敷在脱出之直肠表面。

5. 食疗 ①姜片茶：取茶叶1把，生姜数片，加水煎汤或沸水冲泡即可，每日1～2剂，趁热饮服。②槐叶茶：取嫩槐叶适量，将其蒸熟，晒干，备用，每日1次，每次取槐叶15克，用沸水冲泡焖15分钟，代茶饮，也可加入适量冰糖调味。③柿饼粥：取柿饼2～3枚，切碎，用粳米100克一起常法煮粥，作早餐或点心服食。④薏苡仁粥：取生薏苡仁洗净晒干，碾成细粉，每次用苡仁粉30～60克，同粳米一起常法煮粥，早、晚温热服食。⑤鸡冠花鸡蛋汤：取鸡冠花15～30克，鸡蛋1～2只，鸡冠花加水2碗煎至1碗，去渣，打入鸡蛋煮熟，连汤服食。

生活饮食调养

1. 保持良好情绪，任何气怒、忧愁都会加重病情。

2. 养成良好的饮食习惯，按时就餐，不暴饮暴食，不偏食，多食粗杂粮、新鲜蔬菜及水果，忌食辛辣香燥食物，如辣椒、胡椒、芥末、烈酒、浓茶等。

3. 养成良好的排便习惯，每天定时排便，不要等有便意时再去排，蹲厕时间不宜过长，切勿用力努便，更不要边看书报边排便。

4. 注意下部卫生，有痔疮的人排便后要用温水清洗肛门。

5. 每天早上起床后，要喝一杯温开水，进行揉腹、提肛各100～200次，即去排便。

6. 便秘者每天睡前喝蜂蜜、香油各2匙，温开水冲服。

7. 多喝水，可常年用槐米或槐豆炒黄泡茶喝。

家庭急救常识

一、家庭备药须知

现在有很多家庭为了方便治病，及时解除病痛，家中都备些常用药品，如解热镇痛药、消炎药、止泻药、消食药等。家庭备有少量药品，以应急用，对防治突发病是有益的。但家庭备药必须注意以下四点。

1. 大小分开，内外有别。成人药和小孩药、内服药和外用药，都要有明显标记，分别存放，以免拿错、误服发生意外。一般内服药物的用量是指十八岁至六十岁的成年人量，六十岁以上老人用药量为成年人的四分之三，儿童用量按体重计算。外用药一般腐蚀性、毒性较大，切不可内服。

2. 妥善保存，防止变质。药品应存放在干燥、避光和温度较低的地方，防氧化和潮解，有些药品应放于瓶中，密封保存，如酵母片、甘草片、维生素片和各种胶丸、胶囊等易吸收空气而变质，十滴水、酒精、碘氟则易挥发而失效。凡粉剂药以茶色瓶装为宜。药品要经常检查，如发现霉变、粘连、松散、有臭味和水制剂药品出现絮状物、沉淀物等现象，均说明药品已变质，不可再用。

3. 标签完整，字迹清楚。存放药品的瓶、袋、盒上的标签应写明药物的名称，药物的用量和有效期，治疗何种疾病及用药的注意事项等。

4. 家庭备药不宜过多，贮存时间不宜过久。家庭无目的的备药，弊多利少，因药品种类繁多，性质复杂，目前使用的药品大都没有注明品名，极易混淆，同时，保存时间过久，容易变质或过期失效。

二、家庭常用止血法

出血是日常生活中经常遇到的意外事件，掌握家庭止血的方法，不仅能减少出血对人体的危害，甚至能为大出血病人赢得抢救时机。

引起出血的原因很多，常见的是外伤出血，一般分动脉、静脉、毛细血管。出血的情况也各不相同，动脉血的压力很大，出血时表现为喷射状，随着心脏的跳动而一股股地向外喷射；静脉血的压力小，出血往往表现为涌血或缓缓地流血；毛细血管既细小又众多，它的出血找不到明显的出血点，常常是片状的渗血。因此，要针对不同的出血形式，选用不同的止血方法。毛细血管出血或小静脉出血，一般不需进行特别处理，只要保持伤口清洁，用酒精纱布或棉球压迫止血即可，若无酒精纱布也可用白酒或干净的布，千万不可用泥土及一些不干净的破布包扎伤口。最难止血的是动脉出血，因为如不及时有效地止血，失血过多，会影响健康甚至危及生命。

常用的止血方法有指压法、加压包扎法和止血带止血法。

1. 指压法是在伤口上部找到搏动的血管，用手指或手掌将血管压在附近的骨头上，以达到止血的目的。

2. 止血带止血法应选用弹性比较好的橡皮管或橡皮带子，亦可用其它布条；止血部位，上肢在上臂上三分之一，下肢在大腿中部，使用止血带前，要先垫上几层棉布、毛巾或衣服等软物，防止损伤皮肤；止血带松紧要适当，以达到止血目的为限；要写明止血带的扎带时间，每隔一小时左右放松止血带 3 ~ 5 分钟，止血带使用时间过长，会使肢体缺血而引起坏死。

3. 其他部位的动脉出血可以用加压包扎止血方法，即先用干净的纱布或敷料填塞伤口，外加干净的纱布垫，再用绷带加压包扎。

通过有效止血后，要及时送医院作进一步医治和抢救。

三、家庭农药中毒急救法

家庭农药中毒的途径很多，一般有喷洒农作物、灭蚊、灭蚤、误服或自服，特别是误服或自服，抢救不及时很容易发生死亡，若能在服后及时进行现场抢救，可以挽救生命。因此人人都应知道怎样进行现场抢救。

1. 催吐，即用食指或鸡翎毛刺激服毒者咽后壁，使其吐出毒物；或用食盐 3 ~4 克化成浓盐水灌入患者口内诱发呕吐。

2. 简单洗胃，给服毒者喝干净的清水或稀肥皂水，（敌百虫例外，因为敌百虫在肥皂水的碱性环境中转变为毒性更强的敌敌畏），用量一次 150 ~200ml（相当于三 ~ 四两），一气喝下，喝后催吐，连续 3 ~4 次以后，增加到一次喝 400 ~500ml，每饮一次水用上述方法催吐一次，直到吐出液无农药味为止。

3. 若为喷洒或皮肤中毒，要及时脱去洒了农药的衣服，如头上洒有农药需要洗头，用肥皂水洗身。

4. 如果确定是有机磷农药，有条件的可肌注阿托品 10 ~20mg。

5. 带着患者服后剩余的毒药瓶，快速送往医院。

合理的现场抢救，一来避免服毒者在中途猝死，二来可减少毒物在胃肠道的吸收量，避免发生严重的后果。尤其是呋喃丹中毒的患者，因为呋喃丹目前没有特效治疗药物，如果没有及时的现场抢救，到医院虽然经过洗胃抢救，大部分中毒者还是在 1 ~2 天后死亡，原因是患者从服毒到送到医院这段时间里从胃肠道吸收入血的毒物致死。所以现场抢救呋喃丹患者更为重要。

四、骨折的急救法

骨折多因外伤、碰撞、跌打等所致，分开放性、闭合性两种。一般破皮出血的叫开放性骨折，诊断较易；局部肿痛、活动受限或肢体畸形的叫闭合性骨折。其处理方法应注意以下几点。

1. 判断伤势。在遇到骨折病人时，首先要考虑的是危及生命的症状，如出血、休克、呼吸或心跳异常，颅脑、内脏损伤等。如果有上述情况，首先要抢救生命，然后才能治伤。如果不首先考虑上述情况，而着眼于骨折本身的伤情，就会轻重颠倒。

2. 伤口处理。对于开放性骨折，最重要的是不要弄脏伤口，千万不要用手去碰伤口，即使伤口沾有脏东西，一般也不要去动它，更不应当用水冲洗。应用碘氟或酒精把伤口四周皮肤涂擦一遍，然后在伤口上覆盖灭菌纱布，再松松包扎。

3. 骨折的固定。由于断骨附近可能有重要的血管和神经，如果让断骨活动，就有可能刺破或切断断骨附近的血管和神经，甚至造成致命的失血或日后的残疾。因此，骨折的固定非常重要，切不可随便移动或整复伤处，以免造成上述严重后果。在固定伤肢时，要把伤处以上和以下的两个关节都一起固定，才能使整个伤肢无法活动，达到固定效果。在找不到适当物品时，也可利用伤员躯干或对侧肢体来作固定。

五、煤气中毒的急救

煤气中毒多发生在冬季，一种是由于炭火取暖，室内排烟不良（门窗紧闭、烟囱堵塞等）造成，另一种是由厨房内的液化气泄漏造成。轻者表现为头晕、眼花、头痛、胸闷、恶心、全身软弱无力，或瘫卧在地，重者神志模糊、皮肤潮红、口唇红似樱桃，这是煤气中毒的表现。一旦发现，应立即采取以下救护措施。

1. 立即打开门窗通风，或让其脱离现场，到通风良好、空气流通的地方休息。

2. 松解患者的衣领扣，使呼吸保持通畅，同时注意保暖。

3. 如果煤气中毒较轻，病人会慢慢苏醒过来。如果中毒较重，出现昏迷者，应当一面做人工呼吸，一面派人叫救护车或急送医院抢救，切莫延迟。

六、烧烫伤的急救

日常生活中，一般开水、热油、火烧烫伤的情况很多，初次处理很重要，无论面积大小、程度轻重，如果第一次处理好，可给后期治疗打下良好的基础。

1. 尽快脱离导致烧烫伤的场所，轻轻脱去或剪开衣服，以免造成皮肤的二次损伤。

2. 若为局部烫伤，可立即就近用清水冲洗伤处。面积较小的亦可立即用白酒或温盐水冲洗，涂以鸡蛋清或香油，亦可用白酒、米醋、牛奶、鸡蛋清等浸布湿敷，患处不要包扎。

3. 面积较大的应立即用干净的床单覆盖伤处，迅速转送医院。

七、心脏骤停的现场急救

在日常生活中，遇到有的人突然面色蜡黄、出冷汗、软瘫在地时，应让病人立即就地平卧，不要慌张，不要乱搬动病人，一面叫人通知医院，一面去检查病人，若呼吸、心跳都停止，应先用手掌或握拳扣击病人心前区，并立即做人工呼吸。

1. 口对口人工呼吸。一只手托起病人的下颌，另一只手放在病人额头上，以保持气道开放，并用这只手的食指、拇指捏紧病人的鼻孔，深吸气后用双唇包绕密封病人的口周，并均匀用力向病人口中吹气（时间 1 ~1.5 秒），然后松开病人的鼻孔，让其自动呼气，每次松开鼻孔的时间要比吹气时间略长。

2. 口对鼻人工呼吸。若病人牙关紧闭，或者操作者的口不能完全包绕病人的口周，就要用这种方法。用一只手压在病人额前，使头保持后仰，用另一只手抬起病人的下颌并使口闭合，接着深吸气，用双唇包绕密封病人的鼻周，再向病人鼻孔均匀用力吹气，吹气时间要达1～1.5秒，然后口部离开病人，让其自动呼气，离开时间要比吹气时间略长。

做人工呼吸时，操作者要在吹气的同时，观察病人的胸部活动情况，若能看到病人胸部起伏，又感到病人呼气时有气体逸出，则表明操作正确和适度。如果病人胸部不起伏，就要检查病人的头部位置是否适当，操作者是否密闭病人的口周或鼻周，或者咽喉是否被异物堵塞，并作相应的调整处理。

做人工呼吸后，要紧接着做胸外心脏按压，即在病人胸部偏左侧，相当于心脏部位，用右手掌压在左手背上，有节奏的用力向下按压，抬起，再按压，使胸部下陷约3～5cm，每分钟80～100次为宜。按压时要和人工呼吸配合好，一般人工呼吸2次，做心脏按压15次。待医院来人后再作急救处理。

八、昏厥的急救法

在日常生活中，常有人自觉心慌、胸闷、头晕眼花、恶心欲吐，进而不知人事，仆倒昏厥，多发生在夏季中暑、高血压、低血糖、急性脑溢血、低血压、晕车、晕针、洗澡久泡、体质虚弱、过劳、癫痫、癔病、流血过多、失水过多、虚脱等情况下，如不及时急救，会有生命危险。当遇有这种昏厥病人时，可采取以下急救措施。

1. 要沉着冷静，及时就地处理，先把病人就地平卧，或抬到安静的地方，脚垫高，头放低，头偏向一侧，以免呕吐物吸入气道。

2. 身边无药又无针时，可用指压的方法来急救。指压人中穴，即在病人鼻中沟下、嘴唇上的凹陷处，用拇指甲前端垂直下压，左右摆动，可疏通督任二脉，恢复植物神经功能，达到镇静安神、回阳救逆的作用。也可指压十宣穴，即十指指甲两旁。

3. 紧急求救，立即拨打急救电话寻求帮助。

九、心绞痛发作的急救

中老年人如果突然感到胸口好像被一块大石头压住透不过气来，胸前发生压榨性疼痛，头上直冒冷汗，疼痛历时短暂，数分钟即过，极少超过15分钟，疼痛可放射到左胸背、左肩或左颈部，这是冠心病心绞痛的典型表现。若频繁发作将有生命危险。

1. 发作时立即停止活动，在路旁可把身子蹲下，或靠墙、或依扶在电线杆旁休息一会；在家里则应马上卧床休息，消除紧张，多数病人数分钟后能自行缓解。

2. 对于中老年，特别是已确诊为冠心病的患者，最好能随身携带冠心病保健盒一个，一旦发作立即舌下含化硝酸甘油片1~2粒，多能奏效，也可含服速效救心丸5~10丸，然后再到附近医院作进一步检查和处理。

3. 积极治疗原发病，尽量避免过度劳累、兴奋和激动。

十、突发心动过速的急救

在日常生活中，如果突然感到心慌、心跳过快，脉搏一分钟超过120~150次，此为心动过速。可试用以下方法。

1. 屏气法。嘱患者作深吸气后，闭住声门并堵住鼻孔作深呼吸动作，此法可自己掌握应用。

2. 亦可用一根筷子刺激咽喉部，以诱发患者产生恶心和呕吐，不少病人能使心跳慢下来恢复原状。

3. 也可用手压迫靠近喉结附近的颈动脉搏动最明显处（颈动脉窦），先压右侧，10~15秒后无效时再试压左侧，但切不可两侧同时按压，以免引起脑供血不足，一旦心动过速停止，立即停止按压，

4. 压迫眼球。患者闭目，用左手拇指在一侧眼眶下向眼球上部施压。稍用力以致痛感方能收效，每次按压不能超过 10 秒钟。高度近视及青光眼者禁用。

5. 若经上述方法仍不能终止发作者，则应到医院请大夫治疗。使用以上方法一定要用力适度，切不可过急过猛过于粗暴，亦不可长时间使用。

十一、突然便血虚脱的急救

有些慢性病人，如肝硬化、溃疡病、胃炎等，突然大便黑稀或呈血样量多，有的病人很快虚脱。遇到这种现象，应立即采取以下急救措施。

1. 一旦遇到这种情况，当务之急是先把病人搀扶到床上平躺，头下不要放枕头，双腿可稍微抬高，以利血液回流，增加大脑供血，这样多数病人会慢慢苏醒过来。

2. 同时用毛巾抹干病人身上的冷汗，适当保暖，但不应过度，以免周围血管扩张加重大脑、肾脏等重要脏器供血不足。

3. 给病人喝一杯冷冻的盐开水，这样既可暂时补充血容量，又可降低胃肠温度、收缩血管达到止血之目的。

4. 经上述处理后，应用担架或车送病人到附近医院急救，切不可等闲视之。

5. 最后还得提醒一下，千万别让病人走着去医院，以免半路上再次昏倒在地。

十二、肛门出血、内痔脱出的急救

大便时或便后肛门内出血，有时尚有块状物从肛门脱出，这是内痔的主要症状，倘若痔核脱出肛外，发生内痔嵌顿，患者可发生局部剧烈疼痛，应采取如下措施。

1. 轻者可用卫生纸压迫止血，并轻轻地把脱垂的内痔推入肛门。

2. 用0.1%高锰酸钾或3%的芒硝温热溶液坐浴，具有消炎止痛作用。

3. 出血较多，应及时到医院请医生治疗。

必须指出，便血不仅仅见于痔疮，某些直肠和结肠的病变也可以有便血，更应请医生诊治，以排除恶性肿瘤如直肠癌和乙状结肠癌。对于一般内痔，只要平时养成良好的大便习惯，避免便秘或慢性腹泻，常可减轻发作，也可到药房买痔疮（栓）膏，待排便坐浴后插入肛门内，每天一次，也很有效。

十三、闪腰岔气的治疗

闪腰岔气常常发生在高举重物或弯腰拿东西时，是由于腰部肌肉组织突然用力收缩扭伤所致，常表现为腰部或胁肋部疼痛，导致身体转侧不利，活动后加重，轻者休息数天可以自行缓解，严重者会造成椎间盘脱出。一般家庭治疗可采用以下措施。

1. 应尽量保持安静，先扶病人躺在床上（最好是硬板床）休息，放松腰部，双腿微微弯曲，伸直腰，侧卧或仰卧，膝盖底下放一个枕头或卷好的毛毯，这样病人会感到比较舒服。

2. 局部施以正红花油或驱风油，轻轻涂擦和按摩局部15～30分钟，外敷伤湿止痛膏或麝香壮骨膏或镇江膏药，静卧休息1～2天，切勿剧烈运动。

3. 若反复发作，或经上述处理仍未改善，则应到医院请医生作进一步诊治。

十四、治疗打嗝的简便方法

打嗝是很常见的现象，通常在饭后受凉或饮食过急、过饱后发作，一般数分钟后多能自行消失，不必治疗。但有些人频繁打嗝，且持续数小时甚至数日不愈，影响饮食和睡眠，可在家中采取以下措施。

1. 慢慢喝水，然后深吸气，屏住气数秒钟再呼出，反复几次可以见效。

2. 亦可用一个纸袋罩住口鼻，连续呼吸数次，常能终止发作。

3. 也可采取用手将舌头拉出。

4. 用自己的指甲两小块，插入香烟的前端，点燃后吸 2 口，含在口中片刻吐出。

若经上述处理仍不能终止发作者，则应到医院检查原因。

十五、治疗牙痛的简便方法

俗话说“牙痛不是病，痛起就要命”，这是形容牙痛对人体健康的影响程度。牙痛是一种常见病和多发病，引起的原因不一，有时会伴随人的一生，一年之内发作几次并非夸张，现介绍几种简单的处理方法，不妨一试。

1. 用健侧手的大拇指在牙痛一侧曲池穴（相当于半屈上肢，在肘横纹外端凹陷处）按揉 5～10 分钟，强度以达到酸感为度，常能奏效。

2. 用生姜一块放在嘴里咀嚼也能达到暂时止痛之目的。

3. 用花椒一粒放在龋齿上用力咬住，可治龋齿痛。

4. 用杏仁一个，以火点着，吹灭后咬在痛牙上。

引起牙痛原因很多，经上述简单处理后，虽能暂时止痛，但并非万事大吉，应当尽早到口腔科请大夫作进一步处理。

十六、眼内溅入石灰、氨水简便处理

在日常生活中，因工作不慎或儿童玩耍，误将石灰、氨水溅入眼内的事时有发生。石灰、氨水属于强碱性物质，对眼有腐蚀作用，一旦入眼即造成化学性眼外伤。遇到这种情况时，先采用以下措施，防止进一步损伤眼睛。

1. 不论溅入量多少，都要随时用清水冲洗，一般就地取材，自来水、井水、河水都可以。将受伤眼的上、下眼皮翻开，暴露眼球，然后用大量的清水冲洗眼睛，需连续冲洗 10~20 分钟。

2. 亦可将面部浸入盛满水的脸盆内，拉开眼皮，头在盆内摇摆，眼球向各方向转动，以便将眼球表面及结膜囊内的碱性物质冲洗干净。

3. 如果溅入的是石灰颗粒等固体物质，要尽快剔除掉，取眼中的异物要用干净的棉球或洁净的软布，轻轻擦拭，不可用力剔除，然后再用水冲洗，必要时到医院进一步治疗。

十七、小肠气（疝气）的简便处理

有些小孩哭闹或老人重咳，引起腹股沟处有肿物进入阴囊内，这叫疝气，即小肠下脱坠入阴囊，平卧时就消失了，有时用手压迫一下也能复回到腹腔内。若不能复回腹腔内，在医学上叫疝嵌顿，是一种很危险的症候。遇到这种现象，不要紧张，可采用以下措施。

1. 平卧，精神放松，用手轻轻推揉脱坠物，使其还纳。

2. 如果发生嵌顿，病人可先躺在床上，屈曲双腿，尽量放松腹壁，然后用手轻轻把肿物按纳到腹腔里去，部分病人经上述处理后能解除疝嵌顿。

3. 如果经上述手法不回复，则必须马上送医院请医生治疗，千万别延迟。

十八、蜂、蝎蜇伤的处理

1. 蜂蜇伤的处理。蜂，有蜜蜂和黄蜂，蜜蜂蜇人症状较轻，黄蜂蜇人则症状较重，多表现为局部红肿痒痛，数小时可自行消退，若被群蜂蜇伤，可能出现全身症状，如发热、头晕、恶心呕吐等，严重者可出现面色苍白、呼吸困难等。

急救处理：蜜蜂蜇伤后立即用弱碱性溶液（如3%氨水、2%～3%苏打水、肥皂水、淡石灰水等）外洗，以中和酸性毒素；黄蜂蜇伤则用弱酸性溶液（如醋、0.1%稀盐酸）中和，用针挑出蜂刺。症状较重者立即到医院治疗。

2. 蝎蜇伤的处理。被蝎蜇伤后，局部可发生剧烈疼痛，大片红肿，全身可出现寒战发热、头痛头晕、恶心、呕吐等症状。

急救处理：立即拔出毒针，用弱碱性溶液湿敷；或用胶水直接滴到蛰伤处；或用蜂蜜涂于局部。症状严重者可到医院处理。

十九、被狗咬伤的处理

无论是病狗或健康狗咬伤人后，都容易得狂犬病，故均应认真及时处理。

1. 被狗咬伤后伤口应立即用大量清水冲洗，不得少于20～30分钟，应一边冲洗，一边挤压出血，以利排毒，再用50～70度的白酒或酒精冲洗。一般敷以酒精纱布即可，不用缝合伤口。有条件的可到医院在伤口周围注射狂犬病免疫血清。

2. 常规注射破伤风抗毒血清，并选用适当抗菌药物。

3. 及时按规程注射狂犬疫苗。

4. 凡须注射狂犬病疫苗的病人均可注射狂犬病免疫血清，尤其是咬伤较重、伤口较大、较深或头颈部咬伤，可于伤口清洗后在伤口周围伤口底部先注射5ml。也可在未注射狂犬疫苗前先用免疫血清注射，剂量为40微克/公斤体重，肌肉注射，注射前先作过敏试验，此药只能延长潜伏期，不能作预防用。

5. 亦可采用中医局部处理，采用针刺伤口放血，艾灸或火罐拔毒。另用葱白60克，生甘草150克，煎水洗伤口，外敷玉真散，黄酒冲服玉真散。

二十、鼻出血的救治

鼻出血多由鼻腔内血管破裂引起鼻腔出血，有时可因鼻出血从鼻腔后部流入口腔而经口吐出。遇到鼻出血者，

首先询问病史，找出确切原因，如外伤、异物、高血压、急性炎症、发热、肿瘤、倒经等。同时查明哪侧鼻腔出血或哪侧鼻腔先出血，出血时情况，出血量，过去有无鼻腔出血病史，及本次出血有无诱因，以及目前的自觉症状。可采取如下救治措施。

1. 让患者仰头坐下或平卧，捏住鼻子，用冷毛巾敷前额和鼻部。

2. 立即用消毒棉花或纱布条塞住鼻孔。

3. 出血较多者及时到医院救治。

二十一、家庭救助八忌

在家庭生活中发生意外事件时，一定要沉着冷静，防止在自救过程中出现伤害。

1. 小而深的伤口（如铁钉刺伤），忌马虎包扎。因为小而深的伤口里面容易缺氧，而缺氧环境最适于破伤风杆菌繁殖并产生大量毒素。所以，遇这种外伤，应立即用清水清除伤口内的污物，然后用碘氟消毒伤口，并及时上医院注射破伤风抗毒素。

2. 农药污染皮肤而中毒者，忌用温水洗。因为这样做会加速血液循环，促进毒物通过皮肤吸收。正确做法是立即脱掉衣服，并用肥皂水清洗全身。

3. 足踝扭伤忌揉搓。足踝扭伤之后，不少人是这样办的，先使劲揉肿起来的地方，接着是强忍着疼走路、活动。这种做法是不对的，因为刚扭伤时局部有小血管破裂，如果使劲揉搓只能是加重肿胀。此时最好是用冷水敷，以减少出血和渗液，并尽量少活动。

4. 烧、烫伤引起的水泡忌刺破。水泡是人体保护性反应形成的天然包扎，以促进伤口自愈，并可预防感染，故应保护好水泡。

5. 异物入眼忌乱揉。尘土、沙粒、飞屑等溅入眼内，引起流泪、刺痛，不敢睁眼，很不舒服。这时，不能乱揉眼睛，以防异物加重刺激。应捏起眼皮，让眼泪流出把异物冲出，或寻找异物，再把它沾出。

6. 见人触电忌奋不顾身。见人触电时，急而不顾，往往引起自身触电，这样的教训是很多的。正确的方法是，立即切断电源，或用绝缘物体如木棒之类挑开电源。

7. 昏迷病人忌进水或进食。给昏迷病人进食或饮水，可能会误入气管，引起肺炎甚至窒息。

突然昏倒忌乱搬动，应将其就近或就地平卧，注意保暖，头偏向一侧，及时拨打急救电话。

二十二、家庭急救别盲目

家中一旦有人发生危重病症，家庭成员的及时救护对病人的安全与预后至关重要。在此提醒，家庭急救别盲目，应注意以下几点：

1. 镇静。救护人员自身要镇静。切忌慌张，慌张易出差错。如遇人触电，首先应切断电源，用木棍等绝缘物拨开电线，再行抢救。

2. 细心观察。首先观察病人的生命活动体征，如心跳、呼吸、血压以及瞳孔反应。一旦心跳、呼吸停止，则应立即做人工呼吸（如口对口）和胸外心脏按压，不要忙于包扎伤口和止血，否则连病人死了也不知道。

3. 严禁给病人乱喝水。胃肠外伤病人不可以喝水进食；烧伤病人不宜喝白开水，应喝淡盐水，以补充体内丢失的盐分；急性胰腺炎病人应禁食；昏迷病人强行灌水会误进气道引起窒息。

4. 切忌乱用止痛药。很多急性疼痛服用过量止痛药会掩盖病情，妨碍诊断。

5. 勿随意搬动病人。如遇骨折、脑出血，随意搬动会扩大病情。

6. 不要舍近求远。伤病员呼吸心跳停止，应在就近医疗单位进行初级急救，之后再送大医院，避免病人在途中死亡。

用 药 篇

用药讲安全，治病看疗效。俗话说：“是药三分毒”，药能治病也能致病，用药不能光讲方便、便宜。小病治不好，大病留隐患。无论选用什么药，都要看看它对身体有什么危害。

一、什么是处方药与非处方药

我国已于2000年1月1日起实行了药品管理分类制度，即将药品划分为处方药与非处方药（OTC），并按其特点做出了相应的法律管理规定，这是国际上通行的有效的药品管理模式。这一制度的建立，必将推动我国医疗制度深入改革，增强人民的自我医疗意识，提高全民族的健康水平。那么，如何区分处方药与非处方药呢?

1. 处方药 系指必须经医生诊断出具处方才能从医院药房或药店获取，并接受医生监护或指导使用的药品。处方药，一般药理作用强，主治病情较为严重，容易引发不良反应。如治疗细菌感染性疾病的抗生素、治疗心脑血管病的主要药物、精神药品、中枢镇痛药、激素药、有剧毒的药品、生物制剂及刚上市新药等，都属于处方药范围，不可擅自在药店自购自用，以避免用药不当，贻误病情，造成严重后果。

2. 非处方药 系指不用医生诊断和出具处方，患者依据自己所掌握的医药知识，借助阅读药品说明书，对小伤小病进行自我诊断选择应用的药品。国际上通用的非处方药简称为 OTC。非处方药主要包括解热镇痛药、助消化及胃肠道用药、维生素、计划生育药、皮肤外用药等家庭常用药，以及少量的安全系数较高的心血管药物、眼科和耳鼻喉科用药、抗过敏药和驱虫药。

非处方药品的特点是“安全、有效、稳定、方便、价廉”。安全是指经过长期在临床或实际应用中所验证的，其相对毒性低，不良反应较小；有效是指药品的疗效确切；稳定是指药品的性质稳定，可以放置家庭贮存；方便包括两个方面，一是购药方便，不仅在医院药房，而且在药店、商场都可以买到；二是使用方便，自己或依靠家人就可给药。非处方药品中老药、国产药较多，相对较便宜，且可自由选购。

处方药与非处方药的选定，并非一成不变。当某种处方药被临床使用多年，其有效性、安全性被充分证实，其适应症范围和药学特征符合非处方药的基本要求，就有可能转换成非处方药，以满足广大人民群众的自我医疗需要。

二、非处方药的使用规则

非处方药是根据多年的临床实践从众多药物中筛选出的，具有应用广泛、对人体不良反应少、使用安全简便、容易掌握、药源宽松等特点，所以适合非医护人员使用。目前国家已将 165 种西药和 160 种中成药列为非处方药，进一步划清了处方药与非处方药的界限，这样不但克服了乱卖药、乱买药的问题，而且使售药单位也有章可循。这对于减少因滥用药对人体产生的不良反应、保证用药安全、减少浪费都有重要意义。

虽然非处方药具备以上特点，并且不用医生开具处方即可自行购得，但“是药三分毒”，为了更好的发挥非处方药的治疗作用，在使用时必须注意以下规则。

1. 要对症取药　在用药治疗前，要先明确自己患的是什么病，然后再用药，不可只凭自己主观感觉或某一个症状就随便用药。例如发热、头痛是许多疾病的共有症状，感冒时可出现，脑炎、脑膜炎以及某些急性传染病和感染性疾病也可出现。如果用非处方药中的对乙酰胺基酚治疗感冒所引起的发热、头痛，就会收到良好的效果；而用于后者，则会掩盖症状，延误病情而造成严重后果。

2. 要掌握所用药物的功效与主治 在用药前应仔细看药品说明书，明确所用药品的性质和应用范围。如非处方药中的通宣理肺丸、羚翘解毒丸、藿香正气水，这三种中成药都可以治疗感冒，但它们的性质是截然不同的。如通宣理肺丸的性质是辛温解表药，具有散寒解表、宣肺止咳的功效，主治风寒感冒，这种感冒多发生于冬季，病人有受凉史，病后主要特点是发热轻、怕冷重、鼻塞、流清涕、不出汗，伴有头痛和全身关节酸痛、咳嗽等，用后就会收到良好的效果。羚翘解毒丸则属于辛凉解表药，具有辛凉解表、清热解毒的功效，主治风热感冒，这种感冒多发生于春季，特点是发热重、畏寒轻、鼻涕黏稠、口干咽痛、咯黄痰、头胀痛、有汗或无汗等。藿香正气水属祛暑解表药，具有祛暑解表、和中理气的功效，主治暑湿感冒，这种感冒多发生于夏季，表现为高热、头晕、头胀、心中烦热、身倦无汗、口渴喜饮，伴有恶心、呕吐、小便短赤色黄等。如果不了解这些药物的功效与主治，用羚翘解毒丸等辛凉解表药治疗风寒感冒就等于寒上加凉，用通宣理肺丸等辛温解表药治疗风热感冒就等于热上加温，不但治不好病，还会加重病情。

3. 要掌握用药时间与用量 为使所用药品获得满意的治疗效果，减少不良反应，要注意药品说明书中的用药时间和用量。如乳酶生属助消化药，应在饭前 10 分钟服用；布洛芬等解热镇痛药对胃肠道有刺激，应在饭时或饭后服用；驱肠虫药阿苯达唑、甲苯达唑、枸橼酸哌嗪等，应在半空腹或空腹时服，如果在饭后服，药物就会被食物隔住，不能很快进入肠道而难以达到驱虫的目的。在应用非处方药治病时，也要严格掌握药物剂量，不能过量用药，否则会导致不良反应的发生。如酵母片是常用的助消化药，过量服用后同样可造成腹泻；对乙酰胺基酚虽然比其他解热镇痛药的不良反应小，但发热病人尤其是老年人过量服用后，可造成出汗过多而发生虚脱。

4. 要掌握药物的不良反应与相应对策 非处方药同样对人体产生不良反应，虽发生严重不良反应如过敏反应等机会较少，但在应用过程中也应提高警惕。如在服药后出现皮肤瘙痒、皮疹或发热等情况时，很可能是药物过敏，对此应及时停药和就医诊治。对某些非处方药如苯海拉明、异丙嗪、扑尔敏等常用的抗组胺药，广泛用于治疗过敏性疾病，但用药后常出现疲倦乏力和嗜睡等反应，因此在用药后应注意休息；对于从事高空作业、重体力劳动的人员和驾驶员，这类药应慎用，如必须服用时，应暂时脱离原工作岗位，以免发生安全事故。

5. 要注意观察疗效 应用非处方药，大多数是在未经医生诊断的情况下应用的，这就容易造成用药针对性不强的问题，所以在用药期间，自己要注意观察疗效，如用药 2 ~ 3 日后，病情不减轻反而加重或又出现新的症状时，应及时就医诊治，以免贻误病情。

三、患病是吃药好还是打针好

我们经常遇到有的病人（特别是儿童）怕打针，常要求医生以吃药代替打针；但也有的病人认为“打针比吃药见效快”，主动要求医生给打针。其实，这些认识都是不够全面的。下面让我们从药物吸收到发挥作用的过程来比较一下打针和吃药究竟哪一种效果好。

1. 口腔给药（吃药）是经口腔、食管到胃及小肠吸收，吸收后的药物经肝脏静脉送到肝脏，在肝脏里部分药物转变成代谢物，没被代谢的药物经大静脉送到心脏，再到身体其他器官。注射（打针）的药物吸收过程就比较简单，静脉注射是直接把药送到血管中，肌肉或皮下注射的药是由微血管吸收进入血管，至心脏及其他器官。

2. 相比之下，口腔给药过程较长，在这些过程中，有的药物会被破坏，如胃中有胃酸，可分解某些药物；小肠有酶，也会分解一些药物；而肝脏更是代谢药物的场所。所以同等作用量的药口服或注射后到达“目的地”的药量并不一样，一些药物打针的确比口服效果好。但并不是所有的病都需要打针治疗，有的病打针反而不如吃药效果好，如胃肠或肝脏疾病，打针后进入血液循环的药物只有 28% 能够到达胃肠、肝脏，而口服给药则全部或大部分经过胃肠和肝脏。

3. 从发挥药效速度来看，一般打针起效快。静脉注射给药，1 分钟左右药物就可以随着血液循环全身，几分钟内就可以起效；肌肉注射，半小时就可出现最大的药效；皮下注射，起效速度相对慢些。与打针相比，口服给药起效速度就慢多了，如口服药片先在胃中崩解、溶解，再慢慢被胃、小肠吸收，从口服到产生最大药效的时间，有时需几个小时。但口服给药简便、易行、安全，打针会给病人带来一定的痛苦，消毒不严格还可能发生感染，而且多数需要专业医护人员操作。因此，一些国内外医学专家主张，凡是能吃药治疗的病，尽量不要打针。但究竟采取哪种方法治疗好，应由医生根据药物的类型、疾病的性质和病情来定。

四、新药好还是老药好

随着医药科技不断发展，新药的研究和应用犹如雨后春笋，纷纷面世，这标志着人类在征服疾病的道路上不断前进。但目前在药品市场上，有的厂家或媒体在宣传新药时，故意夸大了药物的疗效，甚至“百治百验”，对其副作用却避而不谈，使不少人认为“新药有奇效、新药比老药好”，于是许多病人盲目追求新药，一味要求医生给用新药，而一旦达不到预想的效果或出现严重的副作用时，有人又走向另一极端，认为新药不如老药。其实，这都是片面的。药品的好坏不在“新”、“老”，要看其对治疗疾病是否确实有效和安全可靠。一般应从以下几个方面看待新、老药品。

1. 某些换代新药确实比老药好 应当承认，某些新药确实比老药好，特别是一些新药与换代产品相比，效果更佳、副作用更小、特异性更强。这是现代科学进步的结果。

2. 正确看待新药的治疗效果 一种新药问世，虽经过一系列的研究和实验，最后应用到临床，但由于上市前试验病例挑选严格，观察病例数量有限，临床评价时间太短，往往近期疗效比较确切，远期疗效和长期应用的毒副作用很难反映出来。只有在使用过程中，随着时间的推移，有些不良反应，乃至严重的后遗症才会逐渐暴露出来。所以，只有经过长期的临床实践，才能对新药作出公正的评价。对新药的使用，一定要严格掌握适应症，注意剂量、疗程，排除禁忌症，不能惟新是用。

3. 正确评价老药 不少老药久经临床验证，疗效和毒副反应确切，安全可靠，经久不衰，且某些老药的价格较新药便宜的多，是新药无法比的。如磺胺类、青霉素类是临床长期应用的老药，除少数人有过敏反应外，其他的不良反应很少见，且疗效可靠，至今仍是某些感染性疾病的首选药物。有些老药还发现了新用途，如阿司匹林，原来只用于解热镇痛，现临床使用小剂量，可用于血栓性疾病的治疗等。

还须注意的是，现在有些新药，其实就是一些常用的老药，只是改换了药名、或改换了包装、或改换了剂型、或冠以“洋名”，由国产变成了中外合资，其实有效成分完全相同。所以，在使用时应加注意，避免重复用药。

五、不要轻易接受输液治疗

输液疗法问世以来，通过静脉通道给药补充液体、电解质，确实拯救了不少垂危病人，但时至今天，从大医院至基层医疗单位，都存在着滥用输液的现象，特别是农村及基层的个体医生，对发热、腹泻、乃至各种疾病的病人动辄就输液，给病人带来极大的危害。下面就输液的利弊做简单阐述。

1. 为什么有人得了病就觉得输液好？ ①医生对输液的适应症掌握不当。②病人及家属对输液治疗的作用有错误的理解：一是认为药液能直接输入血液，疗效快；二是认为输液治疗能补充营养。要知道一般输液所用液体中仅含有5%或10%的葡萄糖或0.9%的盐，500ml 5%的葡萄糖溶液中能提供约50克馒头的热量，因此，输液对一般发热性疾病及轻度腹泻病人等并无多大补的作用。③经济利益的驱动。输液收入高，一次输液，连药品及治疗费需十元左右，高者可达数十元，大小医院只要病人住进去就行输液，不输液留不住病人。

2. 输液治疗的危害 ①输液药物及液体直接进入血液，可引起热原反应，也就是输液中突然发热害冷的感觉，这种反应如果处理不好，会有生命危险。②任何药液中都存在不溶性微粒，这种不溶性微粒一般肉眼不能发现，输入血管后，大的微粒可直接造成微细血管栓塞，引起局部供血不足，组织缺氧而导致水肿或炎症，甚则造成内脏的栓塞。③不洁的输液还会导致全身感染，本病没有治好，又引起长期发热不退或长期低热缠绵不退，这种不洁输液的因素很多，如液体本身的关系、容器的清洁刷洗、输液的无菌技术及环境空气的污染都可引起。④老年及体弱病人输液过快，还会造成心力衰竭及肺水肿。⑤输液乱加药，如过多的抗生素、维生素、激素，可引起药害。⑥输液药物漏出静脉外，可引起局部肿痛。

3. 哪些病人需要输液治疗 ①昏迷病人，病人昏迷不醒，不能口服进药、进食者。②吞咽困难的病人。③胃肠有病不能吸收者。④手术禁食的病人。⑤大面积烧伤的病人。⑥病人十分衰竭，对水及电解质有特殊需要的病人。⑦有些药物在胃肠道不吸收，必须从静脉给药的病人。

医生在治病用药时，应按正确的给药治疗原则，能口服时尽量给口服药物，能肌肉注射的尽量不用输液治疗。作为病家，也应增强自我保护意识，不做无谓的输液治疗。

六、常规用药不可自行终止

有些慢性疾病需要长期或按疗程服药治疗，这是根据疾病的发生和发展而制定的治疗计划。而有些人长期服用一种药后，觉得效果不很好，于是突然停止用药。其实这是很不对的，这样做只会促使旧病复发或加重病情，甚至还会出现原来疾病所没有的症状，这就是“戒断症状”。因而，在长期服药时，应严格掌握适应症，切忌滥用，同时也不能随便停药。

1. 抗癫痫药物如扑痫酮、苯妥英钠等，一般需持续服用3~5年，才能控制症状，防止其发作。若突然停药，会引起癫痫大发作，或出现持续癫痫状态。这类药物的过渡时期不得少于一年。

2. 抗精神病药物如氟奋乃静、氟哌嗪等，需连续服用2年才能巩固疗效，这类药极易产生依赖性，故应缓慢地减少用药量，否则就会出现失眠、头痛、恶心、呕吐等停药症状。

3. 降压药如可乐宁，若突然停用，会使血中儿茶酚胺浓度增加，造成血压突升、心跳加快等症状，有时还会出现“反跳性”高血压危象。其他如催眠药、抗抑郁药、抗震颤麻痹药、激素等长期服用的药，若突然停止使用，均会产生一些“戒断症状”。

因此，停服长期药时必须在医生的指导下合理停药，不能自作主张，否则对自己的身体不利。

七、注意长期服药对血液系统的影响

许多药物对血液系统有不良作用，特别是长期使用时，对血液及造血功能影响较大，甚至造成严重后果。但是，多数反应是逐渐发生的，如果在服药期间能够定期进行血液化验，就可以及时发现，及时停药和采取其他措施，使药物的不良反应降低到最小程度，利于疾病的恢复和身体健康。药物对血液的影响有几方面的表现。

1. 可使粒性白细胞减少　这类药物有许多种，如阿司匹林、扑热息痛、安定、消炎痛、氯丙嗪、奎尼丁、氯霉素、庆大霉素、磺胺类、他巴唑、甲基硫氧嘧啶、丙基硫氧嘧啶、苯妥英钠、苯巴比妥、地高辛、潘生丁、链霉素、氨苄青霉素、扑尔敏、雷米封，及抗恶性肿瘤药如马利兰、长春新碱等。这些药可以在服药后很快发生粒性白细胞减少，也可以在服药数次或数月后发生，故定期化验血液可及时发现。

2. 可使血小板减少　如青霉素、链霉素、利眠宁、氯丙嗪、他巴唑、甲亢平、苯妥英钠、消炎痛、扑尔敏、四环素、红霉素、利福平、雷米封、甲基多巴、双氢克尿噻、硝酸甘油等可致血小板减少，而血小板是参加血液凝固的主要成分，故血小板减少可引起出血的症状，如紫癜、血肿等。

3. 可以导致再生障碍性贫血、缺铁性贫血、溶血性贫血等　如氯霉素、磺胺类、阿司匹林、安痛定、苯妥英钠、口服降血糖药、抗甲状腺药、氯丙嗪等。药物导致贫血程度不同，发病缓急也不一样，定期验血可及时发现。药物还可以使血中钾、钠发生紊乱。如大量注射葡萄糖、胰岛素可降低血钾；强的松、氨苄青霉素、四环素可致钠潴留；双氢克尿噻、速尿可致低钾、低钠。

4. 可以影响血脂变化 如长期使用氯丙嗪可致血中胆固醇升高；心得安可致甘油三酯升高；双氢克尿噻可使血清甘油三酯及总胆固醇增加。

5. 有些药物对骨髓的造血功能有很强的抑制作用 如氯霉素可使骨髓发生毒性反应，发生白细胞减少、血小板减少、溶血性贫血及再生障碍性贫血等。

以上所有血液及骨髓的变化，均可通过化验血液发现。故服药期间进行定期验血可起到监察作用，能及时发现毒性反应。

八、严格掌握药量

有些病人吃药往往比较随便，认为多吃一片少吃一片无所谓，多吃一次少吃一次也没有什么影响，其实这样做都是错误的，它不但影响药物的治疗效果，而且还会给人体造成伤害。

药物的用量是决定药物作用的一个重要因素。因为用药量的大小，是决定药物与身体组织作用浓度高低的主要条件。药物在人体内只有达到一定浓度，才能发挥其治疗作用。在一定范围内，药物的用量越大，治疗作用越好。但当用量过大时，治疗作用就会变成毒性。药物用量过小时，又没有治疗作用。比如用阿托品治疗由胃肠肌肉痉挛引起的腹痛，一般人需 0.3mg 才有效果，再少就无效了；如加用到 0.5～1.0mg，效果更明显；如用量达 2.0mg 以上，就会出现瞳孔散大、脉搏加快、心慌等中毒反应。因此，对药物的用量必须根据病情，在规定范围内使用。药物出现有效治疗作用的最低限度的剂量叫最小有效量；能治疗疾病又不引起中毒的剂量叫常用量；在常用量的最大允许限度叫极量，超过极量就不安全了。能引起中毒的剂量叫中毒量，能引起严重中毒而死亡的剂量叫致死量。

药物的常用量是根据大量临床实践，用科学方法计算出来的，必须在常用量范围内使用药物，否则就会达不到治疗目的，或引起中毒反应。特别是有些药物的治疗量与中毒量非常接近，更必须准确按量地使用药物。那种“恨病吃药”，不按医生意见，随意加大用药量，认为药多、功效大可以更快地治好病的作法是极端错误的，往往会事与愿违，出现问题，甚至危害生命。也有的药物超量服用不会被机体吸收，如四环素，每次超过0.5g，就不再吸收，白白地随粪便排泄掉，造成浪费。

另外，药物的每片、每支的含量都不一样，故使用药物时，不能以“片”、“支”为单位，而应以克、毫克为单位，否则，会因用药量不准确而达不到治疗目的。

一般药物的常用量是指成人的使用量。儿童与老人的用量应比成人用量小，故老人、儿童用药时必须遵从医嘱，或按成人量折算成老人或儿童的用药量。

用药时，还应掌握药品的“剂量”、“常用量”、“突击量与维持量”、“极量”、“中毒量和致死量”。

药品的剂量，通常是指成人一次使用的平均药量。药物剂量的大小，是决定药物在体内血药浓度高低的，超过一定限度，药物的治疗作用将变为毒害作用，轻者引起中毒，重者会致人死亡。因此，在使用药品的时候，必须认真掌握剂量，尤其毒性药更应注意。现介绍药物的几种剂量。

1. 常用量 常用量即治疗量，指临床常用的药效剂量范围，对大多数人能产生明显的治疗作用，又不致引起严重不良反应的用量。该剂量为成人（18～60岁）一次的用量，60岁以上的老人，一般用成人量的3/4；小儿剂量可按下列方法计算：

1岁以内＝0.01×（月龄＋2）×成人剂量

1岁以上＝0.05×（年龄＋2）×成人剂量

2. 突击量与维持量 突击量即在疾病的药物治疗中，为了使药物在体内达到较高浓度，以便迅速杀灭病原体或控制病情，常首先给予较大的剂量。维持量即等病情控制后，减少剂量，通常为维持体内有效浓度的最小剂量。采用这种剂量，一来可使已取得的疗效得以维持，长期控制病情；二来可减少用药量，减轻药物的不良反应。

3. 极量　极量是指安全用药的极限，是最大的治疗量。超过极量就有发生中毒的可能，除特殊情况外，一般不得超过。极量有一次极量、一日极量、疗程极量及单位时间内的用药极量之分，应予区别。

4. 中毒量与致死量　用药超过极量，引起中毒反应的剂量叫中毒量。造成严重中毒而引起死亡的量，叫做致死量。

九、必须按时服药

什么时间服药或多长时间服一次药，是按药物性质及其在血液中消失的时间、病情等几个方面情况决定的。因此，必须遵从医嘱按时服药。

1. 根据药物的半衰期制定服药间隔时间　不同的药物其吸收速度和消除速度不同，药物在体内存留时间长短也不一致。凡吸收和消除速度快的药物，在体内存留时间短，服药的间隔时间短些，如四环素 6～8 小时服一次。强力霉素的排泄缓慢，在体内存留时间长，可 24 小时服一次。磺胺异恶唑排泄迅速，应 6 小时用药一次，而周效磺胺从尿中排泄非常缓慢，半衰期长达 150 个小时，故每 3～7 日用药一次也可以。一般药物每日三次为宜，不能随意更改其服用间隔时间，否则，达不到预期效果。比如随意延长服用时间，因药物排除后而未按时服用，体内出现一段无药时间，导致症状重新出现。特别是使用抗生素杀灭细菌时，会因体内没有抗菌药物而使其有喘息机会，重新繁殖起来，不仅使病情反复，还会因细菌容易产生抗药性而转成慢性。如果缩短服药时间，一会浪费药物，二会因增加服药次数而在体内蓄积达到中毒剂量。

2. 根据人体生物钟现象制定服药时间 人体生物钟现象已越来越引起人们的重视，并发现某些药物在不同时间服用，其治疗效果不一样。比如某些抗肿瘤药早、午服药组的白细胞减少症发生率明显低于早晚服药组，其化疗完成率又明显高于早晚服药组。治疗消化性溃疡的药物有的需饭前半小时服，如胃黏膜保护药；有的睡前服，如 H_2受体拮抗药；有的则在饭后 1.5 ~ 2 小时服用为宜，如抗酸药。

3. 按时服药还包括一些有特殊要求的药物 如健胃药、止泻药、胃肠止痛药、肠道传染病治疗药及滋补药等，应在饭前 30 分钟服用。对胃肠刺激较强的药物、助消化药，如常用的阿司匹林、扑热息痛、消炎痛、硫酸亚铁、碘化钾、胃蛋白酶等应在饭后 15 ~ 30 分钟时服。各种驱虫药、泻药应在早晨空腹时服用。镇静安眠药应在睡前服。

十、药物有哪些不良反应

世界卫生组织对药物不良反应的定义是："药物在正常的人用剂量下，用于疾病的预防、诊断或调节生理功能时发生的有害或非期望的反应。它包括药物的副作用，毒性作用，过敏反应，继发反应，特异性遗传反应，致癌、致畸、致突变作用，后遗反应，致病原的耐药性及药物依赖性等等。"

1. 副作用 是指药物本身具有的药理作用，因为一种药物可以有多种作用，当利用它一种作用治疗疾病时，其表现出来的其他作用被称为副作用。因为其副作用与治疗作用是同时存在的，所以在治疗过程中难以避免。例如阿托品在用于治疗胃肠平滑肌痉挛时，其可抑制唾液腺的分泌作用，会使病人出现口干的副作用。药物的副作用常可通过合并用药使其减小或消除。

2. 毒性作用 是指用药剂量过大或时间过长（有时用药量不大，但是病人存在着某些遗传缺陷，或患有其他疾病以及对此种药物的敏感性较高）而出现的一些严重的不良症状，就称为毒性作用。包括继发性反应、后遗效应、致畸作用等。继发性反应指由于药物的治疗作用所引起的不良后果，如长期用四环素及广谱抗生素，可引起葡萄球菌伪膜性肠炎或白色念珠菌病等。后遗效应指停药后血液浓度已降至最低有效浓度以下所残存的生物效应，如长期大量应用氨基糖苷类抗生素如卡那霉素、庆大霉素等所引起的听神经损害，也叫药物中毒性耳聋，这就是药物毒性的结果。致畸作用指有些药物能影响胚胎的正常发育而引起畸胎。

3. 过敏反应 也叫特异质反应，因为这种反应只发生于对某些药物非常敏感者，而一般人即使应用较大剂量也不会发生这种反应，说明过敏反应与用药剂量无关。能引起过敏反应的药物起到了致敏原的作用，致敏原可以是药物本身，也可以是药物在体内的代谢产物，或者是药物制剂中的杂质。例如苯巴比妥、磺胺类药引起的药疹，青霉素类药引起的过敏性休克等。

4. 耐受性 是指少数人对于药物的敏感性很低，甚至用到中毒剂量才产生治疗作用而不引起中毒的一种特性。为防止耐受性的产生，应避免长期应用一种药物，可采用与其他药物交替应用或采用间歇用药的方法。

5. 药物的依赖性 是指连续用药一段时间后，病人在精神上产生依赖性，停药后会出现主观上的不适感，但没有严重的精神和全身症状，病人会要求继续应用该药来解除停药后的不适。依赖性继续发展就会变成成瘾性，中断用药时可引起戒断症状，出现烦躁不安、流泪、流口水、哈欠连天、出汗、腹痛、呕吐，严重者可出现休克。预防方法是不要长期或超量使用安眠药及成瘾性镇痛药，严格掌握这类药物的适应症、剂量和疗程。

6. 耐药性 耐药性也称为抗药性，是指病原体对于药物的抵抗性。在治疗细菌感染性疾病或寄生虫病时，长期使用某种药物，病原体反复多次与之接触后反应性降低，以致病原体能抵抗该药而不被抑制或杀灭。为预防耐药性的产生，应合理使用抗生素，应用过程中，剂量要足够，疗程要适当，避免长期使用，可与其他药合用，从不同环节控制细菌的耐药性的产生。

十一、怎样发现药物不良反应

几乎所有的药物都会发生不同程度的不良反应，其中有的还相当严重，甚至危及生命，所以自我判断药物不良反应很重要，以便及时停药并进行早期救治，最大限度地降低对身体损害的程度。可以通过以下几点来判断药物的不良反应。

1. 用药后数秒钟至数分钟内发生灼热感，喉头发紧、胸闷、心慌、面色苍白、口唇发绀、呼吸困难、脉搏细弱、血压下降，甚至出现神志昏迷时，需立即抢救。

2. 用药后数分钟至数小时内发生固定性红斑，呈紫红色圆形或椭圆形，中央常有疱，兼有发热等。

3. 用药后 30 分钟至 2 小时发生恶心、呕吐、腹痛等症状。

4. 用药后 1 ~ 2 周发生多形性红斑。

5. 有些药物还会引起剥脱性皮炎，开始像湿疹、麻疹等药疹，继而脱下大量的皮状鳞屑，乃至毛发、指甲，可持续 1 个月左右。

6. 有些药物还会引起耳聋、水肿等症状。还有一些药物停药半年或 1 年后才出现反应。

一旦出现以上药物反应后，除及时停药就医外，对所用的药应记住，在以后有病用药时，一定不可再用这类药物，以免再次招致祸害。

十二、几类容易出现不良反应的药物

下列药物使用不当，很容易发生不良反应，所以用药时应注意。

1. 解热止痛药 引起发热的原因多而复杂，有些发热很可能是重症疾病的初起，因此在没查清病因之前使用解热止痛药，只能暂时缓解症状，并不能从根本上治疗疾病。另外，在没有确诊之前，对发热病人盲目地应用这类药品，还可打乱热型，掩盖症状，对疾病的诊断造成障碍，容易造成误诊。如果长期服用吲哚美辛、阿司匹林等退热止痛药，还可能引起胃溃疡及十二指肠溃疡。

2. 缓泻药 大多数便秘是因为肠管蠕动减弱所致的功能性便秘，如不注意饮食和运动，只靠服缓泻药排便，就容易发生结肠痉挛，使排便更加困难。长期服用这类药品还可以造成体内钙和维生素缺乏。因此，应养成按时排便的习惯，调节好饮食，多吃水果、青菜以及含纤维素高的食品，少吃辛辣和油炸食品，如须用药治疗时，注意不要服用时间过长。

3. 安眠药 失眠是老年人常见的症状，偶尔服一些安眠药是可以的，但如果长期服用，养成习惯，再想不用就困难了，而且久服停药会出现头晕、恶心、肌肉跳动或失眠加重。另外，为保证疗效，安眠药不可常服一种，最好交替轮换使用，以免形成对药物的依赖性，而且用量一定要小。

4. 抗生素 抗生素是一种常用药，在应用时除掌握好用药指征外，还应注意某些抗生素的不良反应。如链霉素、卡那霉素、庆大霉素能引起眩晕、耳聋、蛋白尿等，氯霉素可引起再生障碍性贫血，青霉素可引起过敏反应，轻者出现药疹，重者可发生过敏休克，如抢救不及时，还可造成死亡。青霉素在应用前要进行皮试。

十三、不要多种药物放在一起服

同时或在短时间（0.5～1 小时以内）里服用两种以上的药物，往往会使药物原有的药理作用、治疗效应发生明显变化。这种变化就叫做“药物的相互作用”，有时会使药物疗效降低或增加毒副作用，甚至加重病情或危及生命。

1. 治疗高血压的药物胍乙啶与优降宁同时服用时，不仅不能降低血压，反而容易使病人的血压急剧增高，发生高血压危象。

2. 服用四环素片，又注射青霉素，两种消炎抗菌药物在体内会发生拮抗作用，使疗效大大降低。

3. 服用驱蛔灵，同时又使用冬眠灵，会使病人发生惊厥或者死亡。

4. 阿司匹林与抗凝血药双香豆素等合并服用，容易引起病人内脏大出血。

5. 口服避孕药的妇女，同时使用镇痛药杜冷丁时，会使呼吸抑制、肌肉挛缩、震颤和惊厥。

因此，大量的临床观察表明，药物相互作用给人体带来的影响往往是害多益少。如果两种以上药物同时应用，药物的不良反应更多，并且同时用药越多，反应率越大。据资料统计，同时吃 2～5 种药物约有 20% 的病人产生药物不良反应；如果同时吃 6 种以上药物时，则有 80% 的病人出现严重不良反应。

十四、不能盲目滥用药

当前，随意滥用药物的现象比较普遍。如有病乱吃药、无病也吃药、吃药不对症等，其结果不是治疗无效、延误病情，就是因用药不当引发新病，造成不良后果。这种滥用药物的现象危害极大。

1. 容易引起不良反应或中毒 俗话说“是药三分毒”。绝大多数的药品都有一定的毒性或副作用。如有些药物治疗量与中毒量十分接近，稍微加大剂量就有可能产生中毒症状；有些药物能引起肝、肾等重要脏器功能障碍；有的药物能抑制骨髓造血细胞，引起白细胞减少、贫血、出血等；有的药物还可以引起严重的过敏反应，甚至休克死亡。药物的不良反应颇多，如不了解药物的毒副作用，盲目滥用某些药物，又没有预防措施，很容易造成严重后果。

2. 掩盖病情，延误诊治 在对病情没有充分了解的情况下滥用药物，不但不能治病，还会掩盖真实病情，影响正常的诊断和治疗。如感染性疾病滥用退热药；阑尾炎初期腹痛随便服用止痛药；高血压头痛滥用镇痛药物等，都会把真实的病情掩盖起来，造成医生误诊误治，引起不良后果。

3. 易产生耐受性和依赖性 如长期服用镇静安眠药、解热镇痛药等，就可能产生药物的耐受性和依赖性。一旦产生药物的耐受性，就要加大药物剂量才能有效；一旦产生药物的依赖性，就轻易脱离不了，甚至导致许多药源性疾病的发生。

对于婴幼儿、老年人、孕妇等特殊人群，更不能随便用药。婴幼儿在生长发育阶段，一些器官功能尚不健全，稍有用药不慎，就会造成不良后果；老年人各脏器和生理功能都发生一定的退行性改变，对药物在体内的吸收、代谢能力减慢，容易产生蓄积性中毒，因此，用药应特别小心。孕妇对某些药物比较敏感，如有些药物可引起流产、致畸等，所以孕妇要尽量少用药或不用药，更不能滥用药。

治疗某种疾病，常有多种药物可供选择，在自行选购时，一般应首选疗效好、副作用相对小的药物。另外，药物虽是人类防病治病的重要手段，但不是唯一的，只要平时注意饮食起居，积极参加体育锻炼，就会少得病或不得病，没有必要过分强调药物治疗，更不能有病没病滥吃药。

十五、不能随意停药

有的患者在感觉自己的病情好转后就擅自停药，这种随意停药的行为对疾病的治疗很不利。因为每一种病的治疗都有一个过程，如果用药疗程不足可能会给患者带来更大的伤害。

1. 治疗一些急性病症，如流行性感冒、病毒性肝炎、扁桃体炎等，使用抗生素治疗时，如不按医嘱而过早停药，不但不能完全消灭体内的病毒，还容易造成病情的复发，甚至能使人体产生抗药性，对将来的治疗带来更大的麻烦。

2. 对于患有糖尿病、高血压等需要终生服药治疗的患者来说，突然停药，症状会反弹得比服药前更厉害。这类患者即使病情好转，也不应自作主张，随意停药。

3. 有些疾病病情复杂，治愈后易复发，如胃及十二指肠溃疡、结核病、类风湿关节炎和某些慢性疾病，用药治愈后，为巩固疗效，防止复发，一般均需一段时间维持治疗。而抗癫痫药、肾上腺皮质激素类药物，控制疾病后不仅需进行一段时间的维持疗法，而且需用“逐渐递减”的方法停药，否则会导致病情加重。

4. 长期滥用药物也是不可取的，这不仅是一种浪费，更重要的是会给肝脏增加负担，甚至产生许多不良反应。因此，如何吃药，何时停药，一定要听从医嘱，不可单凭自己的感觉或服或停。

十六、怎样理解药物的慎用、忌用、禁用

为了安全使用药物，在药品说明书上经常出现“慎用”、“忌用”、“禁用”等字样，一字之差，含义却大不相同，作为患者应正确理解和掌握。

1. 慎用 慎用是指该药可以谨慎使用，但必须密切观察病人用药情况，一旦出现不良反应立即停药。通常需要慎用的大多是指小儿、老人、孕妇以及心脏、肝脏、肾脏功能不好的患者。因为这些人体内药物代谢功能（包括解毒、排毒）较差，所以，机体对某些药物可能会出现不良反应，故不要轻易使用。但慎用并不等于不能使用，家庭遇到慎用药品时，应当咨询医生后再使用为好。

2. 忌用 忌用是指不适宜使用或应避免使用该药。提醒某些患者，服用此类药物可能会出现明显的不良反应和不良后果。如咳必清是抑制咳嗽中枢的镇咳药，咳嗽痰多时就应忌用，否则痰咳不出来，会加重病情。又如非那根，怀孕3个月的妇女应忌用，一旦服用可能引起胎儿畸形等。但有的忌用药品如病情急需，可在医生指导下选择药理作用类同、不良反应较小的药品代替；如非用该药不可，应联合使用其他对抗其副作用的药品，减少不良反应，尽量做到安全。在家庭用药时，凡遇到忌用的药品最好不用。

3. 禁用 禁用是指禁止使用。某些病人如使用该药会发生严重的不良反应或中毒。如心动过缓、心力衰竭的病人应禁用心得安；青光眼的病人应禁用阿托品；对青霉素过敏的病人就应禁用青霉素，否则将引起严重的过敏反应，甚至死亡。所以，凡属禁用的药品，绝不能抱着侥幸的心理而贸然使用。

十七、注意服药的忌口

忌口是指在服用某些药物时忌吃某些食物。服药时忌口是因为食物可影响药物吸收，降低疗效或能形成某些有害物质的缘故。

1. 抗菌药 红霉素、链霉素等药物的杀菌力，在碱性环境中比在酸性条件下要强60~70倍，故用药时病人需要多吃碱性食物，如菠菜、黄瓜、胡萝卜、水果、汽水及苏打饼干等。但四环素、土霉素、强力霉素、环丝氨酸、新生霉素和呋喃妥因等药物，则在酸性环境中杀菌力较强，病人应用时，需要多食用偏酸性的食物，如鱼、肉、蛋、鸡、酸菜、酸梅、山楂、橄榄、果汁等。另外，四环素族与红霉素及甲硝唑、西咪替丁等药物，均不宜与螺、蚌、蟹、甲鱼、海蛰、海带、荠菜和花生米、核桃仁、葵花子、豆制品、乳制品等一起食用。因为这些食物中，富含钙、镁、铁、磷等金属离子，会和药物结合，形成一种既难溶解又难吸收的物质，以致降低疗效。

2. 抗震颤麻痹药 常用的左旋多巴，不宜与大豆、乳酪、脱脂奶粉及鸡肉、牛肉、对虾、动物肝等食物同服。因为蛋白质在代谢过程中产生的大量氨基酸，会阻碍药物的吸收，致使其疗效减弱，毒性增加。而在服药期间，多吃些低蛋白质食物，既能促进药物吸收，提高疗效，又可防止肝昏迷发生。

3. 抗精神病药 应用碳酸锂时，注意饮食不可时淡、时咸。因为低盐可引起碳酸锂中毒，而高盐又可使治疗失败。故服用前要听从医生的指导。

4. 解热镇痛药 使用保泰松治疗关节炎期间，不可多食腌鱼、腌肉、腌菜等咸物。因为该药能减少钠和氯离子自肾脏排出，易引起水肿和高血压等症。

5. 降血压药 若长期服用可乐定、速尿、双氢氯噻嗪等利尿剂降压药，会使体内的钾离子大量排泄，而产生一系列的副作用。故病人应用时，需多吃含钾量高的食物，如山芋、土豆、番茄、黄瓜、榨菜和桃子、苹果、橘子、香蕉、杏脯、无花果、葡萄干及冬瓜、西瓜等，可避免不良反应。

6. 强心药 应用地高辛、洋地黄时，不能食用芹菜、田螺、海带、黑木耳及乳制品、钙质饼干等食物。因为其中的钙离子会增加强心药的毒性反应。

7. 抗结核药 使用异烟肼时，不宜进食含乳糖的食品，否则会阻碍药物的吸收，降低疗效。利福平不能与茶、米汤、牛奶同服。

8. 助消化药 胃蛋白酶合剂在酸性条件下作用最强，故需食用酸性食物，或含维生素 C 的食物，以增加胃中酸度，提高药效。

9. 抗贫血药 应用硫酸亚铁片、富马铁片等治疗时，需多食富含维生素 C 的食物。如番茄、茄子、青椒、山楂、鲜枣、柑橘、柚子等，可促进药物溶解、吸收，提高疗效。

10. 止血药 应用安络血、氨已酸等药物时，宜进食菠菜、番茄、莴笋、卷心菜、水芹菜及猪肝等食物，因为它们均含有止血功能的维生素 K，可增加疗效。

11. 抗血凝药 使用肝素、华法令和枸橼酸钠时，不宜进食番茄、菠菜、莴笋、卷心菜、水芹菜及猪肝、木耳等食物，因为它们含有止血功能的维生素 K。这两者不仅作用相反，而且还会竟相与有关的酶蛋白结合，使药物降效或失效。

12. 甲状腺激素类药物 甲状腺功能不足者服用甲碘安等药物治疗时，需限制食用豌豆、黄豆、莴笋、油菜、菠菜、萝卜和水芹菜、卷心菜、大头菜等。因为它们含有硫脲等物质，经水解后，会抑制甲状腺激素的分泌，从而加重病情。

13. 皮质激素类药物 长期应用激素，会促使蛋白质分解，且抑制蛋白质合成，以致产生一系列不良反应。故病人用药时，需进食高蛋白食物，如大豆、花生、葵花子、鸡肉、牛肉、对虾、乳酪、脱脂奶粉等。再则，此类药物本身能升高血糖，会大量排泄钾离子，所以又需多吃低糖饮食与含钾食物。

14. 磺胺类药物 磺胺类药物本身及其分解产物经肾脏排出，在尿中溶解度较小，尤其在尿液偏酸时，更容易引起结晶尿、血尿、尿闭等症，若同时服碱性食物，可防止毒副反应。

15. 抗心律失常药 碱性果汁会使抗心律失常药磷酸奎尼丁未解离部分的浓度增大，从而增强肾小管的再吸收能力。因此，对于长期服用该药的病人，服食果汁有可能会出现中毒现象。

16. 抗痛风药 痛风病用丙磺舒、苯磺唑酮、别嘌呤醇等药物治疗，以促进尿酸排泄和抑制尿酸生成，从而缓解病情。若大量食用鱼肉，可使体内的尿酸浓度升高，致使病情恶化。

17. 避孕药 长期服用避孕片1、2号的妇女，应多吃绿叶蔬菜及豆类、鱼、肉、肝、蛋、包心菜等，可预防叶酸与维生素B_6的缺乏。

此外，服药期间应避免饮酒。服镇静药、抗癫痫药苯妥英钠后饮酒，会使药效完全丧失。使用水合氯醛后大量喝酒，能导致病人突然死亡。服氯丙嗪、奋乃静后饮酒，可产生严重低血压，甚至突然晕倒和休克。服降压药饮酒，会造成严重低血压，甚至发生意外。服用解热镇痛药后饮酒可引起胃肠道大出血。服用抗癌药饮酒可急剧缩短寿命。药后饮用啤酒、葡萄酒、汽酒等低度酒亦可产生严重不良反应。

服药时最好也不喝牛奶、酸奶、橘子汁、麦乳精、山楂汁和咖啡等饮料。饮用这些饮料与服药最好间隔2~3小时。

十八、不能使用过期药

大多数药品说明书上都明确标注该药品的有效期，为的是提醒人们要在该安全期内服用。因为有些药物的稳定性较差，一旦过了有效期，毒性就可能要增加，有的甚至不能再提供药用，所以，在选择药物时要根据药品说明书上的有效期服用，千万不能使用过期药。

1. 如何了解有效期 药品的有效期一般都标注在药品说明书上和药物的内、外包装上，有以年计算的，有以月计算的，还有需要通过生产批号表示的。如某种药的有效期为2007年8月，那么，这种药能够使用到 2007 年 8 月 30 日；如标注失效期为 2007 年 8 月，那这种药只能使用到 2007 年 7 月 31 日，超过这些时限就算过期药了。还有的药品是通过批号上注明的数字来计算出有效期或失效期的，批号一般用 6 位阿拉伯数字表示，前 2 位表示年，中间 2 位表示月，后 2 位表示日。例如某药的批号为 060201，即 2006 年 2 月 1 日，表示该药为 2006 年 2 月 1 日生产的，在批号后面一般还标注有效期的年限，如 3 年，即从生产日开始计算 3 年内为有效。

2. 制定有效期的药品有哪些 目前制定有效期限的常用药品主要有以下几类：①生物制品类，包括血清、抗毒素、类毒素、各种预防接种用的疫苗。②生物化学制品，包括促肾上腺皮质激素、脑垂体后叶激素、胰岛素等。③抗菌类药品，包括青霉素、链霉素、四环素等。④酶和酶制剂，包括胃蛋白酶、辅酶 A 等。⑤其它理化性质不稳定的药品，如洋地黄类、硝酸甘油等。

3. 使用过期药的危害 凡是明确标注有效期的药物，其化学结构复杂，又十分不稳定，在受到光、热、空气、湿度等条件的影响时，就会改变原来的化学结构，失去原有的效果而变成有毒的物质，轻者使药效降低，达不到预期疗效，重则贻误病情，失去抢救的时间。如血清制剂及疫苗制剂，一旦过了有效期，其自然衰变的水平已经到了无效的程度，甚至为零，根本起不到防病治病的作用。有些药物失效后还能变成有毒物质，使用后可发生中毒反应。如四环素过了有效期，服用后会损害肾脏，造成肾病综合征，出现恶心、呕吐、蛋白尿等症状。因此，在服药前一定要仔细检查药品的有效期，凡规定有效期的药品，过了有效期就不要继续使用了，以免影响健康，甚至造成严重后果。

十九、抗菌素类药物的使用原则

抗菌药的合理使用是指在有明确的用药指征下，选用适宜的药物以达到控制感染或治疗疾病的目的，其应用原则有以下几个方面。

1. 严格掌握适应症 首先应根据病人的全身情况、临床诊断、致病菌种及其对药物的敏感性，以及药物性能、药物动力学、不良反应等进行全面考虑。

2. 防止滥用 ①病毒性疾病、原因未明的发热者不宜使用抗菌素。②皮肤、黏膜等局部感染，除采用专供局部应用的抗菌药外，尽量避免使用抗菌药。③应按患者生理、病理、免疫等状态合理用药。

3. 联合应用抗菌药需有明确的指征 联合用药的目的是增强疗效，降低毒性，延缓和减少耐药性的产生，从而更有效地控制感染的发展。实践证明，抗菌药的联合应用在临床取得增强疗效者不多，所以一般不应无根据地随意联合用药。另外，联合用药时，各药应尽可能分开使用，以免产生理化性配伍禁忌。

4. 严格控制预防用药 临床上常用抗菌药预防并发症和术后感染，但必须掌握预防性用药指征，避免滥用预防性抗菌药所造成严重的不良后果。

5. 选择适当的给药方案、剂量和疗程 ①剂量：药物用量对控制感染有密切关系，剂量的大小应根据细菌对药物的敏感程度、病情轻重、感染部位和药物毒性来确定。②给药途径：在不影响疗效的前提下，能口服者不肌注，能肌注者不静注或静滴。③疗程：疗程一定要足够，以免复发。

二十、使用抗菌素类药物的注意事项

抗菌素是临床上使用较多的一类药物，也是产生不良反应最多的一类药品，为了合理应用，在用这类药品治病时，应注意以下问题。

1. 要严格掌握适应症 任何一种抗菌素都有相应的抗菌谱，

应根据抗菌谱选用相应的抗菌素。如呼吸道感染性疾病多为对青霉素类药敏感的球菌所致，对此应首选青霉素类药或头孢菌素类药，如对以上药物过敏时，可选红霉素类药。对于发病原因不明的病例，不要轻易使用抗菌素。抗菌素对病毒无效，凡因病毒引起的疾病如感冒、流感、麻疹、流行性腮腺炎、肝炎等，应用抗菌素无效。

2. 要正确应用 所谓正确应用，就是在感染的特定部位能达到有效浓度，并可维持一定的时间。如阿莫西林每日给药 1 次达不到有效治疗目的，应采用间隙冲击法给药，即每 6 小时服药 1 次，这样才能使药物在血内保持有效治疗的浓度。任何抗菌素都应按疗程应用，最短疗程也在 3～4 日，否则不能巩固治疗成果，反而会使感染灶复发，并还可造成细菌的抗药性，给治疗带来更多的困难。

3. 要注意抗菌素的不良反应 任何一种抗菌素都有不同程度的不良反应，如过敏反应、药疹、药热、胃肠道反应等。为预防发生过敏反应，应用前先询问有无药物过敏史，对青霉素、链霉素这类常易造成过敏性休克的药物，用前应先做皮试，并严格掌握判定皮试阳性的标准。氨基糖苷类抗菌素如庆大霉素等，常可对听神经产生损害，因此在应用这类抗菌素时，一旦出现耳鸣，应立即停药，改用其他抗菌素。还有些抗菌素对肾脏、血液产生不良反应，这都需要在用药过程中进行密切观察，以防受害。对于孕妇和乳母在应用抗菌素时，除以上常见的不良反应外，还应注意某些抗菌素对胎儿和乳儿的不良反应。

4. 要严格掌握抗菌素联合应用指征 二联或三联应用抗菌素有严格要求，对混合感染或不明原因的重要感染才可使用，切不可因治病心切而滥用。

5. 不要滥用抗菌素 抗菌素有杀灭和抑制细菌等致病微生物生长、繁殖的作用，故对一些细菌感染性疾病有一定疗效。然而，每一种抗菌素都有一定的抗菌范围，即一种抗菌素只是对某类细菌杀灭作用较强，而对其他细菌效果不佳，尤其是对病毒感染无效，即使是广谱抗菌素也不能杀灭所有细菌及病毒等。因此，一遇有发烧便认为是细菌感染，就一定使用抗菌素来治疗，有时一种抗菌素效果不好就使用两种或多种抗菌素的做法是错误的，那样做的结果是病未治好，有时还引起其他疾病。

使用抗菌素引起其他疾病有几种情况，一是抗菌素本身既可治病，也可致病，因为没有一种抗菌素绝对安全而无任何副作用。比如链霉素、卡那霉素、庆大霉素、新霉素等能毒害听神经可引起耳聋；磺胺类药物、庆大霉素、卡那霉素等可损害肾脏，引起蛋白尿、血尿和肾功能减退；氯霉素引起白细胞减少和恶性贫血；雷米封、氨基水杨酸钠、利福平等可损害肝脏；青霉素、链霉素可引起过敏性休克等。二是滥用抗菌素以后，大量杀灭了体内正常存在的细菌，而使另外的一些细菌乘机侵入引起严重疾病，如大量使用氯霉素、四环素等可引起伪膜性肠炎。三是滥用抗菌素后细菌容易产生抗药性，使抗菌素失去作用。

二十一、不能与中成药同用的抗菌素

1. 四环素与七厘散不可同时服用 在跌打损伤伴有感染时，人们常服用七厘散以治疗损伤，并加用四环素以抗感染。其实，此两种药物合用极为不合理。因为七厘散中的儿茶苯酚中含有大量鞣质，可与四环素结合而沉淀，这样既影响吸收，又降低了四环素的抗菌活性，同样也影响七厘散发挥作用。

2. 红霉素不宜与山楂丸（冲剂）同时服用 因感染而服用红霉素的病人，或由于红霉素对胃肠的刺激反应而致食欲下降，甚至胃疼；或当因感染而发烧的病人出现胃部不适等症状时，总要服一些山楂丸或山楂冲剂。这样做常可引起不良后果，导致红霉素失效。因为红霉素在碱性条件下抗菌效果最好，而在酸性环境则相反。有资料表明，pH 值 <4 时，红霉素几乎没有什么效果。所以，平时用的红霉素片常为肠溶剂型（使红霉素不受胃酸破坏）或服药时加服小苏打。如若与山楂丸（冲剂）同时服用，造成人为的酸性环境，则导致红霉素失效。

3. 复方新诺明不可与保和丸合用　保和丸是治疗消化不良等慢性胃病的常用中成药，其中的神曲、麦芽含有多种消化酶，是药效的主要发挥者。若与复方新诺明等磺胺类药物同服，可使消化酶的活性受限，不仅减弱了保和丸的健胃作用，还能够使复方新诺明的药效受到影响。

二十二、不能滥用强的松类药物

强的松类药物具有和肾上腺皮质分泌的激素一样的作用，故又称为皮质激素类药物，目前常用的有可的松、氢化考的松、强的松、地塞米松等。在临床常用于急性严重感染病人，可帮助病人渡过危险期。另外，强地松类药物还有抗炎、抗过敏、抑制免疫反应等作用。但是这类药物不能滥用，否则容易引起严重不良反应。

1. 滥用强地松会诱发或加重感染　这是因为强地松没有直接杀灭病原微生物的作用，而且由于其能抑制炎症和免疫反应，降低身体的特异性和非特异性防御机能，有利于细菌的繁殖和蔓延，反而促进感染扩大或隐性感染活动的可能，并能使外界的细菌、病毒乘虚而入引起新的感染。

2. 诱发和加重消化性溃疡　强地松类药物可增加胃酸和胃蛋白酶分泌，促进蛋白质分解，抑制结缔组织修复过程，故可诱发或加剧消化性溃疡，甚至可导致原有的溃疡出血、穿孔。

3. 延缓伤口愈合　强的松类药物可促进蛋白质分解，抑制毛细血管新生和肉芽组织的形成，因而阻碍、延缓伤口愈合。

4. 引起肾上腺皮质功能亢进　因强地松类药物有肾上腺皮

质激素样作用，故长期使用必然会导致糖、蛋白质、脂肪和水盐代谢紊乱，表现出肾上腺皮质功能亢进的症状，如面如满月、向心性肥胖、骨质疏松、肌肉萎缩、血压升高、浮肿、无力等。

5. 长期滥用强地松类药物可引起肾上腺皮质功能减退 因为强地松类药物具有肾上腺皮质激素样作用，长期使用这类药物，肾上腺皮质便不再分泌激素，长此以往，肾上腺皮质可发生废用性萎缩，功能减退。

6. 引起精神症状 因强地松类药物可提高中枢神经系统的兴奋性，故病人可出现兴奋不安、激动失眠、幻觉、精神错乱等症状。

7. 引起眼压升高 甚至发生青光眼或并发白内障，促进血栓静脉炎、动脉硬化、心肌梗死、胰腺炎、肿瘤转移、致畸胎等种种不良反应。

综上所述，不能随便使用强地松类药物。必须使用时，一定要听从医生的意见，不可大量长期使用，更不能滥用。

二十三、激素软膏外用注意事项

含有激素成分的软膏有抗炎、脱敏、止痒等作用，主要用于治疗多种皮肤病。但如果使用不当，会引起很多副作用，甚至还可以加重某些皮肤病。因此，在应用时一定要注意以下几点。

1. 对于面部皮肤病要慎重使用，可在短期内使用低效和副作用小的激素软膏，如氢化考地松软膏，再配合内服药物，既可达到治疗目的，又能避免副作用发生。尽量避免使用含氟的高效激素软膏，如肤轻松软膏。

2. 全身大面积皮肤病外用激素类软膏时，要注意吸收问题，因为外用药可通过皮肤吸收进入人体，长期大量使用会引起副作用，甚至可引起库欣征样改变。

3. 有些慢性皮肤病，如慢性湿疹、银屑病、慢性神经性皮炎等，外用激素时最好同时外用其他止痒、角质还原、角质剥落剂及一些中药等，以减少激素的用量。

4. 婴幼儿使用激素类软膏应尤为慎重，因为幼儿皮肤薄而娇嫩，对药物敏感，易于吸收，尽可能使用低效、副作用少的霜剂或软膏，如氢化考地松、尤卓尔、艾洛松等霜剂。

5. 对于诊断不明的皮肤病尽量不要首先考虑使用激素类药物。

二十四、解热镇痛药的使用原则

解热镇痛药是家庭存药最普遍的品种之一，也是最容易被人滥用的药品之一。解热镇痛药虽然具有退烧和止痛的作用，但并不是任何发烧和疼痛都可以随便服用此类药品。

“头痛脑热”是生活中最常遇见的症候，因而解热镇痛药便成从医院到家庭使用较多的一类药物，但因其有一定的适应症，如盲目使用，会给机体造成不利影响。因此，必须掌握其使用原则，合理应用。

1. 对症且要对因　解热镇痛药对牙痛、头痛、肌肉关节痛有很好的作用，但对子宫痉挛引起的痛经和胃肠道平滑肌痉挛引起的腹痛无止痛效果，因此，这些原因引起的疼痛不宜服用解热镇痛药。

2. 体温过高不宜服用解热镇痛药　解热镇痛药有一定的发汗作用，当体温过高时，体液已经受到了不同程度的损伤，如此时服用解热镇痛药，必然会造成大量出汗而易引起虚脱，尤其是老年人、儿童和久病体弱之人更应注意。若体温过高，可用冷敷、酒精擦浴、温热水浴脚等方法以物理降温，并多喝水以补充水分。

3. 孕妇不可滥用解热镇痛药　因解热镇痛类药可使出血时间延长，增加分娩时出血，还可增加胎儿大脑出血的机会，故怀孕时，特别是怀孕后期不要服用此类药物。

4. 警惕解热镇痛药的副作用 解热镇痛药多对胃肠黏膜有刺激作用，有的还可以引起过敏反应及药疹、白细胞减少等副作用，为减少这些反应的发生，不宜滥用解热镇痛药。

5. 解热镇痛药易成瘾 解热镇痛药易出现成瘾反应，尤其是慢性疼痛需较长时间服药时，更易发生。必须长期服用解热镇痛药者，应在医生指导下，选择几种作用类似的药物交替使用，防止成瘾。

6. 老年人及儿童的特殊用药原则 老年人由于生理机能减退及对疾病耐受力下降，儿童由于机体正处于发育阶段，二者在用药时都要格外谨慎。若一次用量过大，会导致大汗淋漓，甚至虚脱、休克，严重威胁老年人的生命。因此，对老年人和儿童运用解热镇痛药的科学原则是：遵守医嘱，严格掌握药量，降温适度，多补充水分，强调治本及综合疗法。

7. 合理配伍，标本同治 解热镇痛药具有退热和止痛的作用，对于不同的高热、疼痛病人，在解除发热疼痛的症状后，并不能针对疾病的病因发挥作用，必须在配合其他药物治疗原发病的基础上合理使用解热镇痛药，才能做到标本同治。如肺炎患者，既有周身疼痛，又有高热，应用解热镇痛药有助于缓解疼痛和降低高热，因其疾病的本质是病菌或病毒所致的肺部感染，故针对病因必须使用抗生素，如此才能即对症又对因，疗效确切。总之，解热镇痛药虽然可以减轻病人痛苦，却不能直接祛除病因，遇有病人发热或疼痛时，要先寻找病因，再采取有针对性的治疗手段，不能“见热就退，遇痛就止”地滥用解热镇痛药。

8. 当发烧和疼痛还未被诊断是何种疾病引起时，不要随便服用解热镇痛药 原因有三：①发热为疾病的症状，有一定的规律，凭借此规律可以帮助医生对疾病做出明确的诊断，如果一发烧就服用退烧药，使症状不典型，容易造成误诊。②发烧后服用退烧药使体温降下来，会误以为病情好转，实际上病情仍在发展，这样就会延误诊治时间。③发烧有利于血液循环加快和免疫力的产生，促进疾病痊愈，如果一发烧马上服用解热镇痛药，会使体内的这一过程不能出现或出现时间过短，不利于疾病痊愈。

二十五、止痛药不可随便使用

据最新的调查显示，疼痛已经成为影响人们生活和工作的重要疾病之一。为此，有些人把止痛片当做了常用药，随痛随服，这种滥用止痛药的现象对人的健康十分不利。

1. 滥用的危害 不少人把止痛药当作万能用药，无论头痛、腹痛还是胃痛，一律用一种止痛药。其实，止痛药是一把“双刃剑”，长期滥用可引起人体多个脏器的损伤，如肾、肝、胃及血液系统造成损伤，还可引起出血倾向。

2. 对症治疗 无论何种疾病引起的何种疼痛，必须先找出病因治疗。如果未弄清疼痛的原因，盲目服用止痛药，虽然疼痛症状得到暂时的缓解，却掩盖了疼痛的病因，使诊断失去了一个重要的依据，不利于及早诊断和治疗。因此，治疗疼痛应以病因治疗为主，镇痛治疗为辅。

3. 使用前读懂说明书 在服用止痛药之前，需要看清楚所服药物的说明书，了解该药品的主要成分、药理作用与适应症、禁忌症等内容。结合病人的症状体征，确定适用与否。如妊娠及哺乳期妇女、肾功能不全、消化道溃疡以及出血性疾病患者要慎用。另外，止痛药所含的成分有可能对某类人引起不良反应，应予以注意。还有些止痛药含有氨基比林，氨基比林还被证实有致癌作用，对肝肾均有毒性，在一些发达国家已被限制或禁止使用。

二十六、头痛时能服止痛药吗

头痛是当今社会的常见病症之一，在全身所有发生疼痛的部位中排列首位，所以，在家庭小药箱中，止痛药是最常用和最不可缺少的药品，那么，什么样的头痛可以服用止痛药呢？

1. 可以服止痛药的头痛　①感冒引起的头痛。②属于有明显的情绪引起的头痛。③偶尔出现的失眠后伴随的头痛。④病因明确的某些疾病也常有头痛的症状，在进行病因治疗的同时也可服用止痛药。

2. 在许多情况下出现的头痛是不能服用止痛药的　这是因为服用止痛药只属于“治标不治本”，而头痛本身则是由多种原因引起的一个复杂的症状，有些头痛还是严重疾病的一个先期征兆。随意服用止痛药，会干扰或掩盖病情，给医生的及时确诊与治疗造成困难，甚至会贻误病情造成不良后果。不可服用止痛药的头痛至少有以下几种：①突然发生的剧烈头痛，尤以中老年人多见，多为脑血管意外，如果有高血压病史者，更应提高警惕。②反复发作的头痛虽经休息等对症治疗仍不见好转，往往预示着病变较为复杂，不可用神经官能症来解释。③头痛一旦合并呕吐、抽搐、视力障碍、偏瘫及昏迷等，是颅内占位性病变的表现。④出现高热等感染症状的剧烈头痛，结合流行季节，要考虑到流脑（冬春季）、乙脑（夏秋季）的可能。遇有上述情况时，要及时到医院明确诊断，以采取积极有效的救治。

二十七、对胃有刺激性的药物

很多口服药物对胃肠道有一定的刺激性，比较明显的常用药物有如下几种。

1. 解热镇痛药、消炎镇痛药　如保泰松、阿司匹林、羟基保泰松、炎痛喜康、消炎痛、布洛芬、萘普生、氟灭酸、氯灭酸等。

2. 抗肿瘤药 如5－氟脲嘧啶、长春碱及长春新碱、环磷酰胺、秋水仙碱、更生霉素等。

3. 抗生素类 如四环素、红霉素、两性霉素B、多粘菌素、氟哌酸等。

4. 肾上腺素阻滞剂 如酚妥拉明、妥拉苏林等。

5. 抗高血压剂 如利血平。

6. 利尿剂 如利尿酸、呋喃苯胺酸等。

7. 钾盐 如氯化钾。

8. 铁剂 如硫酸亚铁、富马酸亚铁。

9. 激素类 如肾上腺皮质激素。

10. 降血糖药 如二甲双胍。

11. 抗结核药 如对氨基水杨酸。

二十八、对肝脏有损害的药物

肝脏是机体最大的解毒器官，很多药物都在肝脏解毒，对肝脏的损害也较大，因此，肝功能不好的人不可滥用药物。

1. 可损伤肝细胞的的药物 如氟烷、乙醚、氯丙嗪、水合氯醛、阿米替林、三甲双酮、利尿酸、罂粟碱、已烯雌酚、双香豆素、红霉素、四环素、碘胺类、异烟肼、对氨基水杨酸钠、吡嗪酰胺、利福平、胺苯砜、两性霉素B、锑剂、6－巯基嘌呤氮芥、丝裂霉素、苯丁酸氮芥、更生霉素、对乙酰氨基酚等。

2. 致使肝功能异常的药物 如氨苄青霉素、克林霉素、羧苄青霉素、氯磺丙脲、天门冬酰胺酶、左旋多巴、烟酸、安妥明及雌激素类等。

3. 可造成胆汁郁积的药物 如红霉素、利眠宁、氯霉素、青霉素、安定、眠尔通、三氟拉嗪、保泰松、氢氯噻嗪、甲基睾丸素、甲地孕酮、炔雌酮、炔诺酮及呋喃类等。

4. 可使转氨酶升高的药物　消炎痛、布洛芬、优降糖、肝素、苯唑青霉素、头孢噻肟钠等。

5. 可造成肝炎的药物　保泰松、环磷酰胺、吡洛芬、羟基保泰松等。

6. 可造成黄疸的药物　消炎痛、氯丙嗪、奋乃静、别嘌呤醇、利尿酸、林可霉素、两性霉素 B、乙胺丁醇、灰黄霉素、胺苯砜、氯磺丙脲、对氨基水杨酸、乙硫异烟胺及巴比妥类等。

二十九、对肾脏有损害的药物

肾脏是身体最大的排毒器官，很多药物都是通过肾脏排出毒素，肾功能不好的人应注意不可滥用药物。

1. 可损害肾功能的药物　如甲氧氟烷、苯琥胺、氯化胺、维生素 D、链霉素、氨苄青霉素、头孢噻肟钠、天门科酰胺酶、青霉胺、甲氨喋呤、多粘菌素 B 等。

2. 可造成肾小管损害的药物　如四环素、磺胺类等。

3. 可造成肾坏死的药物　如阿司匹林、醋氨酚、非那西丁、甘露醇、氨甲喋呤、右旋糖酐、头孢噻肟钠、依地酸钠、两性霉素 B、环磷酰胺等。

4. 可致肾功能急、慢性衰竭的药物　如阿司匹林、右旋糖酐、保泰松、碘化钾、青霉素、多粘菌素 B、新霉素、苯丁酸氮芥、白消安、铋剂、X 线造影剂等。

5. 可引起肾炎的药物　如青霉素、磺胺类。

6. 可引起尿变化的药物　如苯唑青霉素、保泰松、卡那霉素、灰黄霉素、庆大霉素、丝裂霉素等。

三十、容易引起药物性耳聋的药物

药物性耳聋，是指由于药物的原因造成的耳聋。药物性耳聋可分为先天性和后天性两大类。孕妇使用某种药物造成胎儿的听觉器官损害，称为先天性耳聋；出生后的婴儿或哺乳期的母亲，如使用某种药物引起婴幼儿耳聋，称为后天性耳聋。随着化学药物和新型抗生素的不断出现和应用，药物性耳聋的病人逐年增多。据调查统计，因药物所致的后天性耳聋占89%以上，轻者为耳鸣或重听，重者为永久性耳聋。药物性耳聋的早期表现是在未发生耳聋之前，其自觉症状常有眩晕、耳鸣、恶心、呕吐、眼球震颤、步态蹒跚等，一般在停药后数月，两耳听力呈对称性下降。因此，药物性耳聋的问题应引起每个家庭的高度重视。

能引起耳聋的药物很多，主要是抗生素类药物，如链霉素、庆大霉素、新霉素、卡那霉素、万古霉素、多粘菌素B、妥布霉素等。应用氯霉素或新霉素滴耳剂也可引起耳聋。其他还有水杨酸类药物，强利尿剂（利尿酸、速尿）以及中药牛黄清心丸、七珍丸等，使用不当，均可致耳聋。预防药物性耳聋应注意以下几点。

1. 要严格掌握耳毒性药物的用药指征，能不用尽量不用，如必须使用，应尽量选择耳毒性小、疗效好的药品，采用最小的有效治疗量，尽可能缩短用药时间，且不要将两种以上的耳毒性药物联用，以防止加重毒性。

2. 对小儿、老人、肾功能不全或原有听力损伤的病人应慎用药物。如必须用，在用药剂量和疗程方面应严格控制。孕妇应禁用耳毒性药物。

3. 长期应用耳毒性药物，要定期检查听力，注意有无耳鸣、眩晕等症状，一旦出现，应立即停药。

4. 在使用耳毒性药物的同时，应增加一些预防其副作用的药物，如维生素A、B族，葡萄糖酸钙、强地松等，以减少耳聋的发生。

三十一、容易影响视力的药物

在防病治病过程中，许多药物对眼睛有一定的副作用，如使用不当，或救治不及时，轻者影响视力，重者可致失明。对眼睛有不良反应的药品主要有：

1. 氯霉素　长期使用氯霉素，不但会致耳聋，而且会损害视神经，它能引起突发性眼球后视神经炎和渐进性视神经萎缩。过敏的病人，如过多使用氯霉素滴眼液，还会引起眼睛周围水肿和结膜炎，重者引起视力下降。

2. 磺胺类药物　个别病人用药后，可引起结膜炎、视网膜炎。一般在服药1～4小时后出现双眼异物感、胀痛、畏光、流泪、角膜点状浑浊及水肿、结膜充血、视力下降等。

3. 四环素　能引起暂时性近视、复视、眼球运动障碍、视乳头水肿等。

4. 消炎痛（吲哚美辛）　对眼部会造成不适，主要有弱视、角膜炎、睑球粘连、玻璃体出血等。

5. 阿司匹林　如超大剂量使用，可引起中毒性视网膜炎、幻视、皮质盲、眼球震颤、散瞳过敏性结膜炎、低眼压等。

6. 氯喹　大剂量服用，可引起中毒性视网膜炎，由于光觉损伤，使眼内光敏度发生改变，从而可导致严重的视力减退或失明。

7. 异烟肼　如长期服用，可致视神经炎、视神经萎缩、中毒性弱视，造成视力下降或失明。

8. 激素　如肾上腺皮质激素局部用于眼睛，可造成数日或数月的眼压升高，称为激素性青光眼。如病人全身长期使用激素，可产生晶状囊下皮质空泡或颗粒状浑浊，引起激素性白内障。

9. 减肥药　如服用硫酸左旋苯丙胺，可致闭角型青光眼，眼压增高，眼球胀痛，严重可导致失明。

10. 避孕药 长期服用避孕药，可在体内引起凝血机制障碍，阻滞眼部动、静脉的血流畅通，可造成眼底营养缺乏，出现眼底白斑，影响视力。

总之，在服用上述某些药物时，如出现视力模糊或减退，应立即停药，早到医院进行详细检查治疗，以免造成严重后果。

三十二、影响性功能的药物

一方面，某些性功能障碍的发生与用药有关，另一方面，某些药物的不良反应中的确包括引发性功能障碍。因此，在家庭用药中应警惕滥用药物而发生的这一不良反应。根据目前掌握的一些临床用药资料，服用下列药物可引起性功能障碍。

1. 抗高血压药物（降压药） 影响性功能的如可乐定、甲基多巴、利血平、胍已啶等。其中可乐定、甲基多巴、利血平偶可出现阳痿；女性服用甲基多巴时亦有少数人（10% ~ 15%）发生性欲减退等。而胍已啶则表现为男性射精障碍。

2. 抑制精神性药物 如常用的氯丙嗪（冬眠灵）、奋乃静等，可通过抑制阴茎海绵体充血而致阳痿或射精困难，长期应用大剂量的镇静药、抗焦虑药及大量饮酒，均可影响勃起并延缓或抑制射精。据调查，奋乃静亦可致女子性交无高潮。

3. 抗癌药物 绝大多数抗癌药物可损伤睾丸功能，并使性欲不断降低，亦可引起阳痿。

4. 甲氰咪胍 治疗消化性溃疡病的甲氰咪胍（西咪替丁）也可致性欲减退、阳痿，但停药后其副作用多可消失。

5. 口服避孕药 某些口服避孕药可使部分女性性欲减低，性高潮抑制。其补救措施是服用避孕药的同时每日加服维生素 $B_6$50 ~ 100 毫克

6. 胃肠解痉药 阿托品可抑制女性性高潮，而普鲁苯辛可

使阴道分泌显著减少，从而增加性交困难并产生性交疼痛。

有两点需注意：其一：上述各种药物所引起的性功能障碍，并非是每一用药患者均出现，若发生不良反应可经医生同意改换无此反应的其他同类药。其二，出现用药引起性功能障碍，大多数可在停药后恢复，切不可过分紧张，引起不必要的心理性性功能障碍。

三十三、不能滥用丙种球蛋白

丙种球蛋白，简称“丙球”，它有胎盘丙种球蛋白和人血清丙种球蛋白两种，其成分基本相同，并都含有各种免疫抗体，因而有些家长常给孩子注射，有些老年人也常用“丙球”，以期达到“有病治疗，无病强身”的目的。其实这种做法是错误的。

1. “丙球”并非是一种滋补药，更不能包治百病，如果滥用反而会影响健康。一般情况下，人体没有必要从体外单独注射“丙球”。

2. “丙球”主要含有麻疹、水痘、腮腺炎、乙型肝炎、小儿麻痹等抗体，对其他传染病的作用相对较差。高血压、冠心病、神经衰弱等非感染性疾病与抗体本身关系不大，若注射“丙球”则作用极小。在我国，对于麻疹、小儿麻痹症的预防大部分也不需要注射“丙球”。

由此可知，适合注射“丙球”的人是很少的，人们不应把它当补药来补。若使用不当，反而还会导致一些过敏反应，如出现麻疹，甚至突然发生面色苍白、血压下降、喉头水肿等危险的症状。

三十四、定期冲血管能预防中风吗

近年来，为了预防脑血管病，一些中老年人纷纷前往各医院要求输入带有疏通血管药物的液体，这是目前各大、中、小医院普遍存在的现象。这种以输液来预防脑血管病的做法是不可取的。

1. 患者预防性输液主要是一些活血化瘀、降低血黏度、抗自由基及抗血小板聚集的药物，从理论上讲可能对防治脑血管病有一定作用，但是这种方法的可行性需要得到循证医学（即疾病的诊断和治疗都要基于有根据的医学，依据患者实际病情提供最理想的治疗）的验证。

2. 目前“常规”输液预防方法尚没有得到科学、严谨、大规模的临床验证，另外，即使最好的输液药，其纯度也并不是百分之百的，因此，输液本身对感染机会和输液反应（如发热、肺水肿、静脉炎、空气栓塞等）有增无减。

3. 在输液过程中，进入血管的杂物可引发血液感染，造成血管内皮损伤，损伤之处可导致脂肪沉积，造成动脉粥样硬化，久而久之形成新的栓塞。合理的用药原则应该是：能口服治疗的就不注射输液，能少输液的就尽量少输液。

对于患有心脑血管病的患者自认为一年输两次液，春秋各一次，是防病治病的主要手段，其实这种做法没有科学依据。一年365天，就算每次输液两周，那剩下的48周怎么办？一年输液两次只能是治标不治本。

从临床资料证明，如果盲目输液，所造成的严重后果最常见的负面反应是过敏，严重者可休克。对于心脏病患者，如输液过多或过快，会造成心力衰竭，输液不当还会引起肾功能衰竭，严重时还可危及生命。心脑血管疾病的患者一定要在医生的指导下有针对性地治疗原发疾病。中老年患者只要把血压、血脂和血糖等控制好了，就会活得更长，活得更好。

三十五、当心五类药使用不当引起心脏骤停

心脏骤停是日常生活中经常遇到的危险事件，严重影响着人

的生命。在临床救治的过程中发现，有五类药物使用不当可以诱发或加重心脏病变，甚至引起心脏骤停，因此，提醒人们在家庭用药中若使用这五类药物时要格外小心。

1. 作用于心脏的药物 多数能导致心源性猝死的药物都属于这一类。①治疗心力衰竭的药物：如洋地黄、地高辛。目前倾向于小剂量治疗，若过量使用或同时使用其它能提高地高辛血药浓度的药物，可出现“洋地黄中毒”，再贻误治疗，会因心室纤颤而导致死亡。②抗心律失常药物：可分为四类，使用不当均会导致心律失常。如奎尼丁是治疗心律失常的重要药物，然而当血液中的药物浓度超过6ug/ml时，就会出现室性阵发性心动过速，甚至心室颤动。心房颤动病人用该药治疗时可诱发心房内血栓脱落，引起脑栓塞或心肌梗死而突然死亡，这种现象称为“奎尼丁晕厥”。利多卡因、苯妥英钠用于治疗心律失常时，若用药过量或静脉注射过快，会导致血压下降或心搏骤停，严重者会因循环衰竭而死亡。另外，有些药物同时使用也有心脏骤停的风险，如普萘洛尔和维拉帕米，两者均有钙通道阻滞作用，抑制心脏，如果并用此种效应就会加强，可引起心脏骤停。③作用于交感、副交感神经系统的药物：如多巴胺、肾上腺素等。心脏在神经——体液平衡的条件下才能有效发挥泵的作用，如心脏由于血管活性药物引起交感神经或迷走神经过度兴奋，将导致心脏自律性、兴奋性发生变化。

2. 平喘药 氨茶碱是能有效缓解哮喘、喘息型慢性支气管炎症状的药物，应用过量或用于快速静脉注射，可导致窦性心动过速，呼吸窘迫者会引起室颤。故伴有心律失常的慢性阻塞性肺部疾病的患者，应当慎用氨茶碱。另外还有广泛应用于哮喘病人的异丙肾上腺素气雾剂，该药速效方便，又因作用时间仅1小时左右，故病人常需反复多次应用。但如果过度应用可提高心肌兴奋性，甚至招致心室颤动而猝死。冠心病及甲亢者慎用。

3. 抗疟疾药物 氯喹及氯喹磷酸盐是有效的抗疟疾药物，有类似奎尼丁样作用，大剂量应用可致心动过缓、心律失常、血压下降，甚至引起急性心源性脑缺氧综合征，导致病人死亡。另外，疟疾发作期一次大量用药，可发生不可逆转性休克而导致猝死。该药对年老及器质性心脏病患者禁忌。

4. 抗抑郁药物 如丙米嗪除抗抑郁作用外，能降低血压，易致心律失常。近年证明，它对心肌有奎尼丁样作用，因此慎用。

5. 钾盐、钙剂等补充电解质类药物 电解质是维持心肌生理功能的重要成分，血浓度过高或过低都会引起心脏骤停。严重高血钾对心脏有抑制作用，能引起心肌细胞的兴奋性降低，可直接导致心搏停止；严重腹泻病人钾的大量丢失，可引起严重低血钾，如不及时补充可引起室性心律失常而导致心室颤动。低血钙，可使心肌收缩力减弱，产生室内传导阻滞而导致心脏骤停。

三十六、妇女妊娠期间慎用的药物

怀孕与分娩是妇女特殊的生理阶段。在此期间，母亲体内的各个器官都发生很大的生理变化，胎儿也处于生长发育的过程中，如果用药不当，对母婴均会产生不良影响，甚至造成医源性疾病。因此，孕产妇用药要慎重。

1. 孕妇体内的酶系统有一定改变，对某些药物的代谢，如氧化、还原、水解等过程有一定影响，使得进入人体内的药物不易解毒或排泄，这样就有可能造成蓄积中毒。比如怀孕时体内孕激素增多，可抑制某些药物与葡萄糖醛酸结合，使药物在体内的时间延长，易蓄积过量而中毒。

2. 胎盘是母亲与胎儿联系的纽带，母亲体内的一切营养物质都是通过胎盘输送给胎儿的。为保护胎儿，胎盘有一定的屏障作用，可以阻止有害物质进入胎儿体内。同时，胎盘还有一定的对药物的代谢及解毒作用。但是，所有这些作用都是不完全的。比如，药物能否通过胎盘与其分子量大小有关，一般分子量小于500者易通过胎盘，而大多数药物的分子量在250～400之间，故容易通过，进入到胎儿体内。另外，怀孕早期，胎血与母血之间为丰富的胎盘绒毛间质及合体细胞层和细胞滋养层隔开，其间距有25微米。而怀孕晚期到足月时，母血与胎血只隔一层薄薄的合体细胞层及绒毛血管内膜，间距仅为2微米，更有利于药物的通过。

3. 胎儿处于发育阶段，各器官功能尚不完善，分解药物的酶系统活性不如成人完善。胎儿肝脏中缺乏葡萄糖醛酸转移酶，不能使药物在代谢过程中与葡萄糖醛酸结合，使之从尿中排除，故对氯霉素、磺胺类药物的解毒功能不足；胎儿的血脑屏障作用差，因此药物容易进入脑中积聚；胎儿肾滤过率低下，对药物的排泄缓慢，易蓄积中毒。据观察，孕妇服用抗甲状腺制剂和碘制剂可造成胎儿甲状腺肿大；怀孕早期使用雌性激素可致胎儿生癌；使用抗凝血药可引起胎儿死亡和脑出血；氨基糖甙类药物可通过胎盘，引起胎儿听力障碍；四环素可抑制胎儿骨骼生长及乳牙黄染；大量服用维生素A可致胎儿骨骼异常。

4. 注意防止流产或早产。在怀孕期间不能应用具有收缩子宫平滑肌的药物，如麦角、脑垂体素、催产素、奎宁等；剧烈的泻药如硫酸镁、番泻叶等也不应使用，因为这类泻药也可引起子宫和盆腔充血，以致子宫收缩；利尿药如氯噻嗪、呋塞米、氨苯蝶啶等亦在不用的范围。有些毒性大、药性猛的中药，如巴豆、黑丑、白丑、大戟、斑蝥、商陆、麝香、三棱、莪术、水蛭、虻虫等，具有活血化瘀、行气破滞和辛热滑利作用的中药如大黄、枳实、附子、桃仁、红花等，都应忌用。因为上述中西药品常可引起流产或早产。

5. 某些药物直接作用于胚胎，可使其细胞受损，造成胎儿不同程度畸形，使器官的结构、形态和功能异常，甚至死胎。据资料统计，2%的婴儿重要器官畸形和2%的次要器官畸形是怀孕期间服药引起的，尤其是在怀孕3个月内胎儿的各个系统尚未形成时，服药对胎儿影响更大。怀孕后8～17天使用某些药物容易使胚胎死亡，引起流产；18～55天是胎儿各个器官发生期，使用药物容易引起胎儿畸形。另外，有些药物还会直接作用于胎盘，降低胎盘的功能，影响胎儿的生长发育。因此，怀孕的整个过程尽可能不用药物，必须用药时也应听从医生嘱咐，慎用之。根据药物对胎儿影响的程度，药物可分成孕妇禁用或慎用两种情况。氨甲蝶呤、氮芥、敏克静、苯妥英钠及抗凝血药等在怀孕后的前3个月内要禁用。消胆胺、速尿、优降宁、心得安等一般也要禁用。治疗糖尿病的药物、抗生素、激素类药物也要禁用或慎用。怀孕后期及临产前禁止使用的药物有麦角碱类、奎宁、巴比妥类镇静药、氯霉素、磺胺类、吗啡、利血平等。总之，孕妇尽量少用药或不用药，使用任何药物必须经医生允许。必须用药时应选择对胎儿无害或毒性较小的药物，如青霉素、氨苄青霉素、头孢菌素、红霉素、先锋霉素尚未发现对胎儿有致畸作用，应尽可能选用这些抗生素。如必须使用对胎儿有致畸、致死等作用的药物时，应做人工流产，终止妊娠。值得引起注意的是，中药也可以致畸胎、流产等，必须按中药的有关规定慎用或忌服。

6. 孕妇临产前应禁止服用阿司匹林。因阿司匹林有抑制血小板聚集的作用，从而使出血时间延长。据观察口服0.65g的阿司匹林就可以使正常人出血时间延长1倍，并持续4～7天之久。孕妇服用阿司匹林，不仅能增加产妇分娩时出血，还可增加婴儿大脑出血而引起脑损害。因此，一般在妊娠后期就应尽量避免服用阿司匹林。

虽说许多药物对孕妇和胎儿有不良影响，但也不能说怀孕期间生了病什么药都不能用，这样就会形成养病如养虎，对母子的安全危害更大。因此，怀孕期间孕妇生病后，应及时找医生诊治，以便选择毒性小、作用明显的药物进行治疗。如因疾病的治疗需要，必须应用以上药品时，应在医生指导下选择恰当的用药时机和给药方法，必要时可终止妊娠。另外，怀孕后应格外注意饮食起居，劳逸结合，争取少生病，不吃药。

三十七、哺乳期妇女用药选择

药物进入人体以后，虽然大部分是通过肾脏由尿排出，但是，许多药物也能从乳汁中排泄，其排泄的多少及速度与药物的水溶性、脂溶性、离解度、酸碱度等有关。有些药物在乳汁中的浓度高于母血浓度，如红霉素在乳汁中的浓度高于母血的 4～5 倍，硫氧嘧啶高 3～12 倍。有些药物在乳汁中的浓度和母血浓度差不多，如冬眠灵、溴化物、氯霉素、麦角胺、雷米封、碘化物、苯巴比妥、苯妥英钠、磺胺类及四环素等。还有些药物在乳汁中的浓度低于母血，如苯海拉明、阿托品、广谱青霉素、咖啡因、新生霉素、链霉素、保泰松、叶酸、维生素 B_{12} 及维生素 K 等。

新生儿对药物解毒、排泄功能还不完备，肝内药物代谢的酶类活性低，肾小球过滤低，肾小管功能不成熟，药物在体内代谢及排泄较慢，容易蓄积。同时，新生儿体内液体总量较成人高，可占体重的 80%，其中一半为细胞外液，所以水溶性药物很容易在体内扩散，很快发生反应。由于新生儿具有这些特点，不仅乳汁中药物浓度高于母血的那些药物对哺乳新生儿会有影响，即使乳汁中药物浓度低于母血的药物，也会对新生儿发生影响，特别是当乳母服药量较大时，这种影响更大。当然，母乳中药物对新生儿的影响，有些是有利的，但大部分是有害的。为了孩子的健康，乳母用药应注意几点：①可用可不用的药物，应一律不用。②严格遵医嘱用药，不得滥用未经医生处方的药物。③乳母因病情使用经医生处方的药物时，如发现乳儿有异常现象，应及时诊治。④乳母必须使用对婴儿身体健康有危害的药物时，应当暂时停止哺乳。下列为常用药物的不良反应，在使用中应引起注意。

1. 中枢抑制药 乳母每日口服苯妥英钠和苯巴比妥各400毫克，婴儿可出现高铁血红蛋白症、全身瘀斑、嗜睡或虚脱等症状，还可使乳儿大脑发育迟缓；服用安定可使新生儿体重下降和发生高胆红素血症；服用眠尔通可致新生儿中毒；服用溴化物和扑痫酮可引起乳儿嗜睡、皮疹。

2. 解热镇痛药 如布洛芬、阿司匹林、吲哚美辛、对乙酰胺酸酚、酚咖片等，可导致婴儿出现痉挛或使先天缺乏6－磷酸葡萄糖脱氢酶的婴儿（尤其是6个月以内的婴儿）发生急性溶血性贫血，严重时可危及生命。

3. 镇痛药 吗啡或杜冷丁等成瘾性镇痛药，虽然乳汁中含量甚微，但乳汁偏酸性，吗啡较易进入乳汁内。出生后6个月内的婴儿呼吸中枢对吗啡类药非常敏感，即使吮入含药量低微的乳汁，也易造成婴儿呼吸浅慢甚至呼吸停止。

4. 抗酸药 这类药物主要用于治疗消化性溃疡，如雷尼替丁、法莫替丁、硫糖铝等药物，可经乳汁排泄，引起婴儿肝功能障碍。

5. 驱肠虫药 如阿苯达唑可导致婴儿腹泻，严重时有出现骨髓抑制的危险。

6. 避孕药 如炔诺酮、复方左炔诺孕酮、复方炔诺酮，可使哺乳期妇女乳汁分泌减少，对婴儿健康也不利，故产后1年内不宜服用避孕药。

7. 碘剂 如乳母服用碘剂，约1/3的药物成分可进入乳汁中，长期服用，可造成乳儿甲状腺素合成减少，在垂体甲状腺素的不断作用下，婴儿甲状腺可发生肿大，从而影响甲状腺的发育和功能，而甲状腺功能减退可使小儿生长发育障碍。

8. 治疗甲状腺机能亢进的药物 硫氧嘧啶类属治疗甲状腺机能亢进药物，其在乳汁中的浓度高达血药浓度的10倍以上，药物进入婴儿体内，会使甲状腺代偿性肿大。

9. 抗生素类 ①四环素类：乳母服用四环素，其乳汁中的浓度约为血清浓度的70%，可使乳儿牙齿黄染，骨骼发育受影响。故4~6个月的乳儿在出乳牙前，四环素类药物进入人体的危害性更大。②氯霉素：常规剂量的氯霉素，乳汁中的浓度约为血液中的50%，可影响乳儿的造血系统。新生儿和早产儿（特别是出生后第一周)，若氯霉素通过乳汁进入体内，可导致“灰婴综合征”的严重中毒反应。③红霉素类：乳母使用红霉素，特别是通过静脉滴注时，其在乳汁中的浓度要比在血液中的浓度高4~5倍。红霉素还可引起呕吐、腹泻、腹痛等消化道反应及偶发皮疹，如婴儿吸吮了含大量红霉素的乳汁，可能导致严重的肝功能损害。④卡那霉素：乳母肌注常规剂量的卡那霉素时，可导致乳儿中毒。卡那霉素是耳毒性抗生素，对听神经和肾脏有毒性损害，易致婴儿耳鸣、听力减退和蛋白尿等。⑤青霉素类：青霉素在乳汁中的浓度虽仅为血液浓度的1/4，但微小剂量的青霉素也可引起过敏反应和耐药菌株的产生，哺乳小儿若因之发生凶险的过敏性休克，往往因难以准确诊断，延误抢救时机而致死。还有一些抗生素经乳汁排出量极少，不会给乳儿带来损害，但容易使其产生抗药性，一旦患病时再用药效果不佳。⑥磺胺类：磺胺类药物虽非绝对禁忌，但其通过乳汁的药量足以使先天缺乏6-磷酸葡萄糖脱氢酶的婴儿发生溶血性贫血，或由于它可以从血浆蛋白中置换胆红素而致使新生儿黄疸。

10. 其它药物 阿托品、颠茄类等使乳儿面部潮红啼哭不止；酚酞、大黄等使乳儿腹泻；伯奎、痢特灵等可引起乳儿溶血。

总之，乳母用药一定要慎重，尽量选择对乳儿无害的药物，如必须服用对乳儿影响较大的药物，服药期间应停止哺乳。另外，乳头涂药治疗时，哺乳前必须用温开水清洗乳头。

三十八、老年人应尽量少用药

随着衰老，身体对药物的吸收、解毒、排泄及对药物的反应都有显著的变化，因此，服药后的不良反应发生较多，且较严重，甚至造成死亡。据统计，60 岁以上的老年人发生药物不良反应比青壮年高 2 ~3 倍。为了身体健康，老年人应尽量少用药或不用药。

1. 老年人应确定是否需要用药　老年人多有慢性病或出现种种症状，但一般情况下，并非需要药物治疗。如老年人习惯性便秘，可通过调整生活方式，多吃些水果、蔬菜及腹部按摩等方法来解除，长期使用泻药反而不好。失眠、多梦也是老年人常见的症状，但并不一定必须服用安眠药物来解决，可以通过练气功、节制晚间吸烟、饮酒、喝浓茶、喝咖啡及白天适当减少睡眠时间，多参加一些有益活动或适当运动等方法来调节。

2. 合理选择药物　即对症下药。有多种疾病，也应针对主要疾病用药，不要过多地使用药物，也不要滥用补药。中医讲“虚则补之”，但并不是年老必虚。另外，药补不如食补。

3. 老年人用药量宜小　因用药后在体内代谢转慢，半衰期延长，如 80 岁以上老人服用四环素后半衰期由 5 小时延长到 8 小时，青霉素的半衰期由 20 分钟延长到 40 分钟。一般情况下，60 岁 ~80 岁的老年人用药量为成年人用药量的 3/5 ~4/5，大于 80 岁的老人用成人量的 1/2 即可。

4. 及时停药或减少用量　老年人常有多种慢性病，病情亦反复加重或减轻，单纯依靠药物不能防止复发。当病治愈或好转或达到疗程时应及时停药或减少用药量。如果需要可择期再用。

5. 注意不良反应的发生 在用药过程中，特别是长期服用一种药，要注意观察有无出现与原来疾病关系不大的症状。一旦出现即可能与药物反应有关，要及时报告经治医生，停药或换药。另外，对所服用的药物，应了解其性能、有什么副作用和毒性，以便掌握和观察用药过程中的变化。长期使用药物，最好请医生检查，除病情变化外，还请医生检查是否发生了副作用和毒性反应，必要时应定期做血液、尿等的化验检查，以便及时发现药物对内脏的毒副作用。

6. 少用毒性较大、副作用较强的药物 患某种疾病，如有几种药物可供选择，尽量避免使用毒性较大的药物，尽可能使用中药、针灸、理疗等方法治病，少用化学药物。

7. 老年人胃肠功能减弱，肝细胞数量减少，肾过滤功能降低，因此，要少用四环素、红霉素、消炎痛等对胃肠刺激性强的药物及地高辛、庆大霉素等容易在体内蓄积而引起中毒的药物。

三十九、老年人用药 12 忌

老年人患病多，用药也多。有统计表明，老年人平均用药量约是青年人的 5 倍以上。由于老年人体内各脏器生理储备能力减弱，对药物的应激反应也变得脆弱，药物的治疗量与中毒量之间的安全范围变小，加之老年人肝肾功能减退，排泄变慢，故容易发生中毒或不良反应。一般来说，老年人用药应注意以下 12 忌。

1. 忌任意滥用 患有慢性疾病的老年人应尽量少用药物，尤其切忌不明病因就随意滥用药物，以免发生不良反应或延误治疗。

2. 忌种类过多 老年病人服用的药物越多，发生药物不良反应的机会也就越多。此外，老年人记忆欠佳，大堆的药物易造成多服、误服或忘服，最好一次不超过 3 ~ 4 种。

3. 忌用药过量 临床用药量并非随着年龄的增加而增加。

老年用药应相对减少，一般可用成人剂量的1/2～3/4即可。

4. 忌时间过长 老年人肾功能减退，对药物和代谢产物的滤过减少。故老年人用药时间过长，会招致不良反应。老年人用药时间应根据病情以及医嘱及时停药或减量，尤其是对于毒性大的药物，更应按“衰其大半而止”的原则，掌握好用药时间。

5. 忌生搬硬套 有的老年人看别人用某种药治好了某种病后便仿效之，忽视了自己的体质及病症差异。

6. 忌乱用秘单方 老年病多为慢性病，易出现“乱投医”的现象。那些未经验证的秘方、偏方、单验方，无法科学地判定疗效，凭运气治病，常会延误病情甚至酿成中毒，添病加害。

7. 忌滥用补药 体弱老年人可适当地用些补虚益气之品，但若为补而补，盲目滥补，可变利为害。民间就有“药不对症，参茸亦毒”的说法。

8. 忌朝秦暮楚 有的老年人治病用药“跟着感觉走”，今天见广告说这好，便用这药；明天见夸那好，就改用那药。用药品种不定，多药杂用，不但治不好病，反而容易出现毒副反应。

9. 忌长期用一种药 一种药物长期应用，不仅容易产生抗药性，使药效降低，而且会产生对药物的依赖性甚至形成药瘾。

10. 忌滥用“三素” 抗生素、激素、维生素是临床常用的有效药物，但不能当做万能药、太平药滥用，否则会导致严重不良后果。

11. 忌依赖安眠药 长期服用安眠药易发生头昏、头胀、步态不稳和跌到，久用也可成瘾和损害肝肾功能。治疗失眠最好以非药物疗法为主，安眠药为辅。安眠药只宜帮助病人度过最困难的时刻，治疗时应交替轮换使用毒性较低的药物。

12. 忌滥用泻药 老年人常易便秘，如为此而常服泻药，可使脂溶性维生素过多排出，造成脂溶性维生素A、D、E、K的缺乏。老人便秘，最好调节生活饮食节奏，养成每天定时排便的习惯，必要时可选用甘油栓或开塞露通便。

四十、外用药也要注意安全

外用药是指把药物用在身体外表的皮肤、黏膜上而达到治疗目的的一种给药方式，通常是用来治疗皮肤病。把药用在身体的外表，并没有进入身体内部去，似乎是很安全的。其实外用药也照样会引起全身和局部反应，有的反应还是比较严重的。因此，外用药也应注意安全使用。

1. 外用药可以通过皮肤和黏膜被吸收，特别是发炎、浸软、烧伤、破损的皮肤对药物的吸收能力更强。身体大面积被烧伤后，如局部外用药物，吸收量很大。药物吸收后与内服药没有区别了，其毒性及副作用便会使人出现中毒等症状。

2. 外用药可引起局部过敏反应。这是药物中的过敏原直接作用于皮肤上而引起的。如伤湿止痛膏贴敷于皮肤，常引起瘙痒、红肿、出疹子，就是引起局部皮肤的过敏反应。

3. 外用药的刺激性直接作用于皮肤，引起皮肤发炎、灼伤、溃烂等非过敏性反应。

4. 外用药不易被皮肤吸收，故往往浓度较大、毒性较强、刺激性剧烈，故一般禁止口服，如不注意误服后会引起严重后果。

5. 为保证外用药的安全使用，必须对症选药，根据皮肤病的损害程度选择适当的剂型。如急性皮肤病出现红肿、水泡和丘疹时，应选择洗剂或粉剂；如已大片糜烂和流水，则应选用水溶液湿敷，不要使用软膏；如炎症已消退，有成片糜烂及少量渗液，宜选用糊剂；慢性炎症，皮肤干燥、增厚、粗糙、变硬，宜用软膏或乳剂等。另外，一般面部、颈部、外生殖器及四肢屈侧面的皮肤对药物敏感，婴幼儿皮肤娇嫩容易吸收药物，妇女比男子皮肤药物吸收性强。在选择药物时应先用低浓度的外用药，可逐渐增加其浓度；对使用外用药后出现反应者应立即停药；外用药必须有明显的标志，并保管好，使用前看好说明，切忌内服或误服。

四十一、点眼药应注意安全

随着药品数量不断增多，眼睛局部用药的种类也不断增加。有些药物除可引起全身及某些重要器官的不良反应外，还会引起眼睛的不良反应。眼睛是人的重要感觉器官，故眼部用药应格外慎重。抗生素类及磺胺类眼药水、眼药膏可以引起过敏性结膜炎，点用散瞳药可使眼内房水循环受到影响而使眼压升高。另外，点眼药时不注意无菌常可导致感染，给人带来不应有的损害，故点眼药时也要注意。

1. 使用眼药前要洗净双手，仔细检查药名、药质量，是否澄清透明无杂质和沉淀，是否在有效期内等，一切无误后方可点入眼内。

2. 用眼药水或眼药膏应先滴去或挤弃前段一小部分。

3. 几种眼药同时使用，每种药应间隔一段时间。眼药水与眼药膏同时用，应先点眼药水，后点眼药膏。

4. 点眼药时病人头向后仰，并偏向患眼侧。先用干净纱布或棉球轻轻拭去眼睛分泌物，吸干眼泪，然后点药。

5. 眼药瓶或软管不能接触眼睛，距眼睑 2 厘米左右。点完眼药应闭眼 3 分钟。

6. 点眼药水时，滴管与面部成 45 度角，病人眼向上看，分开眼睑，滴 1 ~ 2 滴药液即可。

7. 点眼药膏时，可用干净玻璃棒蘸取少许眼药膏，先用拇、食指分开上下眼睑，病人眼向上看，后将玻璃棒与眼裂平行放药于结膜囊内，闭上眼睛，旋转玻璃棒后抽出。如用软管眼药膏时，软管与眼睑相距 2 厘米，徐徐挤出药膏，边挤边移动，使药膏涂于下结膜囊内，闭眼后可轻揉眼睑，使药膏分布均匀。

四十二、有病服中药好还是服西药好

患病后是看中医好还是看西医好？是吃中药还是吃西药？中医和西医都是各国人民在不同的历史条件下与疾病做斗争的经验总结，各自形成独特的理论体系，都能为人民解除疾苦，但各有特点。

中医是中国劳动人民与疾病做斗争的经验总结，有3000多年的历史，为中华民族的繁衍昌盛作出了巨大的贡献，是以辩证唯物主义为基础，强调天人相应，以宏观观察为核心，以整体为重点，所以灵活性很强。西医发源于希腊，进入中国才有200多年历史，是以机械唯物论为基础，以实验学、解剖学、组织学为重点，强调直观观察的独立性，所以它较为清晰、确定、规范、标准，治疗直达病位，针对性强，不像中医那么灵活。一个病人从西医的角度来诊治，不同的医生检查的结果都是一样的，诊断结论大致相同。中医诊治疾病，是以辨证论治为基础，以宏观的整体观察为核心，以四诊为诊断病证的基本技能，以理法方药为手段，治疗方法多样化，包括针灸、推拿、刮痧、拔罐、中药内服外用等不同的治法，它是神疗为基础，食疗为保障，药疗为关键，以提高机体功能去消除致病因素而达人体健康为目的。

西医以辨病论治，有是病用是药，千人一方，基本上无差异，诊断手段以望、触、叩、听为基本技能，现在，随着高科技的发展，逐渐由放射、化验所代替。有人报导，医疗上的误诊，仪器所造成的占很大比例。

单纯从诊病手段来看，中医的四诊有“望而知之为之神，闻而知之为之圣，问而知之为之工，切而知之为之巧”，这是中医诊病的四大技巧，有些病有经验的医生一看就知道什么病，因为病有病色病形。对有认识不清的再加高科技检查，比西医的拉网式大检查方便的多，既省时又省钱，对于各项高科技的检查，中医也照样用。

至于看中医好还是看西医好，应根据实际情况，中医也有看不了的病，像一些外伤危急重病等，西医也有看不了的，像一些功能性的疾病及春温暑湿等，看病时要就地随诊，千万不要舍近求远，以免延误治疗。

有病用中药好还是用西药好？

中西药是两种不同时期、不同形式发展起来的，其有不同理论指导，都能治病，而且也都能治好病，也各有利弊。西药是辨病施治，治的是病，以消灭致病菌、病毒为基础，多是单刀直入，针对性强，是千人一方，基本没有差异，药物大都是化学合成药品，其毒副作用大，这种毒副作用，是一时看不见而逐渐积累起来的，等你发现就晚了，像乱用抗菌素引起的菌群失调及用久了产生的抗药性以及用久了引起脏器损害等等。

中药是辨证施治，讲究因证而异、因人而异，可谓一人一方，一把钥匙开一把锁，治的是人，是提高机体功能、清除致病因素，这样既治病，又提高机体功能，保证身体健康，它的方法多样，有精神疗法（精神是人体支柱）、饮食疗法（饮食是保障）、药物疗法（药物为核心）。

中药的来源，是天然的矿物、植物、动物等为原料加工而成，其毒副作用小，有利于吸收，面广、力大，特别是汤药，作用快，所以在患病未确诊前最好选用中药，如发热头痛开始，可用葱头生姜煎水喝，或多喝开水，或用温水擦身、泡脚，令微汗出，也可用感冒颗粒，不要盲目急于去打针服药。现在有些人特别迷信打针，什么病都去打针，有的卫生室为了赚钱，不管什么病都先给打针，有时是病人要求打，结果造成没有病打出病来，或小病打出大病。若确实属于急危病，像出血热、脑炎之类急性病，必须用西药或住院治疗，这些都是分秒必争的。像腹痛、头痛等一些症状性的疾病，在未确诊前，都可用中药或针灸、拔罐治疗，对一些常见病，中药也有优势。现在中医药在国外很热，很多病人都想采用中医中药诊治，特别是针灸推拿类无药害的疗法很受欢迎。

四十三、服中药也应注意安全

在常用的中草药中，绝大多数无明显的毒性及副作用，但也不是没有不良反应。因此，服中药也应当注意安全。

1. 注意药物的毒性 有些中草药有一定的毒性，有的甚至有剧毒，如水银、红砒石、白砒石、斑蝥等。一些生药的毒性也比较大，如生附子、生川乌、生草乌、巴豆、马钱子等。这些药物经过炮制毒性虽可大大降低，但药量过大时仍可出现副作用，甚至中毒或死亡。

2. 注意药物的副作用 还有一些中草药有副作用，尤其是服药量大、用药时间长及敏感体质者更易发生。如甘草可能出现低钾血症、血压上升、浮肿等；人参可引起不眠、高血压、浮肿、鼻出血、软便；黄连、桔梗、川芎、石膏、当归等可引起胃部不适、食欲下降等；细辛可引起出汗、恶心、呕吐、不安、面红、颈强、呼吸紧迫等；萝芙木引起口干、鼻塞、头昏、嗜睡、心跳减慢、腹胀等；桃仁、牡丹皮、红花、牛膝、巴豆、大戟、水蛭、虻虫等可引起孕妇流产。中药汤剂也能引起副作用，如黄连解毒汤、温清饮、桔梗汤、五虎汤、四物汤、小青龙汤、当归芍药散、麻杏石甘汤等可引起胃部不适、食欲下降的副作用；三物黄芩汤、柴胡清甘汤、八味地黄丸、六味汤等可引起下利、腹痛的副作用。

3. 注意药物的过敏反应 有的中药可引起过敏反应，如银翘解毒丸服药后两小时左右，可出现胸闷、心慌、头晕、恶心、呕吐、浑身发痒、出风疙瘩，严重者可发生过敏性休克、血压下降、面色苍白、四肢发凉、冷汗淋漓、神志恍惚等。

4. 注意药物的配伍 中药的配伍使用也很重要，有的药物配合一起使用可降低毒性及副作用，如白虎汤中的石膏、知母苦寒伤脾胃，加一匙粳米，则可减少副作用；十枣汤中的大枣可制约大戟、甘遂、芫花的毒性；生姜可制约生半夏、生南星的毒性等等，特别应该注意的是中药有十八反，不能放在一起服用。

5. 注意药物不良反应 自1998年起，北京、上海、南京等地的一些大医院陆续收治因服中成药而患肾病的患者，其中以服用龙胆泻肝丸者为多。龙胆泻肝丸用于治疗肝胆湿热所致头晕目赤、耳鸣耳聋、胁痛口苦，以及由此所致的湿热带下、痤疮等病症，疗效显著，已有几百年的历史，且很少发生不良反应。经调查发现，龙胆泻肝丸中使用的中药木通是东北马兜铃的干燥藤茎，味苦、性寒、有毒性，其茎叶含马兜铃酸，对肾脏有较强毒性，可损害肾小管功能，导致肾衰竭，叫马兜铃酸肾病。目前，国家中医药管理局及药品监督管理局已决定禁止使用关木通，并将龙胆泻肝丸归为处方药。另外，据知含有马兜铃酸的药用植物还有细辛、青木香、马兜铃等。

总之，中药也有一定的毒性和副作用，服用时亦需遵医嘱，谨慎为宜。

四十四、中药的煎法

中药最常用的剂型是汤剂，如何煎煮好汤剂大有学问。要煎好汤药，必须注意以下几个方面。

1. 选好煎煮汤剂的器皿 一般用砂器、陶器、搪瓷器及不锈钢器。上述器皿中，以砂锅为最好，因砂锅传热均匀，性质稳定，不易与药物发生化学反应。不能使用铝锅和铁锅，因铝质、铁质易与药材中的鞣质成分起化学反应而影响药效。

2. 掌握好煎药用水 煎药用水只要洁净就好。煎煮前，应先用清水洗去药材浮土和泥沙（注意：若是从药房取来的分包好的中药则无需水洗），然后再加冷水泡30分钟，让水分浸透，以利于有效成分煎出。加水量要根据药材的体积、性能及吸水量大小来掌握，一般以水面略高于药面为宜。通常一剂药应煎2～3次。煎好的药液总共以200～300毫升为宜。儿童服用，可适当煎少一些。

3. 掌握好煎药的火候与时间 煎中药汤剂，轻煎剂（多指解表药剂），应用武火（大火）速煎，沸后15分钟左右即可，以取芳香之气；中煎剂（指一般性药剂），先用武火煎沸后，改用中火再煎20分钟左右；重煎剂（多指滋补剂），则宜先用武火煎沸后，再用文火（小火）慢煎30分钟左右，以保证有效成分的煎出。

4. 煎煮次数 一般每剂中药煎二次，在中药的有效成分中，甙类、多糖类、挥发油等易溶于水，在第一煎药液中含量较多；而树脂、树胶、脂肪油等难溶于水，在第二煎药液中含量较多。因此，两煎药液所含成分比例不同，如将两煎药液混合后服用，就可克服上述的缺点，使药力发挥的更好。

5. 特殊药材的煎煮方法 为更好地发挥每味药的作用，根据药物的不同性质，药的煎煮时间、方法也各不相同，主要有以下四种：①先煎。一些矿石类、甲壳类药材，如石膏、龙骨、鳖甲、龟板等，因质地坚硬，有效成分不易被煎出，需单独煎沸15～20分钟后，再加入其他药同煎。一些乌头类毒性药，为减低其毒性，宜文火先煎60分钟左右再与其他药同煎。②后下。一些含有芳香挥发性成分的药材，如薄荷、木香、大黄、苏叶等，为避免有效成分挥发损失，应等其他药煎好前约5分钟再下同煎。③包煎。有些药物在煎煮时易成糊状或黏液，有的有毛茸落入药液中，饮时易刺喉咙，如车前子、莱菔子、旋复花、滑石粉、蒲黄等，应用棉纱布包好再煎。④另煎。有些贵重药物，质地坚硬，有效成分不易煎出，为充分发挥药效和尽量减少浪费，应另行单独煎汁，然后将其药液与其他药液合并服用。如人参、羚羊角等。

6. 有些药物需要烊化、冲服 ①烊化即溶化，指一些粘性大的药物，与其他药物共煎易沉淀、粘锅煮焦，造成浪费，如阿胶、龟板胶等。烊化的方法是将其放在锅内加冷水100毫升文火煎煮，边煮边搅，待完全溶化后，将汁掺入煎好的药液调匀服用。②冲服，有些药不宜煎煮，否则会破坏疗效。有些药虽能入煎，但为提高疗效，均可研成粉末直接冲服，如鹿茸、沉香、琥珀、羚羊角、犀牛角等。

四十五、中药的服法

中药的服法因病而异。一般治疗各种炎症用药或发汗解表药、滋补药宜温服；祛寒药、外感风寒或治头痛、关节痛、消化性溃疡病的药等宜热服；清热、解毒、止吐药宜冷服。除内服外，还可吸入或直肠给药，也可以局部外用给药，如漱口药、吹耳药、点眼药、吹喉药、洗药、坐药和膏药等，即把药制成一定的剂型直接敷用于局部病灶，产生疗效。

服用中药，一般每日两次，分上下午各服一次。煎好的中药不宜长时间存放，最好不要过夜，当天煎的药当天服完，因放置时间过长，各药析出的化学成分会发生变化而沉淀，使有效成分减少，降低疗效，甚至变质而服后中毒。有时根据需要还有以下12种用法。

1. 饭前服 滋补强壮药、肝肾虚损或腰以下疾病用药，一般饭前服用。肠道疾病也宜饭前服，因此时胃是空的，药物能直接与胃黏膜接触，疗效好。

2. 饭后服 心肺胸膈、胃脘以上的疾病，一般饭后服用。对消化道有刺激的药、毒性较大的药，也宜饭后服。

3. 含服　治咽喉病的药宜缓慢含咽，或者含漱吞咽。

4. 顿服　通便、化瘀血的药要一次服完，便于集中药力，发挥最大效应。

5. 频服　咽喉病、呕吐者宜采用多次频饮、缓缓服用，使药物充分接触患部，很快见效。

6. 空腹服　泻药、驱虫药宜空腹服；滋补汤药宜早晨空腹服，以利吸收。

7. 睡前服　镇静安眠药宜睡前服，有积滞、胸部病变，服药后宜仰卧。头、脑、耳、眼病者，服药后宜去枕而卧。左右两胁疾病，服药后宜右侧卧。

8. 隔夜服　主要是指祛虫药，在睡前服一次后，第二天早晨空腹再服用一次，促使肠道虫更容易被麻醉或杀死，以便排出体外。

9. 凉服　一般指解毒药、止吐药、清热药，均宜凉服。凉服有两种含义，一是指寒性药剂凉后服，如治疗大热病者；二是指热性药剂凉后服，如治疗真寒假热病症。

10. 温服　把煎好的中药晾到35℃左右服。凡平和的药、补益的药均宜温服，使其益气，增强补益的功能。

11. 热服　凡伤风感冒、解毒驱寒的药，宜趁热大口服下，以达到发汗的目的，祛寒、通血脉的药也是如此。

12. 泡服　中药中的菊花、金银花、玄参、麦冬、薄荷、莲心、甘草等常用沸水浸泡代茶饮用，可清热除燥、生津止渴。因中药在采集、晒干过程中，可附带一些灰尘和杂质，冲泡时会浮在水面，令人生厌。如用一块干净的纱布将中药包起来，再投入水中冲泡，就不会有杂物，其药液也清香爽口。

服用中药，为防止味苦或其他原因引起呕吐，可适量加些矫味药，如甘草等，也可以于喝药前先含一片生姜，几分钟后再喝药，或者先取煎好的药液少量，加入几滴生姜汁，搅匀后趁热慢慢喝下，然后再喝其他药液，就不会发生呕吐现象。人的舌头在服37℃左右的汤药时对苦味最敏感，所以在服汤药时要避开37℃这个“苦峰”。如病人一闻到药味就恶心、呕吐，可在服药前往鼻孔里涂一点醋即可避免。如病人将药服下后产生恶心、呕吐，可用鲜姜片在病人的舌面上来回划几下即可避免。

服用中药时还需要注意忌口，如治疗过敏性哮喘、皮肤病等，忌吃鱼虾羊肉等“发物”；吃人参等补药忌吃萝卜及有腹泻或通便作用的食物，以防止减低药效；在服温中类药物治疗“寒证”时忌吃生冷食物；用清热药治疗“热证”时忌吃辛辣食物；多数病人忌吃生冷、油腻和不易消化的食物，以利于药物吸收。服用中药不宜用奶、茶及可乐等饮料送服，因为这些液体可以破坏药性而降低疗效。

服用选购中成药时不要只看药名，因为有些中成药的名称不能表明它的确切疗效，所以应该慎重了解它的性质、功能及适应症等，以防药不对症。比如天麻是治疗高血压、头晕、头痛的有效中药，而天麻丸的主要功能是散风祛湿、活血止痛，适用于风寒湿引起的关节疼痛、手足麻木等，对于高血压是不适用的，同时，天麻丸中有羌活、独活、附子等成分，均属于温热性质的药物，反可使血压升高。还有的中成药中一字之差，功能却完全不一样，如人参归脾丸能养血安神，主治健忘、惊悸等，而人参健脾丸则主治脾胃虚弱、脘腹胀满、食少难消、大便溏薄。小儿用的肥儿丸能消食导滞、驱虫，肥儿散则健脾养胃、助消化。

四十六、服用中药汤剂的原则

正确服用中药汤剂，能充分发挥药效，取得较好的效果，具体应掌握以下几个方面。

1. 掌握好服药时间 由于中药汤剂成分复杂，影响吸收利用的因素也多，其中服药时间对药效的产生就有很大影响。一般中药汤剂可在早晚各服一次或在两餐之间，即上午10时、下午3时各服一次。通常习惯在临睡前和次晨各服一次。对于不同的病情、不同的方药，又有不同的规定：①一般慢性病，必须定时服药，以保持体内一定的血药浓度。②滋补药宜在饭后服下，使之同食物中营养成分一并被吸收，以利身体康复。③解表药应趁热服下，令其微汗，促使汗解，表解即可停药。④对胃有刺激性的药品，应在饭后立即服下，以减轻对胃肠的刺激。⑤驱虫攻下药，宜在清晨空腹服，药力集中，起效快。⑥催眠安神药，应在临睡前半小时服。⑦特殊方剂应遵医嘱服。

2. 掌握好服药温度 为顺应药性，提高疗效，防止呕吐，应注意掌握好温度。通常分为温服、冷服、热服。①温服。一般汤剂均宜温服，特别是一些对胃肠道有刺激性的药物，温服和胃益脾，能减轻刺激。②冷服。呕吐病人或中毒病人均宜冷服，热证用寒药宜冷服，真寒假热也可热药冷服。③热服。将煎好的中药汤剂趁热服下，急症用药、解表药、寒证用药宜热服，以助药力。真热假寒，宜寒药热服。对于易恶心、呕吐的病人，可在服药前，先嚼一点生姜，然后再服，以防止呕吐。

3. 掌握好服药量 中药汤剂通常以分服和顿服来表示服药量的大小。①分服。慢性病、病情轻，宜缓缓调治。一剂汤药可分2~3次服。呕吐患者应先少后多，分多次服下。小儿服时，宜浓缩，少量多次为好，不要硬灌，以免咳呛。夜尿多者睡前服药，也宜浓缩少量。②顿服。急病重病，宜急速治疗。一剂汤药可1次服下，药力猛，能充分发挥作用。病情危重，以医嘱为准，有时1日可服2~3剂，昼夜连服，以图迅速控制病情。

4. 掌握好服药时的饮食禁忌 服药时一般宜少食豆类、肉类、生冷及其他不易消化的食物，以免增加病人的胃肠负担，影响病人早日恢复健康。热性疾病，应禁用或少食酒类、鱼类、辛辣食物，因为这些食物腻滞，有生热生痰的作用，食后会助长病邪，使病情加重。服解表、透疹药，宜少食生冷及酸味食物，因冷物、酸味有收敛作用，会影响药物的解表透疹作用。服温补药，应少食萝卜，少饮茶，因其能降低药物温补脾胃的功效。

四十七、过夜中药汤剂不宜吃

中药的煎服方法很有讲究，明代李时珍曰："凡服汤药，虽物品专精，修治如法，而煎药者鲁莽造次，水火不良，火候失度，则药亦无功。"故中药汤剂的煎、服方法都对治疗效果有很大影响。但是有些患者喜欢把中药汤剂留到次日再服，殊不知从医疗卫生角度来看，这样做是不合适的。

1. 中药里含有淀粉、糖类、蛋白质、维生素、挥发油、氨基酸和各种酶、微量元素等多种成分，煎煮时这些成分大部分溶解在汤药汁里。一般服法是趁温热时先服一半，4 ~6 小时再服一半。如果过夜服用或存放过久，不但药效降低，而且会因空气、温度、时间和细菌污染等因素的影响，使药液中的酶分解减效，细菌繁殖滋生，淀粉、糖类营养等成分发酵水解，以致药液发馊变质，服用后对人体健康不利。因此，凡是服用中药汤剂者，宜当天煎煮当天服完，切忌过夜留到次日服用。

2. 如果采取真空包装，并存放在冰箱中，则另当别论，还可免除每天煎煮中药的麻烦。许多医院开展代煎业务，确实方便了患者，尤其受到上班族的欢迎。这样的煎服方法虽然与传统的煎服方法有一定差异，但治疗上比纯粹用中成药的针对性要好得多。

四十八、煎中药不要忘了药引子

服汤药如没有特别医嘱时，可用温开水送服。有时医生在处方中注有用黄酒、蜂蜜、米汤等送服，这便称为"药引"。药引可辅助中药更好地发挥药效，提高治疗效果。常用的药引有如下几种。

1. 酒 凡治疗风、寒、湿痹，跌打损伤及妇女血寒经闭等方药，用少量白酒或黄酒送服就可提高疗效。因为酒性味辛热，有温经通络，发散风寒的功效。

2. 蜂蜜 凡治疗肺阴虚燥咳、久咳或习惯性便秘等病的方药，用适量的蜂蜜水冲服便可提高药效，因为蜂蜜性味滋润，具有润肺止咳、润肠通腑的功效。

3. 米汤 凡具有补气健脾、养胃益肠、止渴利尿等功效的方药，用米汤送服可起到协调作用；药性苦寒的方药，因为常可损伤胃气，如用米汤送服可起到保护胃气的作用；含贝壳、矿石类成分的方药，由于较难消化，用米汤送服可减少对胃肠的刺激。

4. 生姜 凡治疗风寒表证、风寒咳喘、脾胃虚寒、呕吐呃逆等证的方药，一般用生姜2～4片水煎取汤服，可提高药物的疗效，因为生姜性味温辛，有发汗解表、温肺止咳及温中止呕的功效。

5. 红糖 凡治疗妇女血虚、血寒、产后恶露未净、乳汁稀少等证的方药，用红糖水送服可提高疗效。一般用红糖水15～20克开水冲服。

6. 大枣 凡治疗脾胃虚弱、中气不足的方药，用大枣两枚煎汤送服可提高疗效，因为大枣性味甘平，具有补脾益胃的功效。

7. 藕汁 凡治疗血热出血时可用藕汁为药引，或藕节5～10个与药同煎。藕汁（节）具有清热凉血、止血的功效。

8. 葱白 外感风寒及阴寒内盛证，一般用葱白2～3段，切碎入煎剂。有发汗解表、解毒散结的功效。

9. 盐 因咸走肾，可引药入肾经，故宜用盐汤送服补肾类中成药，此药引适用于肾阴亏损引起的肾脏病症，如虚弱乏力、阳痿遗精、腰痛腰酸、头发稀少者。

四十九、服中药也要忌口

忌口是指在用药期间禁止吃某些食物。因为食物与中药都来源于动物和植物，有共同的特点，从中医药的观点看，食物也具有寒、热、温、凉之性和酸、苦、甘、辛、咸之味。根据中医寒者热之、热者寒之、虚者补之、实者泻之的治疗原则，在服中药时，所进的饮食尽量与所用药物的药性接近，避免应用与药性明显相反的食品。

1. 根据疾病的性质不同，忌口的需要也有所不同。如患风寒感冒，用辛温解表方剂治疗时，吃了苦寒生冷的食品，就会降低药物的疗效；又如热性病，用清热药物治疗时，若吃了辣椒、胡椒、酒等辛辣温热性质的食品，不但会降低所用药物的疗效，有时还可能加重病情。

2. 一般在患病服药期间，应忌食生冷、油荤、辛辣以及难以消化和有刺激性的食物，以免影响疗效。

3. 服中药期间不要喝茶水，更不能用茶水送服药。因为茶叶本身也是药，它性凉，味苦而甘，具有清利头目、除烦、解渴、消食等功效，因此茶叶对某些疾病具有治疗的作用。但茶叶中含有较多的鞣质，如与中药同服时，可与某些药材中所含有的生物碱、蛋白质、重金属盐等结合产生沉淀，从而影响某些中药的有效成分的吸收，降低疗效，特别是机体对蛋白质等营养物质的吸收。因此，在服中药时，特别是在服滋补类中药时，不宜同时喝茶水，更不能用茶水服药。

五十、不能在一起服用的中西药

有些人在治疗疾病的过程中，中药、西药混在一起服用，由于对药物知识了解甚少，常常出现一些不合理的联合用药现象，不仅影响疾病的治疗，甚至引起各种不良反应，现将不合理的中西药联合用药介绍如下，以引起人们的注意。

1. 四环素类药物不能与含钙的中药如石膏、牛黄解毒片等合用。因为钙离子会影响四环素类药物的吸收。

2. 含溴的西药如三溴合剂、溴化钠、溴化钙等不能与含汞的中成药合用。溴离子与汞离子可结合成有毒的溴化汞，它能引起恶心、呕吐、腹痛、腹泻等。

3. 磺胺类药物不能与山楂、乌梅、五味子及含有这些成分的中成药合用。这些中药呈酸性，能使尿液变酸，而磺胺类药物易在酸性环境中形成结晶，结晶可对尿道产生刺激作用，甚至引起血尿、尿痛、尿闭等。

4. 维生素 B_1 不能与大黄、五倍子、石榴皮等中药合用。因为这些中药含鞣质较多，与维生素 B_1 结合后可形成一种生物碱，能使维生素 B_1 失去药效。

5. 阿司匹林不能与甘草、鹿茸等合用。合用后可加重阿司匹林对胃黏膜的刺激，使胃酸分泌增加，从而能加重溃疡病人的病情，甚至引起消化道出血。

6. 消渴丸不能与优降糖合用。消渴丸由黄芪、生地黄、天花粉及优降糖等组成，与优降糖片同服，若一日服用三次，优降糖超剂量，易导致低血糖休克。

7. 藿香正气水不能与苯妥英钠片合用。藿香正气水中含有乙醇，乙醇是一种药酶诱导剂，它能增加肝药酶活性，加速苯妥英钠在体内的代谢，使其半衰期缩短，临床疗效降低。

8. 六味地黄丸不能与利福平合用。六味地黄丸中含有山茱萸，内含有机酸，与利福平同服，能增加利福平在肾脏的吸收，从而加重对肾功能的损害。

9. 炎得平不能与螺旋霉素合用。中药炎得平的主要成分是穿心莲，其抗感染作用是通过促进白细胞吞噬功能而达到，而螺旋霉素能抑制穿心莲的促进白细胞吞噬功能，也就抑制了穿心莲的疗效。

10. 羚羊感冒片不能与复方阿司匹林合用。羚羊感冒片系碱性中成药，复方阿司匹林系酸性药，两者合用后疗效降低。

11. 复方丹参片不能与藻酸双酯钠（PSS）、胃舒平等药物合用。①复方丹参片与藻酸双酯钠都具有活血化瘀、降低血脂、扩张血管、改善微循环的作用，两者联用，尤其是血小板减少有出血倾向的患者，极易诱发内脏自发性出血。②复方丹参片的主要成分是丹参酮、丹参酚，会与胃舒平中的氢氧化铝生成络合物，不能被胃肠道吸收，从而使疗效降低。

12. 蜜炼川贝枇杷膏不能与感冒清合用。蜜炼川贝枇杷膏中含有大量蜂蜜，感冒清中的退热成分与蜂蜜能形成复合物，减少药物的吸收速度，使退热作用减弱。

13. 大山楂丸不能与麦迪霉素合用。大山楂丸中的神曲、麦芽中含有多种消化酶，麦迪霉素可使之失去活性。同时神曲和麦芽中的消化酶也能明显降低麦迪霉素的抗菌疗效。

14. 酸性中药不能与碱性西药合用。如大山楂丸、乌梅丸等酸性中药，不能与碱性西药如碳酸氢钠（小苏打片）、胃舒平、氨茶碱、氢氧化铝等同用，否则会降低药效。

15. 含大黄的中药不能与酶类药合用。如麻仁丸、牛黄解毒片、三黄片等，不能与西药胰酶、胃蛋白酶、多酶片等同用，因大黄的主要成分大黄酚可抑制酶类的消化作用。

16. 含茵陈成分的中药不能与氯霉素合用。因为两者有拮抗作用，可抵消其疗效。

17. 昆布丸、海藻丸不能与异烟肼合用。因昆布（包括海带）含有丰富的碘，在胃内酸性条件下，碘与异烟肼发生氧化反应，会使其失去抗结核杆菌的作用。

18. 以苦杏仁、桃仁、枇杷叶为主要成分的中成药不能与吗啡、杜冷丁、磷酸可待因等麻醉、镇咳药同用。含有苦杏仁、桃仁、枇杷叶等成分的中成药包括橘红丸、再造丸、枇杷露、蛇胆川贝液、感冒清热冲剂等，因其含有的苦杏仁苷也有抑制呼吸的作用，如与上述麻醉、镇咳等西药同用，可能导致呼吸衰竭。

19. 含汞的中成药不能与溴化钾、溴化钠、碘化钠、碘化钾合用。含汞的中成药有朱砂安神丸、仁丹、八珍丹、七厘散、紫雪丹、冠心苏合丸、健脑丸等，若与上述西药合用，会在肠道内合成刺激性较强的溴化汞或碘化汞，导致药源性肠炎。

20. 含有蟾酥的中成药不能与抗心律失常药合用。含有蟾酥的中成药包括益心丸、六神丸、麝香保心丸等，不能与奎尼丁、普鲁卡因等抗心律失常药同用，如蟾酥与奎尼丁配伍，会使奎尼丁的毒性增强，甚至导致心脏骤停。

21. 含有麻黄碱的中成药不能与强心、降压药合用。如通宣理肺丸、小青龙合剂、消咳宁片等，不能与降压药和洋地黄、地高辛、毒毛旋花子甙 K 等强心药同用。因为麻黄碱是拟肾上腺素药，能使血管收缩，血压升高，与降压药同用，会降低降压药的治疗作用。此外，麻黄碱与地高辛同用会加重地高辛对心脏的毒性，引起心律失常。

五十一、老年人慎用保健品

对许多老年人来说，金钱、名利已微不足道，最大的幸福是拥有健康。这些年兴起的“保健品热”，对老年人的保健确实发挥了一定的作用，但对于保健品的夸大宣传，也给老年人的健康带来了一些不良影响。许多人认为只要是保健品总会对身体有好处，殊不知，在许多情况下却适得其反。

国家已有明确规定：保健品是不以治疗疾病为目的的食品。因此，保健品并不是人人都可以随意吃的。目前的“保健品热”主要有两个原因：一是现代生活节奏加快，生活压力大，导致各种营养素的摄入不均衡，需要服用保健品来调节；二是随着老龄化社会的到来，为预防慢性疾病，对保健品的需求尤为旺盛。但买保健品不等于买健康，补充营养素也应该因人而异。中医在养生保健方面有着悠久的历史，两千多年前的中医典籍《内经》上就讲的非常具体，现在我们的养生法还都是两千年前我们老祖宗总结出来的宝贵经验，就是现在的保健品，有90%都用到了中药。中药是什么？草、木、虫、石等等，还有粮食、菜、肉、水果，通通都可以纳入中医所说的“药”的范畴。许多保健品中，都使用了中药，这些成分用在中医的方子里，它就是中药。中医对养生保健有着非常深厚的理论基础，认为上工治未病，下工治已病。治未病就是现代所说的防病思想，首先要预防疾病，其次是得了病不使之恶化，这和现代人的预防保健观是相吻合的。但每个人应有各自不同的保健方法，应该因人而异，就好比我们得了不同的病，可能会使用同一种中药，或者是某一种中药，可能会用于不同的治病方子中。这就是中医的辨证施治，对于使用保健品也应该是这样，一种保健品不可能对每一个人都合适。

但是对于许多人来讲，受一些宣传的误导却存在滥用保健品的问题。例如，维生素及微量元素等成分的补充是许多保健品的宣传重点，但维生素和微量元素必须有科学的量与比例，而且要适合特定的适用人群，否则就会对身体产生不良影响。另外，虽然国家规定保健品仅能宣传其规定的功能，不能突出治疗效果和作用，但一些厂家却在“功效”、“添加成分”等方面做文章，这也给保健药品市场带来了混乱。目前，一些老年人服用保健品存在一些误区，对身体健康甚至生命安全构成了威胁。

1. 误认为多吃保健品有益健康 有的人觉得年纪大了，应该补补身体了，亲朋好友送，自己也买，认为保健品吃得越多越好，结果造成过量服用。人体对营养素的需求都有一个最高承受值，一旦过量，就会导致总体比例的失衡。所以服用保健品要适可而止，不可滥用。老年人要明确自身需要调补的脏腑和部位，人体有五脏六腑，一般调补宜以五脏为主，主要应根据各脏的生理功能进行调补。

2. 误将保健品当药吃 有的人以为保健品对疾病有直接疗效，甚至去看病还抱着一堆保健品。其实保健品只能预防和调节机体的亚健康状态，如果不经医生指导就盲目服用，就会影响治疗甚至加重病情。要知道将保健品以药品形式每天定量服用，一旦停用，往往会使服用者若有所失，造成心理的不适。

3. 误把保健品当饭吃 这对身体十分不利，因为营养素只有强化或改善某一种功能的效果，而粮食、蔬菜、水果等食物除了主要营养，还包括许多活性成分，单纯使用保健品，是不能保证营养均衡的。如定量服用保健品，容易使人忽视从正常饮食中摄取营养及通过食补健体强身的重要性。从营养学角度来看，只要食物品种多样，就能使人体获得全面的营养。所以，仅以保健品来代替由身体各器官共同参与摄取营养的过程，从长远看对健康十分不利。

4. 误认为只要不超量服用就没有危害 任何物品都有两方面的作用，保健品也不例外，在起保健作用的同时，对人身体也可造成一定的危害。如有些人本身存在隐性疾病，还有的人有一些不良的生活习惯，随便服用保健品都会产生很大影响。例如，长期酗酒，可能对肝脏已造成损害，若再服用深海鱼油，就可能导致肝功能受损。每个人的身体都有一个保持自我平衡的能力，不是所有的人都需要保健品。如果是一个健康的人，而且在正常的生活条件下，就没有必要服用保健品。

总之，在通常情况下，保健品中的营养成分是完全可以通过日常饮食摄取。但是，由于现在生活习惯的改变，都市人群饮食不均衡，导致血浆浓度低于最佳水平。健康人群在安全合理的前提下，补充适量的营养素也是非常必要的。适量补充营养素和微量元素，可以增强身体抵抗力。例如，更年期的女性，一般都需要补钙；经常吸烟的人，应当补充维生素 C、维生素 E 和类胡萝卜素；老年人适量摄取含微量元素高的保健品，可以增强机体抗氧化能力，预防慢性病。也就是说，“饮食调养 + 合理补充 + 适量运动”才是健康之道。

五十二、怎样识别假医假药

假医假药是一种骗人钱财的手段，历朝历代都有，在商品经济高速发展的时代更为猖獗，严重危害着人民的生命安全。如何识别假医假药，请注意如下几点。

1. 什么是假医假药　就是一些不懂医术的人（假医），利用人们患病求医心切的心理搞虚假广告，再用假药坑骗群众。

2. 假医假药为什么能骗人　因为他具有三无、一能、二包、四依靠的骗人手段。三无是一无学历证书、二无医师资格证书及医师执业证书、三无长期固定的执业地点，而是整天出入医院承包什么专家门诊，或在城镇集市摆摊卖药。一能是医术高超，自称什么病他都能治，越是难治的病他越能治，有的故弄玄虚，看病不用问，一把脉就什么病都知，比现代的 CT、核磁共振还要准，这是群众最迷信的地方。二包是一包治百病，你有什么病他能治什么病；二是治不好包退款。如对乙肝大三阳 3 个月转阴，糖尿病 1 个月可以停药并不用忌口、想吃什么就吃什么，而且治不好退款。他们的治病手段是开始把病说的厉害，再用假化验单去骗病人，等治疗一段时间后，再以假化验单说病好了，至于临床症状，他说这得慢慢来，这样还有退款的说法吗？四依靠是一找靠山，找一些有权威的老干部及正规医院，投其所好，小恩小惠向人家里跑，托他们帮助说话扩大宣传，或在正规医院设专家门诊。像 80 ~ 90 年代烟台有个王仙姑，用什么“还魂草”专治各种癌症，在北京到处行骗，最后经国家医疗机构为其专设门诊病床治病，结果观察无效才算完事，事后查其药品，都是花生秧、地瓜秧所做，王某也受到法律的制裁。她就是靠一些老干部的游说和强烈的要求才形成轰动局面，国家才为其转设门诊病床，最后事实证明无效才现了原形。还有河南轰动一时的假医案，劳改释放分子胡某某，与某县卫生局局长勾结，用大量芒硝治疗各种肿瘤，结果治死了人，也受到了法律的制裁。有些正规医院为增加医院收入，也整天拉布联，今天上海的明天北京的专家会诊或专治什么病，特别是个别民营医院，就靠这个来坑人赚钱。二找医托，花钱找几个男女壮年或老年人，专门在车站及医院门前，看准出入行人的动机，针对来城或来院看病的，假装成病人或家属，与病人或家属套近乎，并介绍某某地方有名医治他们的病，而且花钱少等等，病人有时也图个方便就跟他去了。三找假典型，花钱找几个人，见什么病人，就说自己的病和他的一样，在什么地方花钱少短时间内治好了，取得病人信任后自告奋勇的把病人带过去。四靠一张能说的嘴，走街串户，为病人送医送药，或在集镇出摊，看病卖药。另一个特点是，他们的药都药味多、药价高，汤药都是50~60味一个方子，一次得取20~30付，不给方，同时还得配上药丸或药面，这样，少则几百元，多则上千元，导致很多人家破人亡。虽然政府也多方面监管，但管不了，主要是有些人愚昧无知容易上当受骗。在此提醒广大读者，有了病，就到正规医院看。现在三级医疗机构都很齐全，村有卫生室，乡有卫生院，县有人民医院，可根据病情到正规医院诊治。

3. 最简单识别假医的方法 凡是没有有效证件或固定的医疗机构而到处流窜的都是假医，假医就是靠假药坑害人民。如何识别假药应注意以下几点：一是“三无”药品，即无生产厂家、无药品批准文号、无正规药品说明书。现在有些不懂医的人或老病号，看吃什么药好，就自己配什么药卖，如市场流行的气管炎丸、关节炎丸，就把几十种药和强的松或地塞米松放在一起加工成药丸，这种情况还很盛行。二是虽然有批准文号，但不是药品，而是食品文号，凡是作为保健品的食品都不能当药用。三是有些药国家定价很高，而他卖的很低，越是贵药越有假。四是多病一方或一药治多病的药品都是假药。五凡是说能包治或能根除病根的药品都是假药。六是购药配送礼品的药或送药到家的药品，都不能随便用。为此提醒广大患者，购药治病一定要到正规医院或正规药店，找专科医师或药师咨询清楚后再买，千万不要在街道地摊买药，更不要看广告、听传言，特别是一些医托及专门搞传销的人，他们专门坑害熟人或亲戚朋友，无论是看病或买药，都要自己有主见。

五十三、药品说明书要仔细看

不论是医生处方的药品，还是自己到药房购买的药品，在服用之前都要仔细阅读药品使用说明书，千万不要自作主张或凭印象使用，如果用错了药或超量使用，会产生一系列不良反应，甚至危及生命。为此，提醒读者在服药之前仔细阅读药品说明书，并注意以下几个问题。

1. 明确给药途径 家庭用药中药品的使用途径主要是内服、外用、注射三大类，一般在外包装上就能一目了然。但有些药物可通过不同的使用方法而改变药物效能，如硝酸甘油片、速效救心丸之类的药物，在预防心绞痛发作时可作为常规口服药服下，若在抢救治疗心绞痛时，则采用舌下含化的方法，使药物快速发挥作用。再如硫酸镁，肌肉注射时能降血压，口服可导泻，静脉注射则抗惊厥，而外用热敷则能治疗静脉炎。由此可见，不同的给药途径，发挥的药效亦不同。

2. 掌握用药剂量 有的药品说明书上会直接注明每次吃几

片，每日吃几次，服用比较方便。这种情况多见于中成药、西药的复方制剂及一些毒副作用较小的药物，而大部分西药是以药物规格标明服用剂量的，如克、毫克、微克、毫升等，服用时就要仔细阅读说明书，首先要清楚药品的规格是多少，再计算出一次应该服用的剂量。以常用药硝苯地平（心痛定）为例，每片的规格是10毫克，每瓶100片，包装上即有“10毫克100片”的字样，按照服用方法每次5~10毫克计算，每次的服用量为半片~1片，如果不注意规格只看数字，可能误认为5~10片，这样是非常危险的。有的药物注明服药剂量和体重有关，尤其是小儿及老年人，就要先测体重，再根据体重计算出服药量。另外，还有一些药物注明遵医嘱服用，这类药物最好在医生的指导下使用，以免发生意外。

3. 对照禁忌症 有些药品说明书上标明了该药的禁忌症，这主要说的是不适合使用此药的人群，一般是孕妇、老人、小儿及对药品中所含某种成分过敏的人。如果与禁忌症中所含的一项相符，一定不要留恋该药的功效，盲目服用。

4. 了解不良反应 俗话说“是药三分毒”。每种药物在产生治疗作用的同时，也会带来一些不良反应，通过阅读说明书，可以了解药物存在的不良反应，做到心中有数，及时停药或采取其他应对措施。如服用磺胺类药物（常用的有复方新诺明）时，能引起皮疹甚至剥脱性皮炎等过敏反应，若在服药过程中出现过敏反应，应及时停药，且今后也禁止服用。另外本药对肾脏有一定的损害，在服用时可以通过大量喝水加快排泄，来避免或减轻这一损害。喹诺酮类药物（如氟哌酸、环丙沙星等）对儿童的骨骼发育有一定的影响，故15岁以下儿童禁用。

5. 注意贮藏方法 药品要求在室内干燥避光处存放，在家庭中最好集中并分类放置，将内服药和外用药分开放，并且标明，使人一目了然，还要注意药品的有效期，过期药品禁止使用，也不要随意丢弃，最好送到有药品回收的地方集中销毁。另外有些药物需冷藏保存，如疫苗类、胰岛素等药物，要放在冰箱的冷藏室保存，不可冷冻保存。

五十四、儿童用药不同于成年人

儿童的身体尚未发育成熟，各种组织器官的功能还不健全，解毒排毒的能力均低下，所以，儿童用药不能与成人相同，而更应注意用药安全。

1. 儿童用药量不同于成年人 儿童比成年人用药量小，但如果按每千克体重的用药量却比成人大。这是因为儿童的新陈代谢旺盛，药物从体内的排泄速度比成年人快的缘故。儿童用药量的计算有两种方法，一种按年龄折算法，即初生～1个月，用成人量的1/24；1个月～6个月，用成人量的1/24～1/12；6个月～1岁，用成人量的1/12～1/8；1岁～2岁，用成人量的1/8～1/6；2岁～4岁，用成人量的1/6～1/4；4岁～7岁，用成人量的1/4～1/3；7岁～11岁，用成人量的1/3～1/2；11岁～14岁，用成人量的1/2～2/3。另一种按儿童实际体重乘以每千克体重用药量计算。

2. 一些兴奋神经的药物不宜给儿童使用，即使用也要特别小量 这是因为儿童的神经系统发育还不够完善，用这些药容易引起儿童抽风。不同的儿童，因年龄、体质、胖瘦等不同，用药也要有区别，切不可把成年人用药，随便给儿童吃。比如氨茶碱不宜给儿童服用，以免引起儿童过度兴奋，造成中毒，甚至危及生命。再有38℃以下中度发烧，不必急于使用退烧药，尤其是1个月以内的新生儿，更不要随便使用退烧药。因其负责体温调节的神经中枢的调节能力差，对退烧药不敏感，剂量难于掌握，容易引起中毒。

3. 抗生素类药物不宜随意给儿童使用 因抗生素都可能发

生不良反应及毒副作用。比如，青霉素能引起过敏性休克，链霉素、卡那霉素可引起耳聋，四环素族可引起四环素牙等。

4. 不宜长期大量给儿童使用鱼肝油 以防止中毒。

5. 不要给儿童滥用中成药 中成药虽然比较安全，但选用不当也会影响儿童健康。比如，至宝锭中含有朱砂，长期服用会引起汞中毒。同时，不能凭药名给儿童乱服药，比如肥儿丸与肥儿散只一字之差，但它们的成分与作用、适应症等大不相同。

6. 不可给儿童滥用外用药及滴鼻药 因为儿童皮肤、黏膜面积相对比成年人大，皮肤角质层薄，血管丰富，吸收作用强，特别是发炎的皮肤吸收药物的能力更快更强。如果外用药物浓度高，吸收后可达到中毒程度。鼻咽净是一种强血管收缩药，儿童滴鼻后可咽下去，通过胃肠而吸收中毒。有的小儿每次仅滴 2 滴便导致了中毒，一定要特别注意。